EUROPA Fachbuchreihe
für Berufe im Gesundheitswesen

Jana Hühmer-Wittig

Pflegewissenschaft

VERLAG EUROPA-LEHRMITTEL · Nourney, Vollmer GmbH & Co. KG
Düsselberger Straße 23 · 42781 Haan-Gruiten

Europa-Nr.: 60026

Autorin:
Jana Hühmer-Wittig

Verlagslektorat:
Tanja Löhr-Michels

1. Auflage 2021
Druck 5 4 3 2 1

Alle Drucke derselben Auflage sind parallel einsetzbar, da sie bis auf die Korrektur von Druckfehlern identisch sind.

ISBN 978-3-7585-6002-6

Umschlag: tiff.any GmbH, 10999 Berlin
Umschlagfoto: ©Tyler Olson – stock.adobe.com

Layout und Satz: Sanset Mediengestaltung, 67361 Freisbach, www.sanset.de
Druck: Plump Druck & Medien GmbH, 53619 Rheinbreitbach

Vorwort

Das vorliegende Buch **„Pflegewissenschaft"** ist ein neues, umfassendes Lehr- und Lernbuch für
- Auszubildende in Pflegeberufen (generalistische Pflegeausbildung)
- Studierende der Pflegewissenschaften
- erfahrene Pflegefachkräfte, zur Aktualisierung ihres Wissens im Selbststudium
- Lehrkräfte an berufsbildenden Schulen zum Nachschlagen und für die Unterrichtsvorbereitung

Die Pflegewissenschaft ist ein jahrgangsübergreifender Bestandteil der generalistischen Pflegeausbildung. Die im Rahmenlehrplan der Fachkommission des Bundesministeriums für Familie, Senioren, Frauen und Jugend (BMFSFJ) und des Bundesministeriums für Gesundheit (BMG) erarbeiteten Kompetenzrichtlinien für die Zwischenprüfung betonen die Bedeutung der Pflegewissenschaft für die Konzeption, Durchführung und Bewertung der *Pflege von Menschen aller Altersstufen.*
Auszubildende werden durch die Arbeit mit diesem Buch sowohl an pflegewissenschaftliche Theorien herangeführt als auch mit der praktischen Anwendbarkeit pflegewissenschaftlicher Forschungsergebnisse vertraut gemacht. Pflegerisches Handeln wird auf die **Grundlage von zentralen Theorien und Modellen zum Pflegeprozess und ihrer praktischen Umsetzung** gestellt.
Studierenden der pflegewissenschaftlichen Studienfächer bietet das Buch komprimiertes Wissen, das relevante Inhalte sowohl für den theoretischen als auch für den praktischen Einsatz vermittelt. Sie werden kompakt und strukturiert in die entsprechenden Themenbereiche eingeführt.

Aufbau
- Der erste Teil des Buches beleuchtet die **Grundlagen der Pflegewissenschaft**.
- Im zweiten Teil folgt ein Überblick über die **Entwicklung von Pflegetheorien und -modellen**.
- Der dritte Teil stellt ausgewählte, **prüfungsrelevante Theorien** und deren **Anwendungsmöglichkeiten** dar.
- Der vierte Teil widmet sich der **Methodik von Pflegeforschung** und deren Anwendung in der Praxis.

Didaktische Struktur
Zentrale Theorien und Modelle sind **kompetenzbereichsintegrativ** ausgearbeitet und werden durch **Lernsituationen** ergänzt. Ein **Glossar** und ein **Sachwortverzeichnis** bieten praktische Unterstützung beim Verstehen und Wiederholen der Inhalte. Das **Literaturverzeichnis** am Ende eines jeden Kapitels liefert Anlässe zur weiterführenden Beschäftigung mit dem Fach.
Mit dem Lehrbuch **Pflegewissenschaft** soll fundiertes pflegewissenschaftliches Wissen an die zukünftigen Pflegefachkräfte weitergeben werden. Es ist zu wünschen, dass alle Lernenden durch die Arbeit mit diesem Lehr- und Lernbuch motiviert werden, sich mit diesem spannenden und multiperspektivisch ausgerichteten Unterrichtsfach über das im Lehrplan geforderte Maß hinaus zu beschäftigen.

Dank
Die Autorin dankt für die fachliche Unterstützung und Beratung Frau Prof. Dr. Marie-Luise Friedemann, Frau Prof. Dr. Christina Köhlen, Frau Heike Richter, Ulrich Peter Hühmer, Herrn Ekkehart Wittig und Frau Renate Wittig.

Wir freuen uns über Ihr Feedback mit Anregungen und Kritik unter:
lektorat@europa-lehrmittel.de
Frühjahr 2021 Die Autorin und der Verlag

Hinweis: Die Verwendung nur eines grammatikalischen Geschlechts bei Berufs- und Gruppenbezeichnungen wurde im Hinblick auf den Lesefluss gewählt und stellt keine Meinungsäußerung zu Geschlechterrollen dar.

Inhaltsverzeichnis

Einführung in die Pflegewissenschaft 1

Professionell zu pflegen bedeutet, über das eigene pflegerische Tun nachzudenken, es kritisch zu reflektieren und auf wissenschaftliche Grundannahmen auszurichten. Professionell zu pflegen beginnt mit der Ausbildung zum Pflegefachmann/zur Pflegefachfrau bzw. mit Beginn eines grundständigen Studiums der Pflege. Auch der Gesetzgeber fordert von uns Pflegekräften ein hohes Maß wissenschaftlich fundierter Pflege (niedergelegt z.B. im SGB XI, SGB V, in der Ausbildungs- und Prüfungsverordnung der Berufsausbildung, im Rahmenlehrplan zur Ausbildung zum Pflegefachmann/zur Pflegefachfrau).

Allerdings ist die derzeit gelebte Pflegepraxis noch immer nur gering wissenschaftsorientiert und theoriegeleitet. Pflege erfolgt oft noch unreflektiert nach Tradition, intuitiv und auf Ritualen beruhend. „Das haben wir schon immer so gemacht." ist ein Satz, den heutige Pflegeschüler und Pflegekräfte noch oft hören bzw. ihn selbst sagen. Der Theorie-Praxis-Transfer in der professionellen Pflege funktioniert noch nicht richtig, obwohl bereits viele wissenschaftliche Erkenntnisse und Theorien in der Pflege vorliegen.

> **!** **Merke**
> **Aufgabe der kommenden Generationen von Pflegefachkräften wird es sein, Pflegetheorie und Pflegeforschung weiter und besser in die Praxis zu übernehmen.**

Dieses Buch möchte einen Beitrag dazu leisten, das Pflegehandeln zu professionalisieren und die „Angst" vor der Wissenschaft zu nehmen.

Für alle Pflegekräfte sollte es selbstverständlich sein, miteinander professionell in Kontakt zu treten. Praktiker und Forschende, Praxis und Theorie müssen in einem wechselseitigen Interaktionsprozess stehen, ihr Wissen mit anderen teilen und bei Problemen gemeinsam nach Lösungen suchen. Die Pflegepraktiker bringen ihre Probleme zu den Pflegetheoretikern, diese greifen die Probleme aus dem Praxisfeld auf, erarbeiten Lösungen und geben sie an die Praxis zurück. Die Praktiker überprüfen die Lösungen dann wiederum im täglichen Arbeiten (Zirkulation des Wissens). Als (angehende) Pflegefachmänner/Pflegefachfrauen kennen Sie die Probleme und Themen Ihrer Arbeit, für die Sie in der Praxis Lösungen benötigen. Um eine Lösung zu generieren, müssen Sie die Probleme/Themen an die Forscher weitergeben, denn nur so lässt sich eine Lösung finden und die Pflegepraxis stetig verbessern. Das Ziel der Pflegewissenschaft ist, konkrete Probleme, Pflegephänomene und praktische Fragen darzustellen, um spezifische forschungsbasierte Lösungen zu generieren. Ein weiteres Ziel ist: Pflegewissenschaft möchte eine einheitliche Sprache schaffen, um dem Beruf der Pflege zu einem größeren gesellschaftlichen und politischen Wert/Ansehen zu verhelfen.

Die Pflegewissenschaft ist also ein eigenes Handlungsfeld der Pflege. Handlungsfelder der Pflege sind die **Pflegepraxis**, das **Pflegemanagement**, die **Pflegepädagogik** und die **Pflegewissenschaft**. Nur wenn alle vier Handlungsfelder zusammenwirken, kann sich Pflege als wissenschaftlich fundierte Profession etablieren.

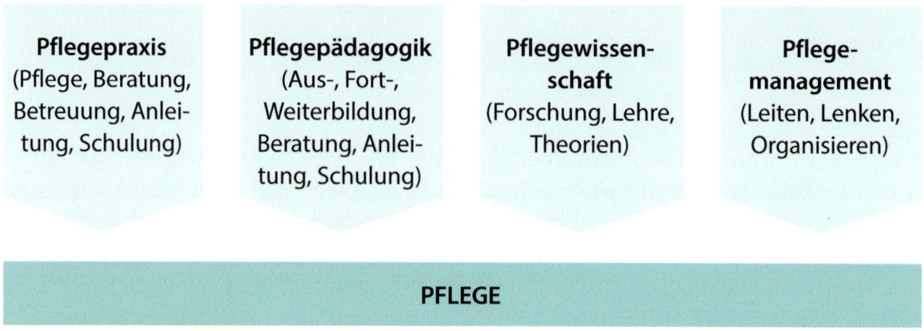
Pflegepraxis
(Pflege, Beratung, Betreuung, Anleitung, Schulung)
Pflegepädagogik
(Aus-, Fort-, Weiterbildung, Beratung, Anleitung, Schulung)
Pflegewissenschaft
(Forschung, Lehre, Theorien)
Pflegemanagement
(Leiten, Lenken, Organisieren)
PFLEGE

Handlungsfelder der Pflege

1.1 Grundgedanken der Pflegewissenschaft und Pflegeforschung

Im umgangssprachlichen Gebrauch werden die Begriffe Pflegewissenschaft und Pflegeforschung oft synonym verwendet. Das entspricht aber nicht den Tatsachen. Vielmehr ist die **Pflegeforschung ein Bestandteil der Pflegewissenschaft**. Die **Pflegewissenschaft** beinhaltet:

- wissenschaftstheoretische Grundlagen
- Theorien, Modelle und Konzepte
- die Empirie und die Pflegeforschung

Definition
Die **Pflegeforschung** stellt einen wissenschaftlichen Prozess dar, der vorhandenes pflegepraktisches Wissen überprüft und dementsprechend bestätigt oder widerlegt oder neues Pflegewissen generiert (vgl. Kapitel 3). Es handelt sich um ein theoretisch fundiertes, systematisches und zielgerichtetes Tun zur Erkenntnisgewinnung und dient somit der Wissensvermehrung (vgl. Lehmann, Langer, Behrens, 2016).

1.1.1 Was ist die Empirie?

Empirie umfasst (wissenschaftliche) Erkenntnisse, die nicht bloß theoretisch aus abstrakten Regeln abgeleitet sind, sondern auf Fakten beruhen, die aus Erfahrung gewonnen wurden. Empirische Wissenschaften sind Disziplinen, die Objekte oder Sachverhalte beobachten und beschreiben und durch Experimente oder Befragungen untersuchen. In der Pflegewissenschaft geht es in der Empirie z. B. darum, Verhaltensweisen der Pflegebedürftigen (und/oder deren Bezugspersonen), von Pflegekräften und Angehörigen anderer naher Berufsgruppen zu beobachten und zu beschreiben. Es geht darum, Pflegephänomene aufzuzeigen und zu untersuchen. Empirie kann auch Theorien prüfen.

Empirie nimmt in der Wissenschaft einen immer größeren Stellenwert ein, da viele Menschen nur das glauben, was sie sehen, erleben oder hören. Diese Wahrnehmungen können zu Hypothesen führen, die schließlich validiert werden, um pflegerelevantes Wissen zu erweitern.

1.1.2 Über Theorien, Modelle und Konzepte

Theorien, **Modelle** und **Konzepte** dienen dazu, ein bestimmtes **Phänomen** oder **Ereignis** aus der Pflegepraxis zu betrachten und zu erklären. Sie möchten einen Phänomenbereich darstellen mit dem Ziel, zusammengehörende Themen, Probleme und Gegenstände systematisch zu ordnen. Sie stützen sich auf:
- Erfahrungen (Beobachtung, Versuch, empirische Untersuchung),
- Hypothesen (wissenschaftliche Annahmen) sowie
- daraus abgeleitete Gesetzmäßigkeiten.

In der Pflege existieren viele Theorien. Sie lassen sich danach unterscheiden:
- mit welchen **inhaltlichen Aussagen** sie verbunden sind,
- welche **Zielstellung** sie verfolgen,
- welche **Funktion** sie aufweisen,
- wie sie **Ebenen** und **Reichweiten** zugeordnet sind,
- wie stark ihr **Realitätsbezug** ist.

Die Lehre in der Ausbildung zur Pflegefachfrau/zum Pflegefachmann und die Hochschullehre setzen die Säulen der Pflegewissenschaft miteinander in Beziehung und verbinden sie: Die Lehre bringt das wissenschaftlich fundierte Wissen in die Praxis und pflegerelevante Fragen und Probleme in die Forschung, damit Forschung sie klärt.

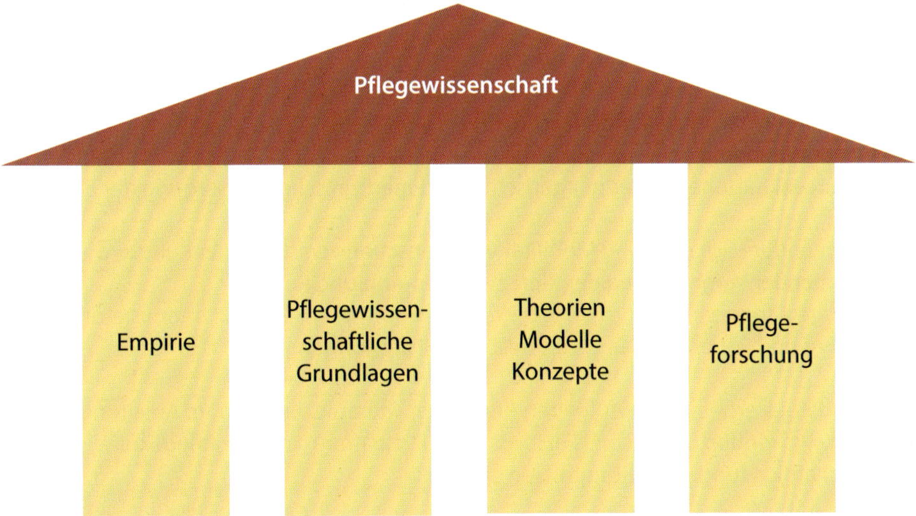

Die vier Säulen der Pflegewissenschaft

1.1.3 Pflegewissenschaft als eigene Disziplin

Die Pflegewissenschaft als Disziplin existiert noch nicht lange in Bezug zu anderen Wissenschaftsdisziplinen. Zu den Bezugswissenschaften, aus denen Elemente in der Pflegewissenschaft zu finden sind, gehören die Sozialwissenschaft, Erziehungswissenschaft, Medizin, Behindertenpädagogik, Philosophie, Rechtswissenschaft, Psychologie, Kommunikationswissenschaft, Politikwissenschaft und Naturwissenschaften wie Biologie und Mathematik.

Pflege braucht aber eine eigene Wissenschaft bzw. muss sich als Wissenschaftsdisziplin beweisen. Sie soll den spezifischen Wissens- und Tätigkeitsbereich der Pflege definieren und das kann nur gelingen, wenn sich ein „**Body of Knowledge**" entwickelt. Mit dieser Wissensbasis kann Pflege ihrem Wunsch nachkommen, eigenständiges Pflegewissen zu entwickeln und die Professionalisierung vorantreiben.

Dafür muss die Theorie in der Aus- und Weiterbildung sowie in der täglichen Pflegepraxis ein integraler Bestandteil sein – nur so gelingt es, die Pflegewissenschaft als eigene wissenschaftliche Disziplin durchzusetzen.

Theoriearbeit wird auch benötigt, damit Pflege ihren vielen Anforderungen gerecht werden kann, z. B.:

- Flexibilität hinsichtlich einer sich verändernden Gesellschaft,
- Fähigkeit, sich mit der komplexen Welt auseinanderzusetzen,
- Fähigkeit, theoretisches Wissen in die Praxis umzusetzen,
- Reflexion und kritische Auseinandersetzung mit Praxis und Theorie,
- Fähigkeit, die Politik zu beeinflussen,
- Fähigkeit zur Interdisziplinarität und Multiprofessionalität,
- Fähigkeit, soziales und menschliches Kapital zu schaffen.

Gemeinsam mit anderen Berufen aus dem Gesundheitswesen muss Pflege Erklärungen und Konzepte erarbeiten, um die aktuellen und zukünftigen Aufgaben zu gestalten (vgl. Neumann-Ponesch, 2014). Wenn sich Pflege als Profession etabliert, kann sie sich den vielen Herausforderungen stellen, z. B.:

- neuartigen gesundheitlichen Beeinträchtigungen,
- soziodemografischen Veränderungen,
- Fortschritten durch neuartige Behandlungsmethoden in der Pflege,
- Ressourcenknappheit in der pflegerischen und medizinischen Versorgung der Bevölkerung,
- zunehmender Migration und Mobilität von Menschen verschiedener Kulturen,
- zunehmender Vergrößerung der Kluft zwischen Arm und Reich,
- neuartigen Kooperationsformen in Betreuung und Therapie und Ökonomisierung, Rationierung und Rationalisierung von Gesundheitsleistungen.

Die sich daraus ergebenden Aufgaben (Beratung, Therapie, Begleitung, Anleitung, Unterstützung, Prävention, Reflexion, Fürsorge und Evaluation) können Pflegekräfte nur mit wissenschaftlich fundierten Kenntnissen erfüllen.

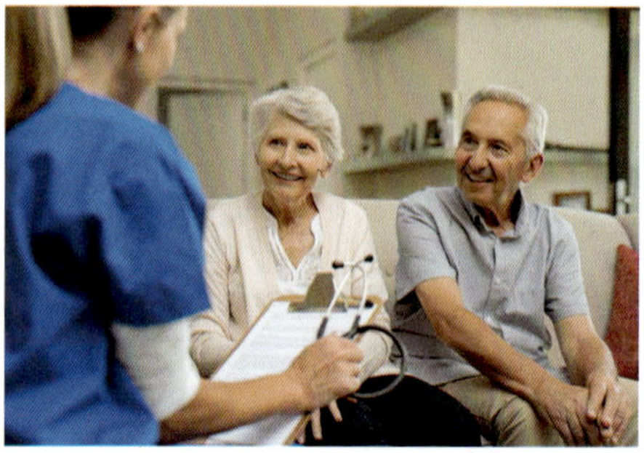

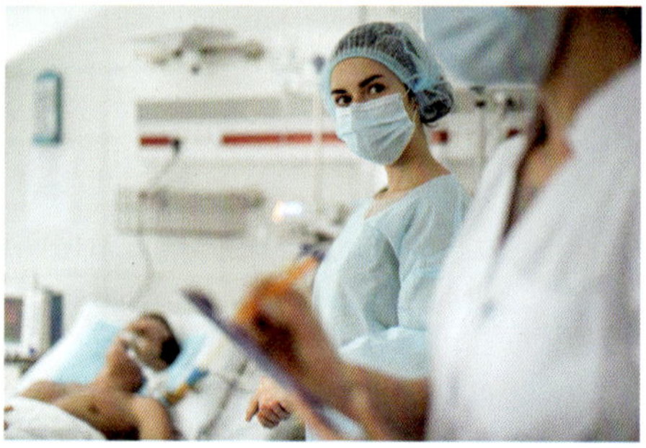

1.1.4 Schlüsselkonzepte

Neben der Entwicklung eines „Body of Knowledge" steht im Zentrum des Interesses der Pflegewissenschaft, Schlüsselkonzepte der Pflege zu identifizieren und zu beschreiben. Zu den grundlegenden Schlüsselkonzepten auf der abstrakten Ebene gehören die zentralen Faktoren, die jede Pflegetheorie beinhaltet (siehe Kapitel 2 und 3). Weitere Beispiele für Schlüsselkonzepte können z. B. sein:

- die Beziehung von Pflegekräften und Angehörigen,
- die Abhängigkeit der Pflegebedürftigen oder
- die Immobilität von Pflegebedürftigen.

Merke
Schlüsselkonzepte sind Pflegephänomene, die direkt in der pflegerischen Praxis beobachtet werden. Sie zu identifizieren und zu beschreiben führt dazu, konkrete Klienten- und Patientensituationen differenzierter betrachten und verarbeiten zu können.

1.1.5 Pflegewissenschaft fordern und fördern

Mithilfe der Pflegewissenschaft können Pflegende ihre gesamten **Pflegeleistungen transparent gestalten**. Das tun sie mit klar fundierten Theorien, mit haltbaren Definitionen über Pflege, die anhand wissenschaftlicher Kriterien erstellt und überprüft wurden (vgl. Neumann-Ponesch, 2014).

Merke
Wissenschaftlich begründete Theorien über Pflegeleistungen sind also geordnetes und nachprüfbares Wissen über Pflege (vgl. Steppe, 2000).

Das Erarbeiten von Schlüsselkonzepten, der Body of Knowledge und die transparente Gestaltung von Pflegeleistungen treibt die Professionalisierung der Pflege voran. Pflege hat die Chance, sich im gesellschaftlichen Blickfeld zu etablieren, um gehört zu werden, und ihre politischen, sozialen und gesellschaftlichen Forderungen im Sinne der Patienten durchzusetzen.

Auch der **Gesetzgeber fordert von der Pflege**, nach neuesten wissenschaftlichen Erkenntnissen zu arbeiten. Das regelt das Sozialgesetzbuch SGB V (gesetzliche Krankenversicherung) und das SGB XI (gesetzliche Pflegeversicherung) und betont neben der Kosteneffizienz bei den Pflegekosten auch die stetige Verbesserung der Pflegequalität.

Indem der Gesetzgeber die Forderung nach wissenschaftlich fundierter Pflege verankert, drückt er die Bedeutung theoriegeleiteter Betreuung und Behandlung von Pflegebedürftigen aus. Das Krankenpflegegesetz und die Ausbildungs- und Prüfungsverordnung verweisen (für die Ausbildung zur Pflegefachfrau/zum Pflegefachmann) auch darauf, dass Pflege wissenschaftlich fundiert gelehrt und durchgeführt werden soll. Deshalb wurde die Ausbildung zur Pflegefachfrau/zum Pflegefachmann ab 1. Januar 2020 geändert und gleichzeitig ein grundständiges Studium der Pflege eingeführt.

Dieses Pflegestudium – neben dem bereits existierenden Bachelor- und Masterstudiengang – ist ein weiterer Schritt, Pflege in Deutschland zu professionalisieren. Wendet Pflege ihre spezifischen Theorien an, ist das eine Chance, Pflege von einem Beruf mit Aufgaben, die im gesellschaftlichen Denken eher an hausarbeitsnahe Aufgaben und dazu eher diffus anmuten, zu einer systematischen und konzeptgeleiteten Tätigkeit zu wandeln. Dieser neue, professionelle Rahmen fordert die Pflegenden stärker zu einer eigenständigen, anleitenden, beratenden, gesundheitsfördernden und rehabilitierenden Haltung auf. Die existierenden Theorien in der Pflege untermauern und begründen, die Verantwortung der Pflegefachkräfte zu erweitern (vgl. Neumann-Ponesch, 2014). Die gelebte Pflegewissenschaft leistet einen bedeutenden Beitrag zur Professionalisierung der Pflege.

→ Fazit

Die Pflegewissenschaft ist eine junge wissenschaftliche Disziplin, deren Bezugswissenschaften v.a. die Geistes- und Erziehungswissenschaften, die Rechtswissenschaften und die Medizin sind. Sie basiert auf den vier Säulen Empirie, pflegewissenschaftliche Grundlagen, Pflegeforschung und Theorien, Modelle und Konzepte. Die Pflegewissenschaft setzt die Handlungsfelder der Pflege (Pflegepraxis, Pflegepädagogik, Pflegemanagement und Pflegewissenschaft) miteinander in Beziehung und ermöglicht der bisher wenig gesellschaftlich anerkannten Pflege, sich zu professionalisieren. Durch die Professionalisierung ergibt sich für die Pflege, sich politisch zu etablieren und Forderungen für die Pflegenden und an Pflegende durchzusetzen, da sie nun über das argumentative Rüstzeug und den wissenschaftlichen Beistand verfügt.

Aufgaben

1. Charakterisieren Sie die Handlungsfelder der Pflege.
2. Warum braucht Pflege eine eigene wissenschaftliche Disziplin?
3. Erklären Sie die Säulen der Pflegewissenschaft. Was fungiert als „Bindeglied" zwischen den Säulen?
4. Charakterisieren Sie den Begriff „Professionalisierung in der Pflege".
5. Nennen Sie die Bezugswissenschaften zur Pflegewissenschaft. Begründen Sie, warum die genannten zur Bezugswissenschaft zählen.

1.2 Entwicklung der Pflegewissenschaft

Die Pflegewissenschaft ist eine relativ junge Disziplin. Die ersten – und bis ca. 1950 einzigen – wissenschaftlich anmutenden Schriften gehen auf Florence Nightingale im Jahr 1860 zurück. Sie wurde am 12. Mai 1820 in Florenz in Italien geboren und gegen den Willen ihrer Eltern Krankenschwester. Die Krankenpflege erlernte sie bei den „Barmherzigen Schwestern" in Paris und in der Diakonissenanstalt in Kaiserswerth bei Düsseldorf. Im Jahr 1854 übernahm Florence Nightingale die Leitung des Hospital for Invalid Gentlewomen in London. Sie galt als die Begründerin der britischen Krankenpflege. Im gleichen Jahr begann der Krimkrieg.

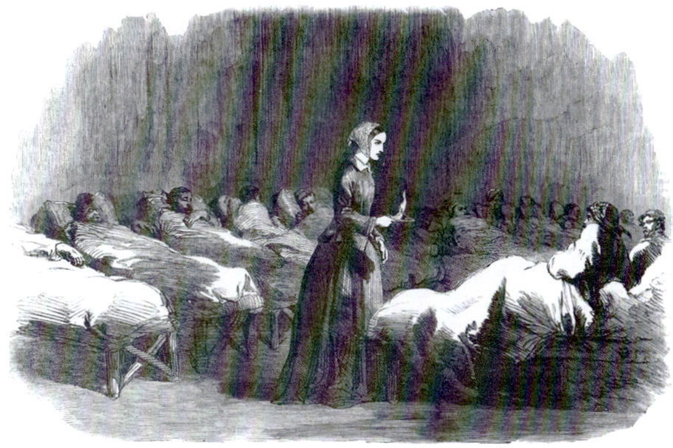

Florence Nightingale

Die britische Armee hatte bis dahin keine Ärzte oder Krankenpflegerinnen in ihren Truppen, was sie gegenüber Russland und Frankreich ins Hintertreffen brachte. Deshalb startete die britische Armee in der „Times" einen Aufruf, in dem sie für den Einsatz von Krankenpflegerinnen und Ärzten im Krimkrieg warb. Am Ende folgten dem Aufruf 38 Krankenschwestern, und Florence Nightingale übernahm die Leitung der Pflege. Während ihrer Arbeit im Heer und im Feldlazarett verbesserten sich die Hygiene (Belüftung, Sauberkeit und Reinheit des Wassers) und die Ernährung der Verletzten. Um deren Sicherheit und pflegerische Versorgung jederzeit zu gewährleisten, unternahm Florence Nightingale auch nachts Visiten und gilt heute noch als „Lady with the lamp" (die Dame mit der Lampe).

Dank der Hygienemaßnahmen und der besseren Ernährung sank die Sterblichkeitsrate der Verwundeten und Kranken von 43 auf zwei Prozent. Als der Krieg zu Ende war und nach ihrer Rückkehr nach London veröffentlichte sie 1859 das Buch „Notes of Hospital", in dem sie ihre neuen Erfahrungen verarbeitete. Das erste Lehrbuch für Krankenpflege „Notes on Nursing" veröffentliche Florence Nightingale vor Eröffnung der ersten Schwesternschule unter ihrer Leitung in England, der „Nightingale Training School for Nurses" (1860). Nun war eine professionelle Ausbildung in der Krankenpflege (zwar noch unter ärztlicher Leitung) möglich und gewann seit dieser Zeit an Ansehen. Nightingale erkannte damals bereits, was es brachte, vernünftige, logische Fragen und Beobachtungen sowie Messungen miteinander zu verknüpfen, um der Gesellschaft zu nutzen (vgl. Evers, 2004). Nightingale starb im Jahr 1920 in London. In der Geschichte der Pflege gilt sie als erste Pflegetheoretikerin.

1.2.1 Entwicklung in Amerika

Die Entwicklung der Pflegewissenschaft im angelsächsischen und amerikanischen Raum gliedert sich nach Meleis, Afaf Ibrahim (amerikanische Pflegewissenschaftlerin) in fünf Phasen.

1.2.1.1 1. Phase: Praxisphase (stage of practice)

Die erste Phase begann Mitte des 19. Jahrhundert. Sie war geprägt von Florence Nightingales Schaffen. 1907 wurde Adelaide Mary Nutting (1858–1948) zur ersten Professorin für Kranken- und Gesundheitspflege am Teachers College der Columbia University in New York berufen. In dieser ersten Phase stand das praktische Arbeiten (mit immer neuen Aufgaben) im Mittelpunkt. Gerade in diesem Zeitraum erkannten Krankenpflegerinnen Probleme der Pflege beim direkten Patientenkontakt und suchten direkt nach begründbaren Lösungsansätzen, die nachvollziehbar und beweisbar waren. Im Jahr 1900 wurde zum ersten Mal die Zeitschrift „American Journal of Nursing" herausgegeben, in der die zunehmenden Fallstudien veröffentlicht wurden. 1923 bot das Teachers College der Columbia-University den ersten Promotionsstudiengang für Lehrer in der Pflege an, und bereits 1929 konnten Pflegekräfte in Yale ihren Magister in Pflege erwerben.

1.2.1.2 2. Phase: Ausbildungs- und Managementphase (stage of education and administration)

Von den frühen 1920er bis Anfang der 1950er Jahre wurden erste curriculare Entwürfe in der Pflegeausbildung (Auf- und Ausbau von Ausbildungsstätten, Diskussionen über Funktion und Rolle der Pflegenden) entwickelt. Die „Landmark-Reports" mit den „Goldmark-Reports" von 1923 zeigen, wie notwendig es ist, der Pflegeausbildung ein starkes Public-Health-Profil zu geben und eine akademische Pflegeausbildung an Universitäten anzubieten. Der „Brown-Report" von 1948 thematisiert die Anforderungskriterien, um die pflegerische Ausbildung und die Analyse der pflegerischen Bedürfnisse der Bevölkerung zu verbessern. Die professionelle Pflege stellte erste theoretische Grundsatzüberlegungen an: Was ist Pflege? Welche Ziele verfolgt die Pflege? Welche Ausbildungsformen und Qualifikationen von Pflegenden sind erforderlich, um bestimmte Pflegeziele zu erreichen?

1.2.1.3 3. Phase: Forschungsphase (stage of research)

In den 1950er Jahren gründeten sich berufsständische Pflegeorganisationen (Berufsverbände) mit dem Ziel, Pflegewissenschaft mittels Forschung zu fördern (z. B. 1952 „National League for Nursing"). Die ersten klinischen Pflegeforschungsprojekte folgten. Im Jahr 1952 kam die Zeitschrift „Nursing Research" hinzu. 1953 wurde das „Institute of Research and Service in Nursing Education" und 1955 die „American Nurse Foundation" gegründet. In dieser Zeit entwickelten sich in den USA und in den angelsächsischen Ländern bereits Diskussionen zu Qualitätssicherung und Qualitätsentwicklung. In Deutschland begannen sie erst in den 1980er Jahren. Während Deutschland in der pflegewissenschaftlichen Entwicklung weit zurücklag, fanden im amerikanischen Raum bereits von der American Nursing Association (ANA) organisierte Pflegeforschungskonferenzen statt. Das Ziel: Forschungsergebnisse verbreiten und Forschungsexpertengruppen auf Universitätsniveau etablieren. Um diese Entwicklung voranzutreiben, wurden 1985 auf nationaler Ebene das „National Center for Nursing Research" und 1991 das „Institut for Nursing Research" institutionalisiert. Das „International Journal of Nursing Studies" erschien erstmals im Jahr 1963. Die Pflegeforschung rückte immer stärker ins Zentrum der Pflege, und die American Nurses Association beteiligte sich zunehmend an der Finanzierung von Konferenzen zur Pflegeforschung.

1.2.1.4 4.–6. Phase: Theoriephase (stage of theory), Philosophiephase (stage of philosophy), Integrationsphase (stage of integration)

Ab den 1950er Jahren wurden im amerikanischen und angelsächsischen Raum bereits systematisch Pflegetheorien und Pflegemodelle entwickelt. Zu den ersten Pflegetheorien zählt **Peplaus „Theorie der Interpersonellen Beziehungen** ", die nach Florence Nightingales 1859 publizierten „Notes on Nursing" erschien. Beide Theorien hatten maßgeblichen Einfluss auf die Entwicklung der Pflegeforschung, der Pflegebildung, der Pflegekultur und des pflegerischen Selbstverständnisses.

Weitere frühe Theoretikerinnen waren Virginia Henderson („Modell der 14 Bedürfnisse"), Dorothy Johnson („Verhaltensmodell") und Lydia Hall („Care, Cure, Core model of Nursing"). Den professionell Pflegenden gelang es immer stärker, die Bedeutung theoretischer Konzeptionen hervorzuheben. Die Pflegeforschung in den 1960er Jahren konzentrierte ihre klinischen Studien auf die Pflegequalität und die Erstellung von Kriterien, um die Wirksamkeit von Pflegeinterventionen zu überprüfen.

Ab den 1960er und 1970er Jahren wurde Pflegekräfte aus der Praxis immer stärker daran beteiligt, Modelle, konzeptuelle Rahmen und Theorien zur Anleitung der Pflegepraxis zu entwickeln. Im Jahr 1978 erschien zum ersten Mal die Zeitschrift „Advances in Nursing Science". Sie veröffentlichte Arbeiten von Pflegetheoretikern und damit in Verbindung stehende Forschungen (vgl. Burns, Grove, 2005).

Forschungsergebnisse etablierten sich während der 1970er Jahre immer stärker in der Pflegepraxis. Das führte zur Gründung weiterer wissenschaftlicher Pflegezeitschriften und Organisationen. Die klinische Forschung wurde in den 1980er Jahren vorangetrieben. Veröffentlichte Forschungsarbeiten gliederten sich in vier Bereiche:
- Pflegepraxis
- Ausübung von Pflege
- Pflegeausbildung
- Fragen der Profession der Pflege

Parallel arbeitete die Pflegeforschung zusehends mit qualitativer Forschung, deren holistischer (ganzheitlicher) Ansatz das Ziel verfolgte, Bedeutungen für den Einzelnen zu entdecken und Einblicke in die Pflegephänomene zu gewinnen, um das Verständnis der Pflegekräfte für sie zu vertiefen (vgl. Burns, Grove, 2005).

Zwischen 1992–2000 erfolgte die Gründung, Entwicklung und Etablierung spezieller Fachgebiete in der Pflege, wie gerontological nursing (gerontologische Pflege), home care (Heimpflege) und nursing informatics (pflegerische Informatik).

Das Ziel des 21. Jahrhunderts ist: Entwicklung einer wissenschaftlichen Wissensbasis, die es Pflegefachkräften ermöglicht, eine evidence-based Practice (EBP) zu implementieren (vgl. Brown 1999, Omery und Williams 1999 aus Burns, Grove, 2005, S. 15):
- Pflege für Menschen aller Altersgruppen und in allen Lebensphasen zu schaffen,
- die Risiken für eine Krankheit oder Behinderung zu reduzieren,
- einen gesunden Lebensstil zu fördern und
- die Lebensqualität von Behinderten und chronisch Kranken zu verbessern,

sind Ziele der aktuellen Pflegeforschung im amerikanischen und deutschsprachigen Raum.

1.2.2 Entwicklung in Deutschland

Deutschland ist noch am Beginn, eine wissenschaftliche Struktur im Bereich der Pflege auszubilden. Im Gegensatz zum amerikanischen und angelsächsischen Raum steckt die Pflegewissenschaft mit ihrer knapp 50-jährigen Entwicklung in Deutschland noch in der „Jugendphase“. Das sollte jedoch nicht dazu führen, sich unkritisch am amerikanischen Stand zu orientieren.

In Deutschland liegt eine andere Wissenschaftstradition vor und es bestehen deutliche Unterschiede im deutschen und amerikanischen Gesundheitssystem. Damit existieren spezifische Fragestellungen der Pflegewissenschaft in Deutschland. Weitere Unterschiede liegen in einer bis jetzt eher rudimentär aufgebauten pflegewissenschaftlichen Infrastruktur sowie eingeschränkten personellen und finanzielle Ressourcen.

Erste Akademisierungsbestrebungen in der Pflege begannen nach Ende des 2. Weltkrieges mit der Gründung der ersten Schwesternschule an der Universität Heidelberg und der Planung (1946) und Etablierung (ab 1953) einer krankenpflegerischen Grundausbildung mit Krankenpflegeprüfung, um als Krankenschwester/Krankenpfleger arbeiten zu können. In den westlichen Bundesländern blieb es zunächst bei dieser Entwicklung. Dagegen versuchte die ehemalige DDR ab den 1960er Jahren, mit den Studiengängen „Medizinpädagogik“ und „Diplom-Krankenpflege“ an der Humboldt Universität Berlin die Akademisierung voranzutreiben. Damit wurde der Fokus stärker auf die pädagogisch-didaktische und medizinisch-naturwissenschaftliche Perspektive in der Pflegewissenschaft gelegt. Auch die Forschung innerhalb wissenschaftlicher Fachgesellschaften (z.B. ab 1972 Fachgesellschaft Sektion Medizinpädagogik) wurde weiterentwickelt. Die Freie Universität Berlin führte 1982 den dreijährigen Diplomstudiengang „Lehrer für Krankenpflege“ ein.

Erst Anfang der 1980er Jahre entwickelte sich die Pflegewissenschaft in den alten Bundesländern weiter. Diese Bewegung (Institutionalisierung der Pflegewissenschaft) in Deutschland begann vor allem durch Auslandserfahrungen deutscher Pflegender (vornehmlich im amerikanischen Raum und in Großbritannien). Im Vordergrund stand zu Beginn, pflegewissenschaftliche Projekte zur Berufs- und Ausbildungssituation von Pflegenden durchzuführen. Die wurden allerdings oft nebenberuflich initiiert, da es in Deutschland noch keine pflegewissenschaftlichen Lehrstühle und Professuren gab.

1.2.2.1 Wer fördert, wer gründete sich

Seit 1986 fördert die Robert Bosch Stiftung pflegewissenschaftliche Projekte in größerem Rahmen. Schwerpunkte der geförderten Projekte waren „Häusliche Pflege“ und „Neue Wege in der Alten- und Krankenpflege“. 1987 vergab erstmals eine deutsche Hochschule eine Professur in Pflege- und Sozialwissenschaft. Die Fachhochschule in Osnabrück gilt mit der Vergabe an Ruth Schröck in Deutschland als Vorreiter dieser Entwicklung in Deutschland. 1988 kam die erste pflegewissenschaftliche, deutschsprachige Zeitschrift „Pflege“ heraus. Bis heute erscheint „Pflege“ regelmäßig viermal im Jahr und veröffentlicht aktuelle Forschungen zu vorher festgelegten Schwerpunkten. In den Jahren 1988–1991 leitete Monika Krohwinkel eine pflegewissenschaftliche Studie zum Pflegeprozess am Beispiel von Schlaganfall-Patienten, die das Bundesgesundheitsministerium finanziell förderte. Die Ergebnisse lieferten wichtige Maßgaben für die Pflegedokumentation, den Pflegeprozess und die Rehabilitation. Krohwinkel entwickelte als erste deutsche Pflegewissenschaftlerin aus den gewonnenen Daten ihre „Theorie der fördernden Prozesspflege".

1989 gründete sich der „Deutsche Verein zur Förderung von Pflegewissenschaft und Pflegeforschung", aus dem die heutige „Deutsche Gesellschaft für Pflegewissenschaft e.V." entstanden ist. Im Jahr 1991 eröffnete das „Agnes-Karll-Institut für Pflegeforschung des Deutschen Berufsverbandes für Pflegeberufe DBfK". Der Schwerpunkt liegt in der Qualitätssicherung und Qualitätsentwicklung. Zwischen 1997 und 1999 fanden drei Theoriekongresse in Deutschland statt, um Anschluss an internationale Theoriediskussionen zu finden. Seit 1999 gibt es den „German Center for Evidence-based Nursing" an der Martin-Luther-Universität Halle-Wittenberg. Zu den Aufgaben des Centers zählen:

- gezielte Förderung der Aus- und Weiterbildung von EBN-Trainern und hoch qualifiziertem pflegerischen Nachwuchs in Theorie, Praxis und den EBN-Methoden,
- Entwicklung von Curricula für EBN-Schulungen,
- Erforschung der Diskrepanz zwischen wissenschaftlich fundierten Kenntnissen und der Pflegepraxis,
- Aufbau eines Praxisumfeldes, das es allen pflegerischen Einrichtungen ermöglicht, evidenzbasiert zu arbeiten,
- Förderung der Kooperation vom „Deutschen Netzwerk Evidenzbasierter Medizin e.V.", dem „Internationalen Netzwerk der Centers for Evidence-based Nursing" und weiteren Gruppen, die sich für die Arbeit mit EBN einsetzen.

1.2.2.2 Entwicklung der Expertenstandards

Aus den wissenschaftlichen Bemühungen, die Pflege in Deutschland zu professionalisieren, entstanden national gültige Expertenstandards für die Pflege, nach denen alle professionellen Pflegeeinrichtungen in Deutschland arbeiten. Der erste nationale Expertenstandard „Dekubitusprophylaxe in der Pflege" erschien im Jahr 2000. Aktuell liegen folgende Expertenstandards vor:

1. Dekubitusprophylaxe in der Pflege
2. Entlassungsmanagement in der Pflege
3. Schmerzmanagement in der Pflege bei akuten Schmerzen
4. Schmerzmanagement in der Pflege bei chronischen Schmerzen
5. Sturzprophylaxe in der Pflege
6. Förderung der Harnkontinenz in der Pflege
7. Pflege von Menschen mit chronischen Wunden
8. Ernährungsmanagement zur Sicherung und Förderung der oralen Ernährung in der Pflege
9. Beziehungsgestaltung in der Pflege von Menschen mit Demenz

Merke
Die Expertenstandards sind wissenschaftlich validiert, werden regelmäßig auf ihre Gültigkeit hin überprüft und in den Pflegeeinrichtungen in den daraus abgeleiteten hausinternen Pflegestandards verankert.

Mit dem Pflegeweiterentwicklungsgesetz von 2017 wurde den Vertretern der Pflegekassen und Pflegeeinrichtungen übertragen, die Expertenstandards zu erstellen und zu aktualisieren. Dieses Vorgehen ist im § 113 SGB XI (Expertenstandards zur Sicherung und Weiterentwicklung der Qualität) in der Pflege verankert.

In den Jahren 2004–2007 förderte das Bundesministerium für Bildung und Forschung (BMBF) insgesamt 25 Teilprojekte unter Beteiligung von 24 Hochschulen und Forschungsinstituten. Das zeigt, dass die Pflege in Deutschland professionalisiert und gesellschaftlich anerkannt werden soll. Deshalb bildeten sich in Deutschland auf der politischen Ebene der Deutsche Pflegerat (DPR), Pflegekammern (in Schleswig-Holstein, Rheinland-Pfalz, Mecklenburg-Vorpommern), Pflegefachgesellschaften (z. B. DIVI, DGIIN, Pro-Pflege), Berufsverbände (z. B. DBfK, DPV), Interessensvertretungen, Netzwerke und Vereine. Zwischen 2007 und 2011 förderte das Bundesministerium für Bildung und Forschung drei weitere Forschungsverbünde.

Die Entwicklung und Förderung ist in den vergangenen zehn Jahren vorangeschritten. Trotzdem liegt die Pflegewissenschaft in Deutschland noch weit hinter der im amerikanischen Raum und England zurück. Der Weg zu einer gleichwertigen – und genauso selbstverständlichen – Wissenschaftsdisziplin wie Sozial- und Geisteswissenschaften ist noch weit.

Dennoch hat sich viel getan. Das ist an den aktuell über 60 Pflegestudiengängen, vielen Pflegeforschungsprojekten (und deren Veröffentlichung) und der Durchführung und Teilnahme an internationalen Pflegefachtagungen zu erkennen. Aufgrund dieser Entwicklung beruht Pflegewissenschaft in Deutschland nicht mehr nur auf der Aufarbeitung amerikanischer und englischer pflegewissenschaftlicher Literatur. Die meisten Pflegemodelle und -konzepte, mit denen deutsche Pflegeeinrichtungen arbeiten, stammen jedoch immer noch aus dem angelsächsischen Raum.

→ Fazit

Die Geschichte der Pflegewissenschaft als eigenständige, wissenschaftliche Disziplin ist relativ jung. Die ältesten zurückverfolgbaren Schriften sind die von Florence Nightingale im Jahr 1860. Ihre Suche nach Beweisen für die Effizienz oder Ineffizienz der Pflege setzte hierfür den Grundstein. Nightingale erkannte als erste den gesamtgesellschaftlichen Nutzen aus der Verbindung von logischen Fragestellungen aus Beobachtungen und Messungen heraus und ihrer praktischen Umsetzung.
In den USA, den angelsächsischen und skandinavischen Ländern wurde die Pflegewissenschaft in den vergangenen 125 Jahren zu einem anerkannten und eigenständigen Handlungsfeld der Wissenschaften. In Deutschland setzte diese Entwicklung erst vor ungefähr 50 Jahren ein, wird aber (politisch unterstützt) vorangetrieben, damit die (Gesundheits-)Politik ihren gesellschaftlichen Auftrag der qualitativ hochwertigen Gesundheitssorge erfüllen kann und das Ansehen der Profession der Pflege in der Gesellschaft steigt.
Die erste deutsche Pflegetheoretikerin ist Monika Krohwinkel, die nach ihrem Forschungsprojekt zum Pflegeprozess am Beispiel von Schlaganfall-Patienten ihre Theorie der „Fördernden Prozesspflege“ entwickelte. Mit dieser Theorie arbeiten deutsche

Langzeitpflegeeinrichtungen heute noch. Aktuell fördern das Bundesministerium für Forschung und Bildung sowie die Robert-Bosch-Stiftung Forschungsprojekte in Deutschland finanziell. Die auf nationaler Ebene entstandenen Expertenstandards zu wesentlichen Pflegephänomenen gelten innerhalb Deutschlands als Grundlage der Qualitätssicherung in der Pflege und sind gesetzlich im SGB XI und SGB V gefordert.

Aufgaben

1. Machen Sie sich mit der Entwicklung der Pflegewissenschaft in Amerika und England und in Deutschland vertraut.
2. Skizzieren Sie die beiden Entwicklungen kurz, z. B. in Form eines Zeitstrahls.
3. Warum sollte es nicht zu einer unreflektierten Übernahme amerikanischer und englischer pflegewissenschaftlicher Tradition in Deutschland kommen?
4. Was machte die Arbeit von Florence Nightingale so bedeutend für die Pflege und die Entwicklung einer pflegewissenschaftlichen Tradition?

1.3 Die Rolle der Pflegekräfte in der Pflegewissenschaft

Die Rolle bzw. die Aufgaben der Pflegekräfte innerhalb der Pflegewissenschaft sind sehr unterschiedlich und abhängig von Ausbildungstand: Eine Pflegefachkraft nach dreijähriger Ausbildung hat andere Aufgaben als eine Pflegefachkraft mit Bachelor- oder Doktortitel.

Pflegefachkräfte mit abgeschlossener dreijähriger Ausbildung zählen zu den sogenannten **Forschungskonsumenten**. Sie nutzen die aktuellen Forschungsergebnisse, um die Qualität der Pflegepraxis zu verbessern. Damit das gelingt, sollten sie Folgendes können:

- Forschungsberichte lesen,
- Berichte kritisch rezensieren (besprechen),
- die Forschungsergebnisse zusammenfassen, um sie in der Praxis anzuwenden,
- Grundlagen des Forschungsprozesses kennen und verstehen, um selbst Studien aus Fachzeitschriften, Schriften von Kongressen und Protokollen im Gesundheitswesen gründlich und kritisch auf deren Gültigkeit und Signifikanz zu prüfen,
- Themen und Probleme aus der Praxis als Forschungsgegenstand identifizieren und
- während laufender Studien bei der Datensammlung mitwirken.

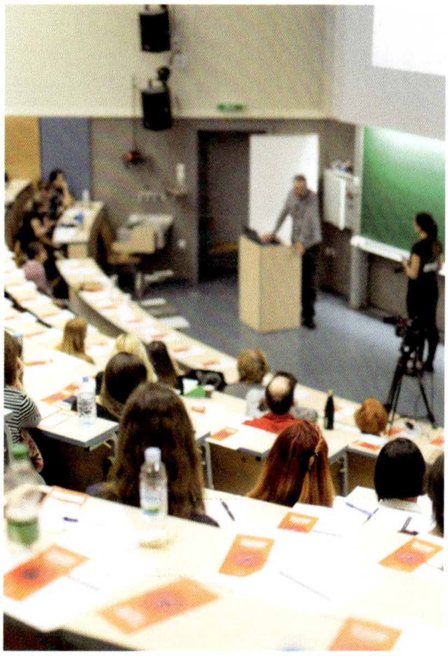

Universitäre Ausbildung

Pflegefachkräften mit dreijähriger Ausbildung kann es zu Beginn ihrer pflegerischen Tätigkeit schwerfallen, wissenschaftlich fundiertes aktuelles Pflegewissen in die eigene Arbeit zu integrieren. Mögliche Gründe dafür sind z. B.:

- fehlendes Grundlagenwissen über Pflegewissenschaft,
- fehlende Motivation, sich aktuelles forschungsbasiertes Wissen anzueignen,
- fehlender Zugang zu Internet und Bibliotheken,
- keine Kenntnis über Literaturrecherche in pflegewissenschaftlichen Datenbanken und Suchmaschinen,
- keine fundierten Kenntnisse, Pflegestudien zu lesen und kritisch zu reflektieren,
- traditionelles Denken der Kollegen auf Station („Das haben wir schon immer so gemacht"),

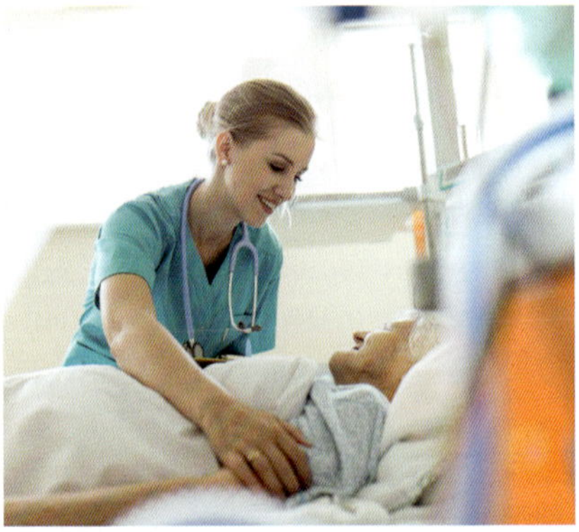

Im Dienst

- kein Zugang zu Forschungsarbeiten,
- Nutzen des Einsatzes von Pflegetheorien in der Versorgung von Patienten und Bewohnern ist nicht erkennbar,
- hoher zeitlicher Aufwand bei der Einführung von Pflegetheorien in die Pflegepraxis,
- zu wenig personelle, finanzielle und zeitliche Ressourcen, um Pflegetheorien und Forschungsergebnissen in die Praxis umzusetzen,
- zu wenig personelle, finanzielle und zeitliche Ressourcen, um klinische Studien und EBN-Prozesse durchzuführen,
- möglichst hohe Gewinnerzielung in der Pflege (heißt: Das Geld steht im Vordergrund und nicht die Umsetzung neuer Erkenntnisse)

1.3.1 Was machen die pflegenden Akademiker eigentlich?

Aufgabe von Pflegefachkräften mit einem ersten akademischen Abschluss (Bachelor-Abschluss/Diplom-Abschluss) ist, die Pflegeforschungen mit Forschungsergebnissen anderer Disziplinen kritisch zu bewerten und zu verbinden. Die Frage: Sind die Ergebnisse in der pflegerischen Praxis anwendbar? Sie planen und implementieren forschungsbasierte Veränderungen in der Pflegepraxis. Wie die Pflegefachkräfte nach dreijähriger Ausbildung identifizieren sie Forschungsprobleme und unterstützen bei der Datensammlung bei laufenden Forschungsprojekten. Gemeinsam mit den Pflegefachkräften mit Masterabschluss fungieren Absolventen des ersten akademischen Grades als Pflegexperten in professionellen Pflegeeinrichtungen.

Die dritte Gruppe sind Pflegekräfte mit Master- oder Magisterabschluss in Pflegewissenschaften. Sie leiten Teams in der wissenschaftlich fundierten Pflege an und können Initialstudien gemeinsam mit anderen Pflegewissenschaftlern durchführen. An Initialstudien sind mehrere Forschende beteiligt, um „zufällig" Themen für weitergehende Forschungen zu generieren.

Die Aufgaben von Pflegeexperten (Bachelor-/Diplom- und/oder Masterabschluss) in professionellen Pflegeeinrichtungen wie Krankenhäusern, Einrichtungen der Langzeitpflege oder Behindertenpflege sind:

- pflegerische Weiterentwicklung,
- Qualitätssicherung und Qualitätsentwicklung,
- EBN-Studien (Praxisentwicklungsprogrammen leiten, organisieren und evaluieren),
- Pflegefachkräfte bei der kritischen Beurteilung von pflegerischen Forschungsergebnissen unterstützen und anleiten,
- Qualitätszirkel als Instrument der Qualitätssicherung und Qualitätsentwicklung leiten,
- Forschungsbedarfe identifizieren,
- Netzwerkarbeit mit anderen Einrichtungen und Berufsgruppen des Gesundheitswesens.

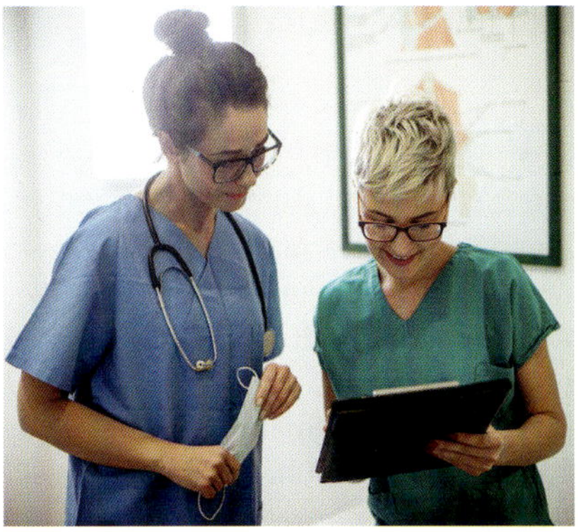
Fachlicher Austausch

Pflegekräfte mit einem Doktor- oder Postdoc-Abschluss in der Pflege entwickeln Pflegewissen und Pflegetheorien, indem sie finanziell geförderte und unabhängige Forschungsprojekte durchführen. Postdoc-Pflegekräfte entwickeln und koordinieren finanziell geförderte Forschungsprojekte. Sie sind Wissenschaftler, die nach der Promotion den Doktortitel erlangt haben und im Anschluss an einer Universität befristet tätig sind.

→ Fazit

Die Rollen bzw. Aufgaben der Pflegekräfte in der Pflegewissenschaft sind sehr unterschiedlich und abhängig von ihrem Ausbildungstand: Eine Pflegefachkraft nach dreijähriger Ausbildung unterscheidet sich bei ihren Aufgaben von einer Pflegefachkraft mit Bachelor- oder Doktortitel.
Pflegefachkräfte mit abgeschlossener dreijähriger Ausbildung zählen zu den sogenannten Forschungskonsumenten. Sie nutzen die aktuellen Forschungsergebnisse, um die Qualität der Pflegepraxis zu verbessern. Pflegefachkräften mit dreijähriger Ausbildung kann es zu Beginn ihrer pflegerischen Tätigkeit schwerfallen, wissenschaftlich fundiertes, aktuelles Pflegewissen in ihre Arbeit zu integrieren. Die Aufgaben von Pflegeexperten (Bachelor-/Diplom- und/oder Masterabschluss) in professionellen Pflegeeinrichtungen wie Krankenhäusern, Einrichtungen der Langzeitpflege oder Behindertenpflege sind z.B. pflegerische Weiterentwicklung, Qualitätssicherung und Qualitätsentwicklung sowie Leiten, Organisieren und Evaluieren von EBN-Studien (Praxisentwicklungsprogrammen).

Aufgaben

1. Zeigen Sie die unterschiedlichen Ausbildungsniveaus und deren Aufgaben in der Pflegewissenschaft auf.
2. Worin bestehen Hemmnisse bei der Integration von Pflegewissenschaft in die tägliche pflegerische Praxis?
3. Überlegen Sie, wo Sie sich in einigen Jahren nach der Ausbildung zur Pflegefachkraft sehen und wie Ihre berufliche Weiterentwicklung aussehen könnte?

Literaturverzeichnis

Benner, Patricia: Stufen zur Pflegekompetenz = From novice to expert. 3. Nachdr. Bern [u. a.]: Huber, 2000.

Brandenburg, Hermann; Panfill, Eva-Maria; Mayer, Herbert: Pflegewissenschaft 2, Lehr- und Arbeitsbuch zur Einführung in die Methoden der Pflegeforschung. 2., vollst. überarb. Aufl. Bern: Huber, 2013.

Brandenburg, Hermann; Dorschner, Stephan [Hrsg.]: Pflegewissenschaft 1: Lehr- und Arbeitsbuch zur Einführung in das wissenschaftliche Denken in der Pflege. 2. Aufl. Bern: Huber, 2008.

Burns, Nancy ; Grove, Susan: Pflegeforschung verstehen und anwenden. 1. Aufl. München: Elsevier, Urban und Fischer, 2005.

Evers, Gerges: Die Entwicklung von Pflegewissenschaft in Europa. In: Pflege (17), 2017, S. 9–14.

Gensch, Sigrid Kristina: Beiträge zur Hochschulforschung, 23. Jg., Heft 4 (2001).

Lehmann, Yvonne; Langer, Gero; Behrens, Johann: Pflegeforschung entdecken. Brake: Prodos-Verl., 2009 (Grundlagen der Pflege für die Aus-, Fort- und Weiterbildung; 27).

Mayer, Hanna: Pflegeforschung kennenlernen: Elemente und Basiswissen für die Grundausbildung. 4. aktualis. u. übearb. Aufl. Wien: Facultas-WUV, 2006.

Mischo-Kelling, Maria [Hrsg.]: Pflegebildung und Pflegetheorie. München [u. a.]: Urban und Schwarzenberg, 1995.

Neumann-Ponesch, Silvia: Modelle und Theorien in der Pflege. 3. überarb. Aufl. Wien: Facultas-WUV, 2014.

Panke-Kochinke, Birgit [Hrsg.]: Die Geschichte der Krankenpflege (1679–2000). Ein Quellenbuch. Frankfurt am Main: Mabuse-Ver., 2001.

Palm, Rebecca; Dichter, Martin: Pflegewissenschaft in Deutschland : Errungenschaften und Herausforderungen: Festschrift für Sabine Bartholomeyczik. 1. Aufl. Bern: Huber, 2013.

Schäffer Doris; Wingenfeld, Klaus [Hrsg.]: Handbuch Pflegewissenschaft . Neuausg. Weinheim; München: Juventa-Verl., 2011.

Steppe, Hildegard: Zur Situierung und Bedeutung von Pflegetheorien in der Pflegewissenschaft. In: Pflege, Heft 13 (2000), S. 91–98.

Pflegetheorien und Pflegemodell – eine Einführung

2

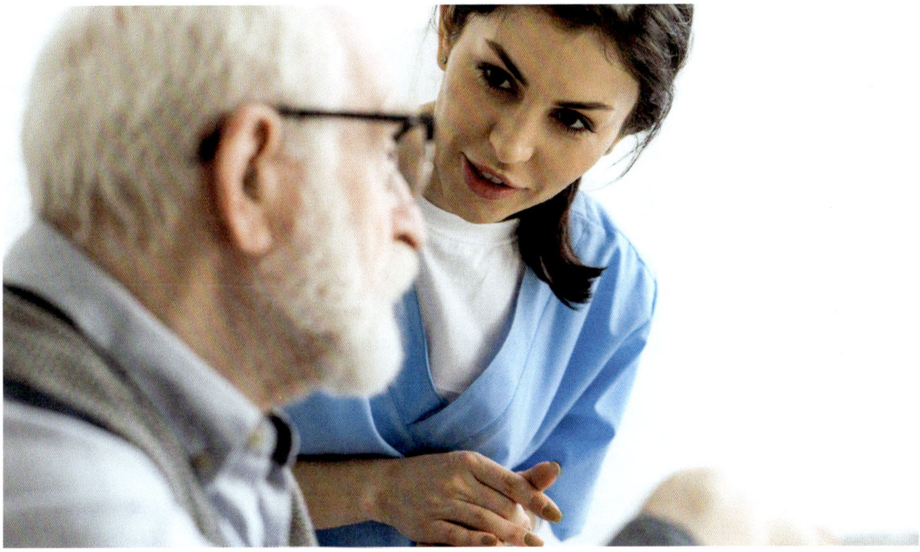

Interaktion in der Pflege

2.1 Was bringen uns Pflegetheorien/Pflegemodelle? – einführende Gedanken

Warum braucht Pflege Theorien/Modelle? Ist das Arbeiten in der Pflege nicht intuitiv, überliefert und nach dem Motto: „Pflegen kann jeder"? Wer braucht Theorien/Modelle, wenn man einer Person „nur" etwas Nahrung reichen möchte?

Pflegende brauchen sie. Und zwar, um dieses (immer noch) in der Gesellschaft verbreitete Grunddenken über den Beruf der Pflege zu korrigieren und zu revidieren. Was ist der Pflegeberuf? Pflege ist eine Praxisdisziplin, deren Aufgabe darin besteht, einzelne Personen bzw. Personengruppen unterschiedlichen Alters, Geschlechts, kultureller und sozialer Herkunft während einer Erkrankung zu unterstützen und zu pflegen; Menschen bei chronischen und lebensbedrohlichen Erkrankungen Wohlbefinden zu ermöglichen sowie Schmerzen zu lindern, Gesundheit zu fördern, präventiv zu betreuen und in vielen Gesundheitsfragen zu beraten.

Somit befasst sich Pflege stark mit den körperlichen Beeinträchtigungen, psychischen, sozialen und geistigen Bedürfnissen einer Person.

Da Pflege so vielfältig ist, reicht intuitives Handeln nicht. Notwendig ist **geplantes Handeln**, das **in sich begründet werden kann**. Dieser Sachverhalt macht die Entwicklung und den Einsatz von Pflegetheorien notwendig. Wer eine Theorie konzipieren möchte, reflektiert die Pflegepraxis hinsichtlich ihrer Funktion sowie ihrer Strukturen. Schaut man sich die folgenden Pflegetheorien hinsichtlich ihres Entstehungskontextes genauer an, zeigt sich, dass alle Pflegetheoretiker ihre Theorie oder ihr Modell aus Praxiserfahrungen heraus entwickelt haben (z. B. Monika Krohwinkel, Erwin Böhm, Hildegard Peplau) – oder aber die Praxis den Anstoß/den Auftrag zur Theorie-/Modellentwicklung gab.

2.1.1 Startschuss im Krimkrieg (Florence Nightingale)

Die erste theoretische Konzeption in der Pflege geht zurück auf Florence Nightingale. Sie lebte von 1820 bis 1910, war Krankenschwester und gilt als Reformerin der Gesundheitsfürsorge und des Sanitätswesens. Nightingale analysierte kritisch ihre Beobachtungen als Pflegende, die sie während ihres Einsatzes als Krankenschwester im Krimkrieg (1853–1856) machte. Nightingale setzte Mortalität und Hygienemaßnahmen in Beziehung, wodurch sie mittels ihrer gewonnenen Daten konkrete Zusammenhänge nachweisen konnte. Somit schuf sie als erste die „Theorie der empirischen Daten" für die Pflege, die seit dieser Zeit immer stärker Einzug in die Pflegpraxis fanden.

2.1.2 Pflege ist vor allem: hochkomplex

Was kennzeichnet die Pflegepraxis? Vor allem eine sehr hohe Komplexität! Sie gründet auf einer Vielzahl von Phänomen, die aber nicht isoliert voneinander betrachtet werden können und die meist auch mit medizinischen Diagnosen in Verbindung gesetzt werden müssen. Was passieren kann ist, dass Mehrfachinterpretationen – und damit verbunden verschiedene Pflegeinterventionen oder medizinischen Therapien für eine Person – auftreten. Von daher ist es sinnvoll, theoriegeleitete Entscheidungen zu treffen, wofür eine hohe Fach- und Sozialkompetenz sowie intellektuelle Kompetenz notwendig ist.

Aus dem Zusammenspiel aller Faktoren lassen sich die grundlegenden Aufgaben der Pflege herausarbeiten: (Therapie-)Unterstützung, Verhaltensbeeinflussung, Prävention, Motivation, Anleitung und Beratung sowie Evaluation der Pflege, Fürsorge und Vorbild sein. Diese Aufgaben machen noch einmal deutlich, dass Pflege ohne theoretischen Hintergrund nicht möglich ist. Jede Pflegefachkraft handelt immer theoriegeleitet (z. B. Pflegetechniken, Interventionen speziell für ein Pflegeproblem, Gesprächstechniken; Pharmakologie…), auch wenn sie den theoretischen Rahmen nicht immer sofort benennen kann. Theorie und Praxis bedingen sich gegenseitig.

2.1.3 Leistungen abbilden

Eine theoriegeleitete Pflegepraxis ermöglicht auch Transparenz von Pflegeleistungen, wie sie das SGB V (gesetzliche Krankenversicherung) und das SGB XI (gesetzliche Pflegeversicherung) fordern. Beide Gesetzesbücher erwarten zusätzlich eine Pflege,

- die auf höchstem Qualitätsniveau arbeitet und
- die auf neuesten wissenschaftlichen Erkenntnissen basiert.

Dafür ist es neben der Transparenz von Pflegeleistungen wichtig, dass Pflege begründet werden kann. Hierfür eignen sich Pflegetheorien und Pflegeforschung bzw. EBN-Prozess (vgl. Kapitel 3 und 4.4.2) gut.

> **Merke**
> Die Pflege benötigt verschiedene Pflegetheorien und Pflegemodelle, um Pflegehandlungen für alle Beteiligten (Patient, Angehörige, Kranken- und Pflegekassen usw.) transparent zu gestalten. Darüber wird Pflege z. B. gegenüber den Pflege- und Krankenkassen abrechenbar. Das ist aber nur möglich, wenn nach einheitlichen Kriterien gearbeitet wird, die darüber hinaus bewiesen sind. Pflege ist dann abrechenbar und qualitativ hochwertig.
> Ziele der Theoriebildung sind demnach:
> - wissenschaftlich fundierte Grundlagen für pflegerische Entscheidungen (EBN) schaffen,
> - pflegerische Arbeit strukturieren,
> - pflegerelevante Phänomene systematisch betrachten.

Pflegetheorien und Pflegemodelle haben auch dazu geführt, dass es gesellschaftlich zu einer „Aufwertung" der Pflege gekommen ist. Das heißt, dass Pflege sich mit Unterstützung der Wissenschaft (und somit Pflegetheorien/-modellen) zu einem wissenschaftlich gestütztem Berufsbild entwickeln kann/wird. Das verstärkt die gesellschaftliche Akzeptanz und Wertigkeit des Pflegeberufes.

2.2 Begriffsbestimmungen

Pflegetheorien können nach unterschiedlichen Ansätzen eingeteilt werden. Gängig sind die Einteilung nach Reichweite und die Einteilung nach Denkschulen. Im Folgenden werden beide Möglichkeiten dargestellt.

2.2.1 Einteilung nach Meleis

Nach Afaf Ibrahim Meleis lassen sich drei Hauptströmungen unterscheiden. Die Zuordnung der verschiedenen Theorien/Modelle erfolgt nach der Beantwortung von drei Leitfragen:
- Was tun Pflegekräfte? – Bedürfnismodelle
- Wie tun Pflegekräfte das, was sie zu tun haben? – Interaktionsmodelle
- Warum tun Pflegekräfte das, was sie zu tun haben? – Pflegeergebnismodelle

2.2.1.1 Bedürfnismodelle

Bedürfnismodelle/-theorien gehören zu den ersten Pflegemodellen/-theorien, die erarbeitet wurden. Sie betrachten bei ihrer Arbeit den Pflegeprozess (bezogen auf die zu pflegende Person) bedürfnishierarchisch. Sie stellen die Frage, wie die Bedürfnisse mit Unterstützung durch die Pflege erfüllt werden können. Ob professionelle Pflege notwendig wird, ist davon abhängig, ob die Person in der Lage ist, ihre Bedürfnisse selbst zu erfüllen bzw. ob die Angehörigen das übernehmen können. Ist die Person dazu nicht in der Lage, greift professionelle Pflege ein. Es stellt sich nun die Frage, ob Pflegefachkräfte diese Bedürfnisse erkennen und professionell befriedigen können? Wer mit Bedürfnismodellen/-theorien arbeitet, zieht unterstützend Theorien oder Konzepte anderer Disziplinen hinzu, wie etwa die Bedürfnispyramide nach Maslow.

Doch (wieder) „defizitär" basiert?

Die Pflegetheoretiker, die Bedürfnismodelle/-theorien entwickelten, möchten sich vom bio-medizinischen Modell distanzieren. Dennoch begegnen sie den Pflegeproblemen wieder aus Sicht des defizitär denkenden Krankheits- und Defizitmodells. Die Pflegefachkraft gibt vor, welche pflegerischen Interventionen geplant werden, nachdem sie die Bedürfnisse der zu pflegenden Person mithilfe verschiedener Assessmentverfahren erhoben hat. Die erhobenen – und für die Pflege relevanten Bedürfnisse – erfasst sie dabei sehr problemorientiert. Vertreter dieser Denkschule sind Orem (Kap. 3.1), Krohwinkel (Kap. 3.2) sowie Liliane Juchli, die sich für einen ganzheitlichen Pflegeansatz und eine Systematisierung in der Pflege eingesetzt hat (s. a. Literaturhinweis).

2.2.1.2 Interaktionstheorien/-modelle

Vertreter der Interaktionstheorien/-modelle stellen die Interaktion zwischen der zu pflegenden Person und der Pflegefachkraft in den Mittelpunkt der Betrachtung von professioneller Pflege. Vertreter der Interaktionstheorien beschreiben Pflege als ein prozesshaftes Geschehen. Eine Wechselwirkung zwischen dem Verhalten der zu pflegenden Person und den Pflegefachkräften ist dafür Grundvoraussetzung.

Das steht im Gegensatz zu den Bedürfnistheorien/-modellen. Bei den Interaktionstheorien bleiben Bedürfnisstrukturen erkennbar, die Planung der Pflege konzentriert sich aber auf den Prozess des zwischenmenschlichen Geschehens. Vertreter dieser Theorien/Modelle sind u. a. Imogene King, die in ihrer Theorie einen Prozess von Aktion-Reaktion-Interaktion herausarbeitet. Bei ihr soll über Wahrnehmungen der Pflegefachkraft und der zu pflegenden Person eine Verständigung über pflegerische Ziele erfolgen.

Kritikpunkt der Interaktionstheorien ist, dass die Betonung der Beziehung zwischen zu pflegender Person und Pflegefachkraft erfolgt und somit andere Aspekte der Pflege vernachlässigt werden.

2.2.1.3 Ergebnistheorien/-modelle

Bei den Ergebnistheorien/-modellen steht das Ergebnis, das Pflege erreichen soll (d.h. Anpassungs- und Entwicklungsvorgänge) im Zentrum der Betrachtung. Diese Modelle/Theorien sind meist sehr abstrakt, da sie Elemente der Naturwissenschaften, der Systemtheorie sowie Adaptations- sowie Entwicklungstheorien zugrunde legen. Vertreterinnen sind Roy (Kap. 3.5) mit ihrem „Adaptationsmodell" und Rogers mit ihrer Theorie vom „einheitlichen Menschen".

2.2.2 Einteilung nach Reichweite

Eine deutlich andere Einteilung ist die Einordnung nach Reichweiten/Abstraktionsgrad – dazu gehören Metatheorien, Theorien der Mikroebene bzw. der geringen Reichweite, Theorien mittlerer Reichweite sowie Haupttheorien.

2.2.2.1 Metatheorie

Metatheorien kann man als Theorie über die Theorien verstehen. Beispiel einer Metatheorie ist die Systemtheorie, der einige Pflegetheorien zugeordnet werden können. Sie haben einen ordnenden Charakter. Die Metatheorie kann deskriptive, explanative, prognostizierende und empfehlende Aussagen über einen Untersuchungsgegenstand enthalten.

Metatheorien analysieren die logische Struktur, Grenzen der untersuchten Theorie, verwendete Konzeptsysteme sowie die Logik der Beweisführung einer Theorie. Sie spielen für die Pflege eine untergeordnete Rolle, d.h. Pflegetheorien gehören nicht zu den Metatheorien.

2.2.2.2 Theorien großer Reichweite

Die Theorien großer Reichweite bzw. Haupttheorien („grand theories") sind die abstraktesten Theorien. Sie besitzen eine breite Perspektive und bilden einen übergeordneten Bezugsrahmen für pflegerisches Handeln. Sie erläutern, was Pflege ist (z.B. Ziele, Schwerpunkte und Ergebnisse).

2.2.2.3 Theorien mittlerer Reichweite

Theorien mittlerer Reichweite („middle range theories") beschäftigen sich detaillierter mit einer Anzahl von Phänomenen, die in der Pflege erkennbar/sichtbar sind und bieten für diese einen Entscheidungshintergrund. Beobachtbare Phänomene sind z.B. „Demenz", „Schmerzen", „Trauer", „Hoffnung", „Leid", „Inkontinenz" u.v.a. Beispiele für Pflegetheorien mittlerer Reichweite sind die „Selbstpflegedefizittheorie" von Orem (Kap. 3.1) und die „Interaktionstheorie" von Peplau (Kap. 3.4).

2.2.2.4 Theorien geringer Reichweite

Theorien geringer Reichweite sind die am besten in die Pflegepraxis umsetzbaren Theorien, die Praxistheorien. Sie beinhalten konkrete Handlungsanweisungen für die Pflegepraxis in Form dargestellter Konzepte, wie z.B. Basale Stimulation, Kinästhetik, Bobath sowie Expertenstandards.

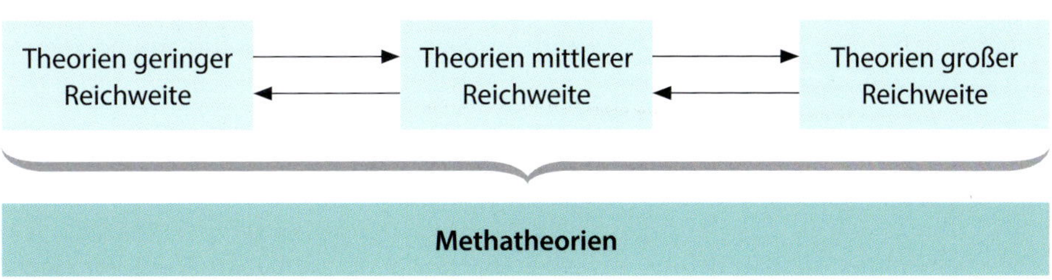

Theorien eingeteilt nach Reichweite

Merke
Pflegetheorien und Pflegemodelle können nach Klassifikationssystemen entsprechend den zugrunde liegenden Denkschulen nach Afaf Ibrahim Meleis in Bedürfnis-, Interaktions- und Ergebnistheorien bzw. Modelle eingeteilt werden.
Die zweite verbreitete Möglichkeit der Einteilung ist die Klassifikation nach Abstraktionsgrad: Metatheorie (als Theorie über weitere Theorien), Theorien großer Reichweite, mittlerer Reichweite und Theorien geringer Reichweite. Bedeutsam für die pflegerische Praxis – und in dieser auch umsetzbar – sind die Theorien geringer und mittlerer Reichweite. Diese beiden besitzen einen geringen Abstraktionsgrad im Gegensatz zu Theorien großer Reichweite und der Metatheorie.

2.2.3 Zentrale Faktoren

Bei der Entwicklung und Anwendung von Pflegetheorien/-modellen sind die zentralen Begriffe Phänomen, Konzept, Modell sowie Theorie wichtig. Abweichend von den klassischen Definitionen für Theorie und Modell verwendet die Pflegewissenschaft beide Begriffe oft synonym, da eine Abgrenzung sehr schwer möglich ist.

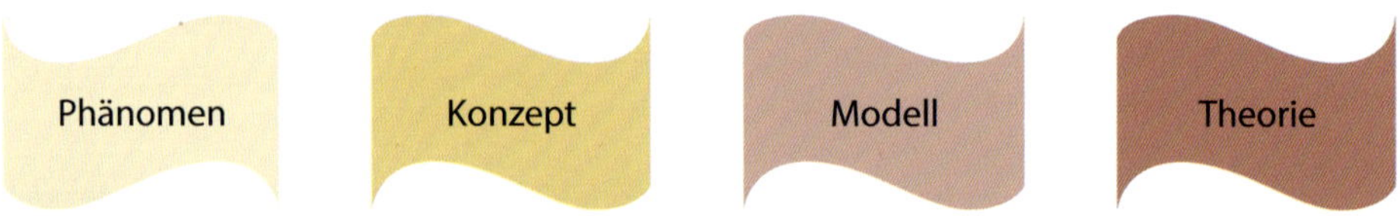

Zentrale Begriffe bei der Theoriebildung

2.2.3.1 (Pflege-)Phänomen

Grundlage jeder Theorie sind beobachtbare und erlebbare Phänomene aus der Pflegepraxis.

Definition
Ein (Pflege-)**Phänomen** ist ein Gesundheitsaspekt (eines Individuums oder einer Gruppe von Individuen), der die Voraussetzung für pflegerische Interventionen bildet. Es handelt sich also um wahrnehmbare Reaktionen eines Individuums bzw. einer Gruppe auf seinen/ihren Gesundheitszustand.

Beispiele für Pflegephänomene sind Wut, Trauer, Hoffnung, Schmerz, Ungewissheit, Angst, Angehörige/Familie, Schuld usw. Wie wahrnehmbare Phänomene auftreten und wie sie sich ausdrücken, ist sehr verschieden.

Beispiel Angst

Menschen warten auf den Befund aus einer Untersuchung (sie haben Angst vor einem negativen Bescheid). Einige sind sehr ruhig, in sich gekehrt, sprechen kaum; die anderen sind unruhig, laufen umher und fragen ständig nach. Ein Kind mit Angst kann weinen, ein anderes verkriecht sich ins Bett oder kauert sich zusammen.

2.2.3.2 Konzept

Pflegephänomene bilden die Grundbausteine von Konzepten, die jedes Pflegemodell und jede Pflegetheorie enthält. In **Konzepten** werden (Pflege-)Phänomene in theoretischen Vorstellungen erklärt. Das bedeutet, dass beobachtbare und wahrnehmbare Phänomene zu Aussagen/Thesen verbunden werden. Somit bilden sie Bausteine eines Pflegemodells oder einer Pflegetheorie. Mithilfe der Konzepte lässt sich pflegerisches Handeln detailliert beschreiben. Beispiele für Konzepte in der Pflege sind im konzeptuellen System in der „Theorie der fördernden Prozesspflege" von Krohwinkel (Kap. 3.2) das „ABEDL-Strukturmodell" und das „Pflegeprozessmodell".

Pflegekonzepte lassen sich sehr gut in der Pflegepraxis umsetzen, da sie konkrete Handlungsempfehlungen geben.

2.2.3.3 Modelle und zentrale Faktoren

Pflegemodelle sind vereinfachte, schematische und theoretische Darstellungen der professionellen Pflege. Sie werden von den Theorien abgeleitet, wobei die Unterscheidung/Abgrenzung von Pflegemodellen und Pflegetheorien sehr schwierig ist und beide Begriffe meist synonym verwendet werden. In anderen Wissenschaftszweigen ist die Abgrenzung einfacher möglich. Pflegemodelle formulieren Ziele und Aufgaben der Pflegefachkräfte – geben eine Grundstruktur für die Pflegeplanung in der Pflegepraxis vor.

Zudem formulieren sie allgemeine Aussagen zu den zentralen Faktoren
- Mensch,
- Gesundheit/Krankheit,
- Pflege und
- Umwelt/Umgebung.

Diese zentralen Faktoren wurden in der Vergangenheit als Metaparadigmen der Pflege bezeichnet. Von diesem Paradigmendenken hat sich die Pflegewissenschaft distanziert und spricht nun von zentralen Faktoren.

Was ist ein zentraler Faktor?

Der **zentrale Faktor Mensch** enthält Aussagen
- zum Menschenbild, das der Pflegetheoretiker vertritt,
- über die Kommunikation mit dem Pflegebedürftigen und
- über die Angehörigen/Familie des Pflegebedürftigen sowie deren Bedürfnissen.

Er definiert auch, wer der Pflegebedürftige ist.

Bei den Aussagen zum Faktor **Gesundheit/Krankheit** definieren die Theoretiker ihr Verständnis von Gesundheit sowie Krankheit in Abhängigkeit zu sozialen, kulturellen und religiösen Hintergründen.

Umwelt enthält grundlegende Aussagen zum Umfeld des Pflegebedürftigen. Dazu zählen die physikalische sowie die psychosoziale Umwelt.

Im zentralen Faktor **Pflege** formulieren die Theoretiker ihr grundlegendes Verständnis von Pflege, d.h. die Ausrichtung, Orientierung und den Professionalisierungsgrad von Pflege. Sie begründen ihre Aussagen. Manche formulieren im Faktor Pflege konkrete soziale Kompetenzen und notwendige Fähigkeiten, die Pflegefachkräfte besitzen sollen.

2.2.3.4 Theorie

Pflegetheorien setzen verschiedene **Phänomene**, **Konzepte** und **Aussagen** zueinander **in Beziehung.** Dadurch stellen sie einen überschaubaren Ausschnitt der Pflegewelt dar. Pflegetheorien sollen erklären, was Pflege ist und was Pflege tun sowie erreichen soll. Sie geben dem Pflegehandeln eine Struktur-Anamnese, Planung der Pflege mit Zielen und Interventionen, Evaluation.

Merke
In der Pflegepraxis sind viele Phänomenen beobachtbar und wahrnehmbar. Diese Phänomene sind die Reaktionen eines Pflegebedürftigen auf seinen Gesundheitszustand. Unterschiedliche Phänomene werden in Beziehung zueinander gesetzt (z.B. Leid-Hoffnung-Familie/Angehörige). Die entstehenden Beziehungsgeflechte werden als Konzept bezeichnet. Diese Konzepte finden sich in den Pflegetheorien und Pflegemodellen wieder. Jede Pflegetheorie und jedes Pflegemodell enthält vier zentrale Faktoren, die die Pflegetheoretiker unterschiedlich interpretieren.

Literaturverzeichnis

Brandenburg, Hermann; Dorschner, Stephan [Hrsg.]: Pflegewissenschaft 1: Lehr- und Arbeitsbuch zur Einführung in das wissenschaftliche Denken in der Pflege. 2. Aufl. Bern: Huber, 2008.

Juchli, Liliane: Pflege: Praxis und Theorie der Gesundheits- und Krankenpflege (bis 1997, dann weitergeführt als: Thiemes Pflege. Stuttgart; New York: Thieme, 2012.

Neumann-Ponesch, Silvia: Modelle und Theorien in der Pflege. 3. überarb. Aufl. Wien: Facultas-WUV, 2014.

Sander, Kirsten; Schneider, Kordula: Pflegemodelle, Pflegetheorien, Pflegekonzepte. 5. Aufl. Brake: Prodos Verl., 2016. (Grundlagen der Pflege für die Aus- und Weiterbildung; Heft 7).

3 Ausgewählte Pflegetheorien und ihre Anwendungsmöglichkeiten

3.1 Die Selbstpflegedefizit-Theorie (nach Dorothea Orem)

Kurzbiografie Dorothea Orem

Dorothea Orem wurde am 15. Juli 1914 in Baltimore, Maryland, Vereinigte Staaten geboren. Sie absolvierte 1930 ihr Examen zur Krankenschwester an der Krankenpflegeschule des Province Hospital in Washington. Die Krankenpflegeschule war Teil des Ordens der Barmherzigen Schwestern des Heiligen Vinzenz von Paul. Nach der Ausbildung absolvierte Orem ein berufsbegleitendes Studium an der katholischen Universität von Amerika, das sie 1939 mit dem Bachelor of Science in Krankenpflege sowie dem Master of Science in Pädagogik abschloss. Im gleichen Jahr übernahm Orem bis 1948 den Posten der Direktorin für Pädagogik des Pflegedienstes des Krankenhauses in Detroit. Von 1949 bis 1957 arbeitete Orem als Beraterin für Gesundheit der Gesundheitsbehörde von Indiana. Im Jahr 1959 trat sie die Assistenzprofessur für Pädagogik in der Krankenpflege an der katholischen Universität von Amerika an. Im Jahr 1968 gründete Orem die Arbeitsgruppe zur Entwicklung in der Pflege. Sie beschäftigte sich intensiv mit Verbesserungen in der Pflege und der theoriegestützten pflegerischen Betreuung von pflege- bzw. hilfsbedürftigen Menschen. Diese intensive Arbeit endete 1971 mit der Veröffentlichung ihres Buches „Nursing: Concepts of Practice" (Sander/Schneider [2016], S. 16). In diesem Buch legte Orem auch ihre Theorie der Selbstpflege (im deutschsprachigen Raum besser bekannt als „Selbstpflegedefizit-Theorie") dar. Orem erhielt für ihr wissenschaftliches Engagement mehrere Ehrendoktorwürden. Am 22. Juni 2007 verstarb sie in Savannah.

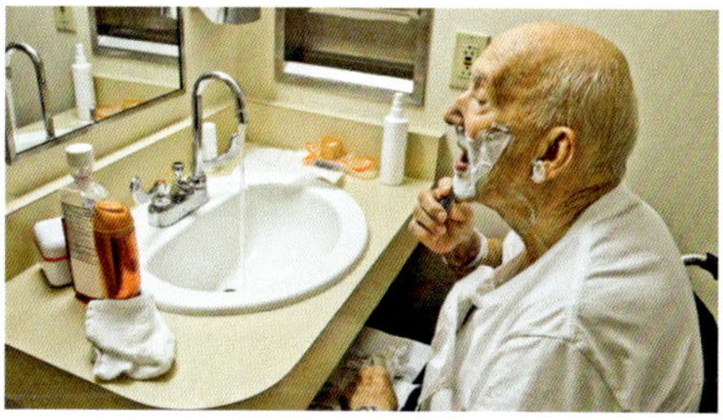

Praktische Fähigkeiten sollen erhalten bleiben.

Die „Selbstpflegedefizit-Theorie" von D. Orem gehört zu den Theorien der mittleren Reichweite – mit einer begrenzten Anzahl Konzepte (Konzept der Selbstpflege, Konzept der Dependenzpflege, Konzept der Pflegesysteme). Nach den verschiedenen Denkschulen wird sie den Bedürfnistheorien zugeordnet. Aufgrund ihres Aufbaus lässt sie sich als systemische Theorie beschreiben.

Von großer richtungsweisender Bedeutung für die Pflege ist Orems Sicht auf den Pflegebedürftigen. Orem konzentriert sich nicht nur vordergründig auf die Defizite der Personen (Pflegebedürftige oder sozialabhängige Personen), sondern gibt v.a. den Ressourcen (Nicht-Defizite) eine große Bedeutung. Sie konzentriert sich mit ihrer Theorie nicht nur auf die einzelne bzw. sozialabhängige Person (Dependenzpflege), sondern auch auf deren Familie/Freunde, ihr soziales Umfeld.

Im Mittelpunkt der Theorie, die aus drei Schlüsselkonzepten (Selbstpflege, Dependenzpflege und Pflegesysteme) zusammengesetzt ist, steht die Handlungsfähigkeit der einzelnen Person, situationsgerechte Selbstpflege durchzuführen oder diese für eine sozialabhängige Person[1] zu übernehmen.

> **!** **Merke**
> Die Selbstpflegedefizit-Theorie wurde von Dorothea Orem 1971 veröffentlicht. Sie wird den sogenannten Bedürfnistheorien zugeordnet und verfolgt einen systemischen Ansatz[2]. Die Selbstpflegedefizit-Theorie besteht aus drei Konzepten (Konzept der Selbstpflege, Konzept der Dependenzpflege und Konzept der Pflegesysteme).

3.1.1 Konzept der Selbstpflege

Das Schlüsselkonzept der Selbstpflege bildet den Kern der Selbstpflegedefizit-Theorie. Es beinhaltet mehrere Konzepte, auf die im weiteren Verlauf eingegangen werden soll. Orem geht davon aus, dass jedes menschliche Individuum in der Lage ist, Selbstpflege zu betreiben.

Die in der Theorie formulierten Konzepte beziehen ihre Gültigkeit aus folgenden Voraussetzungen, die Orem den menschlichen Individuen prinzipiell zuspricht:

- „Reife und heranreifende Menschen wenden sowohl **intellektuelle als auch praktische Fertigkeiten** an, um die alltägliche Pflege und Sorge für sich selbst (Selbstpflege) oder für andere, die von ihnen abhängig sind (Dependenzpflege), zu gewährleisten." (Dennis [2001], S. 26). Jeder Mensch bringt demzufolge mit seiner Geburt Fähigkeiten mit, um für sich selbst zu sorgen. Diese Fähigkeiten entwickeln und verändern sich im Laufe des Lebens und können von anderen Menschen übernommen werden (z. B. Kind-Eltern-Konstellation). Der Mensch eignet sich durch Beobachten und Nachahmen Reaktionen auf verschiedene Lebenssituationen an (z. B. Umgang mit Schmerz, Rollenverhalten, Umgang mit Konflikten). Gerade im Kindes- und Jugendalter fungieren die Bezugspersonen als Vorbilder.
- Um die Selbstpflege durchführen zu können, besitzt der Mensch **Ressourcen**.
- Sinnvolle Handlungen für die Selbstpflege erlernt der Mensch im **sozialen Kontext**, d. h. durch das Zusammenleben in sozialen Gruppen (z. B. Familie).
- Menschen legen sich im Laufe des Lebens ein **Handlungsrepertoire** zu, das durch Vorlieben, Erfolge und Misserfolge bestimmt wird. Bestimmte Handlungen/Verhaltensweisen werden nicht mehr hinterfragt und sind dann routinierte Handlungen der Selbstpflege.

Jeder Mensch (nach Orem ist jeder Mensch ein ganzheitliches Wesen) übt zielgerichtete und bewusste Handlungen oder Handlungsabfolgen aus, die auf sich selbst oder seine Umgebung ausgerichtet sind. Sie befähigen einen Menschen, sich selbst in verschiedenen Lebenssituationen zu versorgen sowie die eigene Gesundheit zu erhalten bzw. (wieder) herstellen zu können. Diese Handlungen heißen **Selbstpflegehandlungen**.

[1] Sozialabhängige Personen sind Kinder sowie Personen, die aufgrund einer Erkrankung/Behinderung kurzfristig oder auf Dauer auf Unterstützung/Hilfe durch andere Personen angewiesen sind.

[2] systemisch: ganzheitliche Betrachtung von Menschen mit ihren Zielen, Problemen, Ressourcen und ihren Konflikt-/Krisensituationen mit einem lösungsorientierten Blick/Denkansatz

Der Begriff der Selbstpflege umfasst also eine doppelte Bedeutung – „Pflege von sich selbst" und „Pflege durch das Selbst" (vgl. Fawcett, 1996, S. 294). Die Fähigkeit der Person zur Selbstpflege sowie Art und Ausmaß der erforderlichen Selbstpflegemaßnahmen werden von zehn grundlegenden **Einflussfaktoren** (Orem, 1991, S. 136) beeinflusst:

- Alter
- Geschlecht
- Entwicklungsstadium
- gesundheitlicher Zustand
- soziokulturelle Orientierung
- medizinische Diagnose und Behandlungsmodalitäten
- familiensystemische Faktoren
- Lebensmuster
- Umweltbedingungen
- Verfügbarkeit und Angemessenheit von Ressourcen

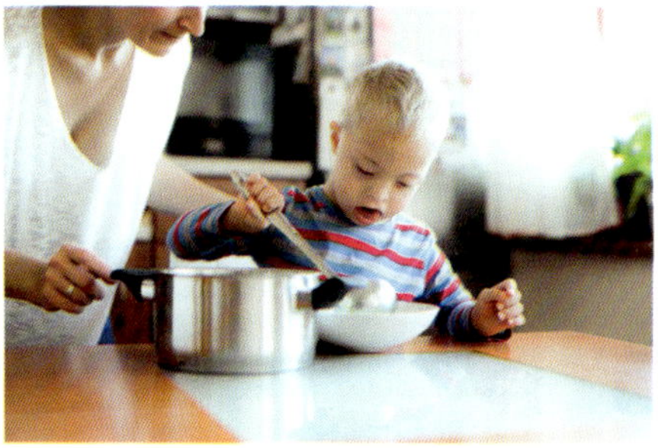

3.1.1.1 Selbstpflegeerfordernisse

Die Auswahl der Selbstpflegehandlungen ist abhängig von den aktuell zu befriedigenden/zu beantwortenden Selbstpflegeerfordernissen (= Selbstpflegeziele). Orem unterscheidet dabei

- allgemeine/universelle,
- entwicklungsbedingte und
- gesundheitsbedingte Selbstpflegeerfordernisse.

Allgemeine/universelle Selbstpflegeerfordernisse

Die universellen Erfordernisse sind bei allen Menschen gleich. Sie dienen der Erfüllung/Befriedigung grundlegender menschlicher Bedürfnisse und orientieren sich an der Maslowschen Bedürfnispyramide (folgend beschrieben und angepasst von Jaqueline Fawcett, Pflegetheoretikerin aus den USA, vgl. Orem, 1991, S.126, 131, 134 in Fawcett S. 297/298, 1996).

I. Sorge für eine ausreichende Zufuhr an Luft
II. Sorge für eine ausreichende Zufuhr von Wasser
III. Sorge für eine ausreichende Zufuhr an Nährstoffen (Proteine und Aminosäuren, Fett und Fettsäuren, Kohlenhydrate, Mineralien, Vitamine)
IV. Vorkehrungen in Bezug auf Ausscheidungen und Exkremente
V. Sorge für ein Gleichgewicht an Aktivität und Ruhe
VI. Sorge für ein Gleichgewicht bei Alleinsein und sozialer Interaktion
VII. Vorbeugung bei Gefahren für Leben, Funktionalität und Wohlbefinden
VIII. Unterstützung von Funktionalität und Entwicklung innerhalb sozialer Gruppen in Übereinstimmung mit dem menschlichen Potenzial, den bekannten Beschränkungen und dem Streben nach Funktionalität

(Fawcett, 1996, S. 297)

Entwicklungsbedingte Selbstpflegeerfordernisse

Die entwicklungsbedingten Selbstpflegeerfordernisse stehen im direkten Zusammenhang mit den Entwicklungsprozessen des menschlichen Lebenszyklus.

I. Unterstützung von Lebens- und Entwicklungsprozessen, die für einen Fortschritt zu höheren Ebenen der Organisation menschlicher Strukturen und Reifung stehen, in allen Lebensstadien
II. intrauterines Lebensstadium bis zum Abschluss der Geburt
III. neonatales Lebensstadium:
   - zu früher oder normaler Zeitpunkt der Geburt
   - zu niedriges oder normales Gewicht bei der Geburt
   - frühe Kindheit
IV. verschiedene Entwicklungsstadien der Kindheit einschließlich der Adoleszenz und Eintritt ins Erwachsenenalter
V. verschiedene Entwicklungsstadien des Erwachsenenalters
VI. Bereitstellung von Pflege aufgrund von Ereignissen und Bedingungen, die sich auf die menschliche Entwicklung ungünstig auswirken können:
   - Vorbeugung bei drohenden schädlichen Auswirkungen auf die menschliche Entwicklung
   - Milderung und Überwindung bereits eingetretener schädlicher Auswirkungen auf die menschliche Entwicklung
   - Ereignisse und Bedingungen, die sich auf die menschliche Entwicklung ungünstig auswirken können:
     - mangelnde Ausbildung
     - Probleme bei der sozialen Adaptation
     - Probleme bei der Individuation
     - Verlust von Verwandten, Freunden, Kollegen
     - Verlust von Besitz oder beruflicher Sicherheit
     - Umzug in eine ungewohnte Umgebung
     - Probleme beim sozialen Status
     - schlechte Gesundheit oder Behinderung
     - schlechte Lebensbedingungen
     - unheilbare Krankheit und bevorstehender Tod

(Fawcett, 1996, S. 297)

Gesundheitsbedingte Selbstpflegeerfordernisse

Die gesundheitsbedingten Selbstpflegeerfordernisse ergeben sich aufgrund von Erkrankungen, Verletzungen, Behinderungen und/oder genetischen Defekten. Sie entstehen aber auch, sobald sich Menschen einer medizinischen Diagnose oder Behandlung unterziehen.

I. Sicherstellung adäquater medizinischer Hilfe bei Vorliegen spezifischer physischer oder biologischer Agenzien[1] oder Umweltbedingungen, die mit pathologischen Ereignissen und Zuständen verbunden sind oder bei Hinweisen auf genetische, physiologische oder psychische Bedingungen, von denen bekannt ist, dass sie mit menschlichen Pathologien in Zusammenhang stehen

II. Bewusstsein für die Auswirkungen pathologischer Beschwerden und Zustände, darunter auch ungünstige Auswirkungen auf die Entwicklung

III. effektive Durchführung ärztlich verschriebener Maßnahmen mit diagnostischem, therapeutischem oder rehabilitativem Charakter, die auf die Behandlung spezifischer Pathologien, die Regulation der menschlichen Funktionalität, die Korrektur von Abnormalitäten oder die Kompensation von Behinderungen ausgerichtet sind

IV. Bewusstsein für die Regulation unangenehmer oder schädlicher Nebenwirkungen medizinischer Maßnahmen, darunter auch ungünstige Auswirkungen auf die Entwicklung

V. Modifikation von Selbstkonzept und Selbstbild, Akzeptanz des gesundheitlichen Zustands und des Bedarfs an spezifischen Formen der Behandlung

VI. Toleranz nicht behandelbarer Beschwerden und Entwicklung eines Lebensstils, der trotz dieser Beschwerden eine kontinuierliche persönliche Weiterentwicklung erlaubt

(Fawcett, 1996, S. 297)

3.1.1.2 Situativer Selbstpflegebedarf

Situativer Selbstpflegebedarf: alle bei einer Person aktuell vorliegenden Selbstpflegeerfordernisse, die zur Erfüllung der situativ/aktuell erforderlichen Selbstpflege notwendig sind.

3.1.1.3 Selbstpflegekompetenz

Selbstpflegekompetenz: die erworbenen komplexen Fähigkeiten zur Erfüllung des situativen Selbstpflegebedarfs.

[1] Agens (Plural: Agenzien): wirkungsaktives Mittel, wirksame Substanz oder pathogener Faktor

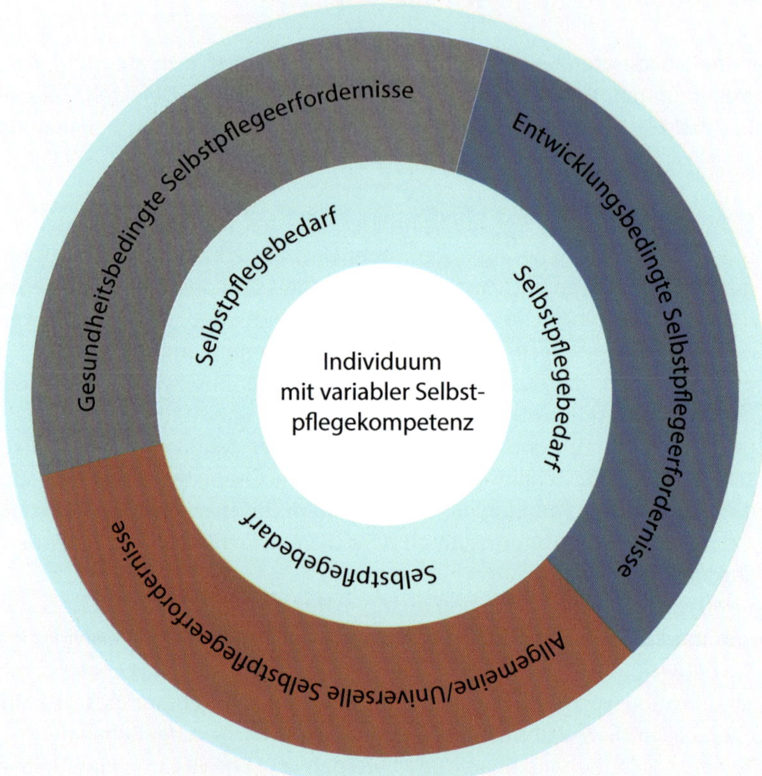

Selbstpflegeerfordernisse, Selbstpflegebedarf, Selbstpflegekompetenz

3.1.1.4 Selbstpflegedefizit

Besitzt eine Person – z. B. aufgrund des Alters, wegen krankheitsbedingter Einschränkung o. Ä. – nicht genügend Fähigkeiten (Kompetenzen), ihren situativen Selbstpflegebedarf zu decken, herrscht eine Diskrepanz zwischen zu befriedigendem Selbstpflegebedarf und der Selbstpflegekompetenz. Diese Diskrepanz bezeichnet Orem als **Selbstpflegedefizit**.

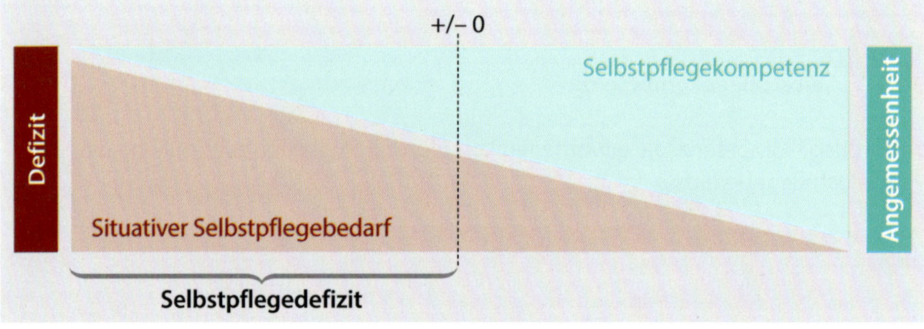

Das Ungleichgewicht zwischen hohem situativem Selbstpflegebedarf und niedriger Selbstpflegekompetenz ist das Selbstpflegedefizit.

Orem geht davon aus, dass reife Erwachsene sich im Normalfall selbst versorgen können. Dagegen brauchen Kinder und sozial abhängige Erwachsene Hilfestellung bei selbstpflegerischen Aktivitäten. Übernehmen Familienangehörige oder andere Bezugspersonen diese Unterstützung beschreibt Orem dies als „Dependenzpflege“ bzw. „Abhängigenpflege“ von sozialabhängigen Personen (vgl. Fawcett, 1996, S. 294).

Merke
Das Schlüsselkonzept der Selbstpflege beinhaltet die **Konzepte** der **Selbstpflegeerfordernisse** (universelle/allgemeine, entwicklungsbedingte und gesundheitsbedingte), des **situativen Selbstpflegebedarfs** und des **Selbstpflegedefizits.**
Die Fähigkeiten bzw. Handlungen, die die Selbstpflegekompetenz kennzeichnen, werden im Laufe des Lebens erworben und durch soziale Interaktion mit anderen Personen geprägt.

3.1.2 Konzept der Dependenzpflege

Unter Dependenzpflege versteht Orem die Initiierung und das kontinuierliche Handeln einer Person für sozialabhängige Erwachsene (Erwachsene mit gesundheitlichen Einschränkungen/Behinderungen) und sozialabhängige Personen wie Säuglinge und Kinder. Letztere sind meist nur für eine bestimmte Zeit sozialabhängig. Bei Erwachsenen kann Dependenzpflege zeitlich begrenzt, aber auch langfristig bis lebenslang notwendig sein. Das Ziel der Dependenzpflege ist, Wohlbefinden und Gesundheit sozialabhängiger Personen zu fördern bzw. im günstigsten Fall wiederherzustellen. Das heißt: Die handelnden Personen schätzen für die sozialabhängige Person den situativen Selbstpflegebedarf ein; sie wählen Handlungen aus (und führen sie durch), um diesen situativen Selbstpflegebedarf zu decken (das entspricht der Dependenzpflegekompetenz).

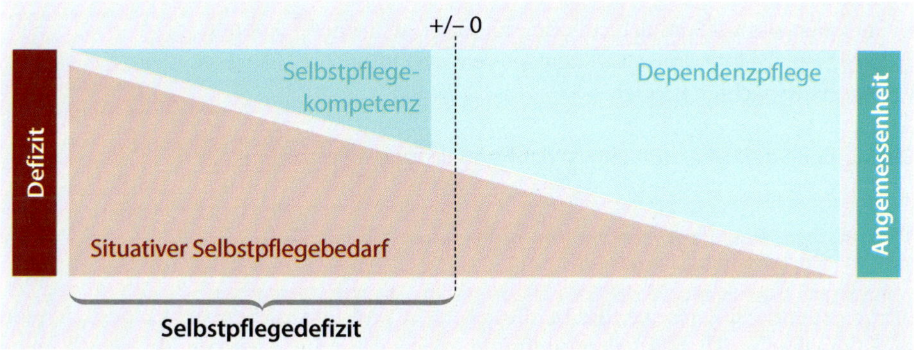

Unzureichende Selbstpflegekompetenz kann durch Dependenzpflege ergänzt werden, um das Selbstpflegedefizit zu vermeiden.

3.1.3 Konzept der Pflegesysteme

Kann der situative Selbstpflegebedarf einer Person nicht mehr von dieser selbst (fehlende Selbstpflegekompetenz) oder durch eine andere, ihr nahestehende Person (fehlende Dependenzpflege) gedeckt werden, greift das dritte Konzept der Selbstpflegedefizit-Theorie, das Konzept der Pflegesysteme. Ab diesem Zeitpunkt übernehmen professionell Pflegende das Handeln, um den Selbstpflegebedarf zu decken. Das sind Personen, die eine Ausbildung oder ein Studium als Pflegefachmann oder Gesundheits- und Krankenpfleger, Gesundheits- und Kinderkrankenpfleger oder Altenpfleger absolviert haben. Sie bringen durch ihre Auswahl von Handlungen bzw. Handlungsabläufen pflegerische Fachkompetenz ein, die auf neuesten pflegewissenschaftlichen Erkenntnissen beruht.

Orem unterscheidet **drei Pflegesysteme**:
- vollkompensatorisches Pflegesystem
- partiell-kompensatorisches Pflegesystem
- unterstützend-erzieherisches Pflegesystem

3.1.3.1 Vollkompensatorisches Pflegesystem

Im vollkompensatorischen Pflegesystem erfolgt eine umfassende pflegerische Versorgung der Person sowie die komplette Kompensation der Unfähigkeit der Person, den eigenen situativen Selbstpflegebedarf zu decken. Die anvertraute/professionell betreute Person erfährt Unterstützung und Schutz durch das Pflegesystem.

Orem untergliedert **drei Unterarten von Pflegesystemen**:

I. Unterart

Pflegesysteme für Personen, die keine bewussten Handlungen ausführen können:
a) Personen, die ihre Körperhaltung und ihre Köperbewegungen nicht kontrollieren können,
b) Personen, die auf Stimuli nicht oder nur teilweise reagieren können,
c) Personen, die ihre Umwelt wegen des Verlusts motorischer Fähigkeiten nicht ausreichend beobachten können.

Die Methode der Unterstützung ist das Handeln für die Person.

II. Unterart

Pflegesysteme für Personen, die bei Bewusstsein sind und zu Beobachtungen, Urteilen und Entscheidungen fähig sind, aufgrund körperlicher Einschränkungen jedoch keine pflegerischen Handlungen ausführen können oder sollen:
a) Personen, die bei Bewusstsein sind, ihre Umwelt wahrnehmen und in normalem oder beschränktem Maße kommunizieren können,
b) Personen, die sich aufgrund pathologischer Prozesse, Verletzungen, medizinischer Behandlungen oder extremer Schwäche bzw. Debilität nicht bewegen oder keine manipulativen Bewegungen ausführen können,
c) Personen, denen eine Bewegungseinschränkung ärztlich verordnet wurde.

Die Methoden der Unterstützung in diesem Pflegesystem sind:
- Bereitstellen einer entwicklungsfördernden Umwelt
- Handeln für die Person
- psychische Unterstützung der Person
- Anleitung der Person sowie die Unterrichtung der Person

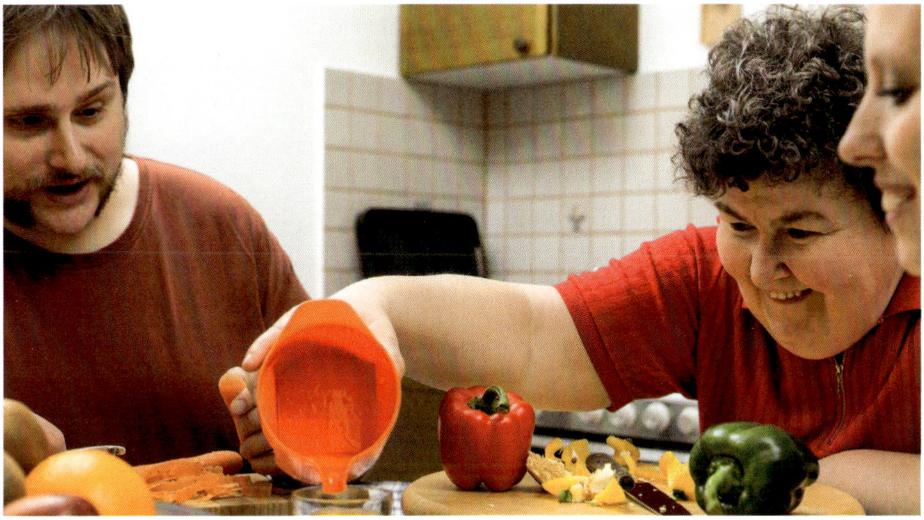

III. Unterart

Pflegesysteme für Personen, die sich weder selbst versorgen noch rationale Urteile und Entscheidungen treffen können, aber beweglich und in der Lage sind, einige Maßnahmen der Selbstpflege ohne ständige Anleitung und Überwachung selbst auszuüben:
a) Personen, die bei Bewusstsein sind, ihre Aufmerksamkeit aber nicht auf die Selbstpflege bzw. die Dependenzpflege konzentrieren können,
b) Personen, die ohne Anleitung keine rationalen Urteile und Entscheidungen über ihre Pflege und ihr tägliches Leben treffen können,
c) Personen, die beweglich und in der Lage sind, einige Maßnahmen der Selbstpflege ohne ständige Anleitung und Überwachung selbst auszuüben.

Zu den Methoden der Unterstützung in diesem Pflegesystem gehören die Bereitstellung einer entwicklungsfördernden Umwelt, die Anleitung der Person, die Unterstützung der Person sowie das Handeln für die Person.
(vgl. Fawcett, 1996, S. 297)

3.1.3.2 Partiell-kompensatorisches Pflegesystem

In diesem Pflegesystem führt die Pflegekraft einige Handlungen der Selbstpflege und kompensiert eingeschränkte Fähigkeiten der Person, den eigenen Selbstpflegebedarf zu erfüllen. Die Pflegekraft leistet nur erforderliche Hilfestellung und reguliert die vorhandene Selbstpflegekompetenz der Person.

Im partiell-kompensatorischen Pflegesystem übernimmt die sozialabhängige Person die Ausführung eigener Selbstpflegemaßnahmen, reguliert ihre Selbstpflegekompetenz und akzeptiert die Unterstützung durch die Pflegekraft. Es werden zwei Unterarten unterschieden:

I. Die Person führt die universellen Maßnahmen der Selbstpflege aus, die Pflegekraft übernimmt die medizinisch verordneten und einige universelle Maßnahmen.
II. Die Person lernt, einige neue pflegerische Maßnahmen durchzuführen.

Die Methoden der Unterstützung für I. und II.:

- Handeln für die Person,
- Anleitung der Person
- Unterstützung der Person
- Bereitstellung einer entwicklungsfördernden Umwelt und die Unterrichtung der Person

(vgl. Fawcett, 1996, S. 297)

3.1.3.3 Unterstützend-erzieherisches Pflegesystem

In diesem System beschränken sich die Handlungen der Pflegekraft darauf, die Selbstpflegekompetenz der Person zu regulieren. Die Person richtet ihr Augenmerk auf die Regulierung der Selbstpflegekompetenz und die Optimierung der Selbstpflege.

In diesem System ist die Person in der Lage, pflegerische Maßnahmen selbst auszuführen.

Die Methoden der Unterstützung umfassen neben der Anleitung und Unterstützung der Person, die Unterrichtung der Person sowie die Bereitstellung einer entwicklungsfördernden Umwelt.

Ist die Person bereits selbstpflegerisch kompetent, beschränkt sich die Unterstützung durch die Pflegekraft auf eine regelmäßige Anleitung der Person.
(vgl. Fawcett, 1996, S. 297)

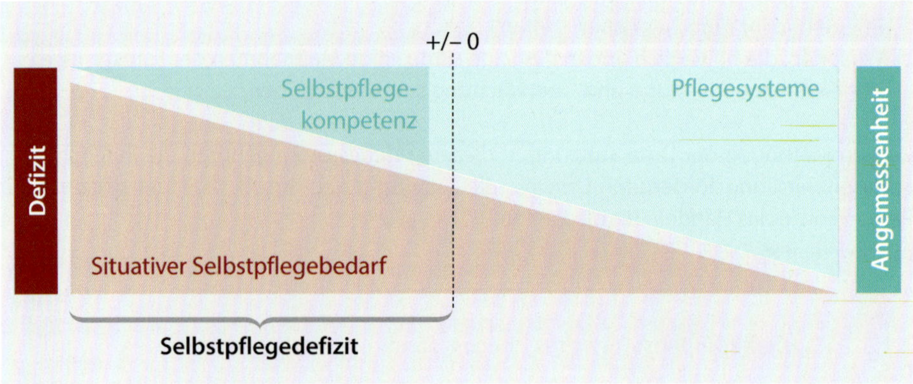

Ausgleich des Selbstpflegedefizits durch Pflegesysteme

Merke

Dorothea Orem unterscheidet drei Pflegesysteme, das vollkompensatorische, das partiell-kompensatorische und das unterstützend-erzieherische Pflegesystem. Methoden der Unterstützung sind:

1. Handeln für die Person
2. psychische Unterstützung der Person
3. Anleitung der Person
4. Unterrichtung der Person
5. Bereitstellung einer entwicklungsfördernden Umwelt
6. Unterstützung der Person

Das Konzept der Pflegesysteme tritt nur in Kraft, wenn der situative Selbstpflegebedarf nicht durch die Selbstpflegekompetenz – und damit durchgeführte Selbstpflegehandlungen oder durch Dependenzpflege – gedeckt werden kann.

Auf die Auswahl des Pflegesystems folgt die Erstellung einer **Pflegeplanung** und der Pflegediagnosen. Um **Pflegediagnosen** erstellen zu können, braucht es eine Informationssammlung/Assessment. Es gilt, den situativen Selbstpflegebedarf in Beziehung zur Selbstpflegekompetenz zu stellen. So lässt sich herausfinden, in welchen Bereichen ein Selbstpflegedefizit besteht und über welche Ressourcen die Person verfügt, um dieses Selbstpflegedefizit auszugleichen (z.B. Angehörige; Hilfsmittel o.Ä.).

Im Anschluss erfolgt die **Pflegeverordnung**, d.h. die Rollenzuschreibungen für die sozialabhängige Person und deren Bezugspersonen. Im folgenden Schritt entscheidet sich die Pflegekraft für eines der drei Pflegesysteme und plant daraufhin – passend zum Pflegesystem – die Pflege, die die sozialabhängige Person erhalten soll. (Wer macht was, wann und wie?) Sind alle geplanten Pflegehandlungen durchgeführt, werden die erzielten **Ergebnisse evaluiert**, d.h. kritisch beurteilt, ob das gewünschte Ergebnis erreicht wurde.

→ Fazit

Dorothea Orem entwickelte mit ihrer Selbstpflegedefizit-Theorie eine Pflegetheorie, nach der in sehr vielen pflegerischen Settings gearbeitet werden kann (von der ambulanten Betreuung bis hin zu Intensivstationen). Ebenso ist sie aufgrund ihrer Struktur für die Pflege von Personen aller Altersgruppen geeignet. Die Einfachheit der Umsetzung in der pflegerischen Praxis ergibt sich aus seiner Nachvollziehbarkeit sowie sehr guten Evaluierungsmöglichkeiten.

Das übergeordnete Ziel aller drei Schlüsselkonzepte der Selbstpflegedefizit-Theorie (Selbstpflege, Dependenzpflege sowie Pflegesysteme) liegt darin, Leben, Wohlbefinden, Gesundheit und Entwicklung zu erreichen.

Aufgaben

1. Nennen Sie die Schlüsselkonzepte, aus denen die Selbstpflegedefizit-Theorie von D. Orem besteht.
2. Definieren Sie die Begriffe situativer Selbstpflegebedarf, Dependenzpflegekompetenz, Selbstpflegedefizit mit eigenen Worten.
3. Nennen Sie die drei Arten von Selbstpflegeerfordernissen und geben je drei Beispiele aus der Praxis an.
4. Welche drei Pflegesysteme unterscheidet D. Orem? Geben Sie zu jedem Pflegesystem die Möglichkeiten der Unterstützung stichpunktartig an.

Fallbeispiel: Frau Hofmeister

Frau Gerda Hofmeister ist 1934 in Schmilka geboren. Nach der Schule macht sie eine Ausbildung zur Floristin und heiratet im Alter von 19 Jahren ihre Jugendliebe Max Hofmeister. Die beiden bekommen nach einer Fehlgeburt vier gesunde Kinder (1955 Anton, 1956 Herbert, 1958 Maria und 1960 Anna). Das Ehepaar Hofmeister führt eine glückliche Ehe, in der es eine klare Rollenverteilung gibt. Während Max Hofmeister als Lehrer das Einkommen der Familie sichert, kümmert sich Gerda Hofmeister um die Kinder und den Haushalt.

Die Familie verbringt ihre freie Zeit gern in den Bergen und ihre Urlaube am Meer, wobei das Geld für Urlaube nicht immer reicht. Der Sohn Anton macht sich nach einer Ausbildung zum Zimmerer und anschließender Meisterschule mit einer kleinen Zimmerei in Schöna selbstständig. Er heiratet und bekommt mit seiner Frau drei Kinder. Herbert tritt in die Fußstapfen seines Vaters und wird Lehrer. Eine Familie gründet er nicht. Die Tochter Maria wird Lehrerin, heiratet und bekommt zwei Kinder.

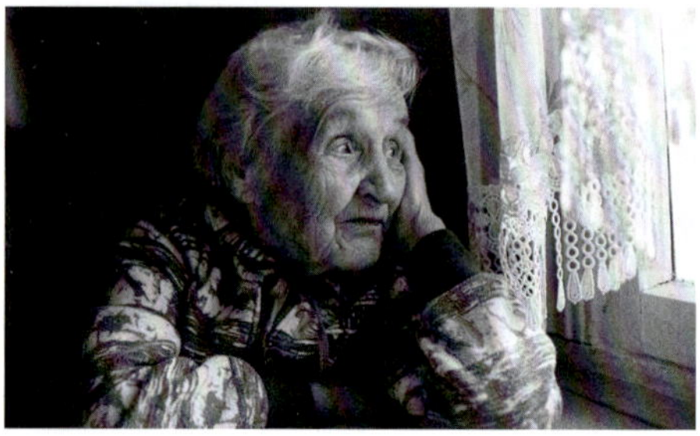

1976 verunglückt die jüngste Tochter Anna nach ihrer Schulabschlussfeier tödlich. Über diesen Verlust kommen die Hofmeisters kaum hinweg. Neue Kraft geben ihnen die Enkel. Maria wohnt mit ihrer Familie nur einige Querstraßen entfernt, sodass die Kinder jedes Wochenende zu Besuch bei den Großeltern sind. Auch viele kirchliche Feiertage verbringen beide Familien gemeinsam. Das Ehepaar Hofmeister lebt in einer Vier-Zimmer-Wohnung. Die Eigentumswohnung liegt im zweiten Stock eines Mehrfamilienhauses. Die Hofmeisters haben einen kleinen Freundeskreis und gehen jeden Mittwoch zum Kegeln und ab und an zum Tanz. Die Wochenenden verbringen sie nach wie vor mit Vorliebe in den Bergen. Nach kurzer Krankheitsphase stirbt Max Hofmeister 2004 im Alter von 70 Jahren an einem Hirntumor. Frau Hofmeister lebt nun von einer kleinen Rente und zieht sich immer mehr zurück. Seit dem Tod ihres Mannes übt sie keine der früheren Aktivitäten mehr aus. Freude scheinen ihr nur die Blumen in ihrem kleinen Garten und die Besuche der Enkel zu bereiten.

Frau Hofmeister ist nun 78 Jahre alt und wiegt bei einer Größe von 159 cm 52 kg. Bei einem Sturz von der Treppe zieht sie sich eine Schenkelhalsfraktur sowie eine Handgelenksfraktur zu, die operativ versorgt werden. Während des Klinikaufenthaltes werden eine Osteoporose und ein chronisches LWS-Syndrom diagnostiziert. Nach 14 Tagen Klinikaufenthalt wird Frau Hofmeister für weitere drei Wochen in eine orthopädische Reha-Klinik verlegt. Zurück zu Hause wird der Alltag für Frau Hofmeister immer beschwerlicher. Sie hat Probleme mit der Hüftprothese und dem Rücken und kann sich nur noch unter Schmerzen bewegen. Besonders das Bücken bereitet ihr große Probleme. Ihre Tochter Maria erledigt die Einkäufe und putzt die Wohnung. Auch die Enkel helfen mit. Im März dieses Jahres organisiert Maria einen ambulanten Pflegedienst, der ihre Mutter unterstützen soll, da sie allein mit ihren Kindern die Betreuung ihrer Mutter nicht mehr gewährleisten kann. Die Situation belastet Frau Hofmeister sehr, da sie diese Abhängigkeit von ihrer Tochter nicht möchte und das Gefühl hat, eine Last zu sein.

Frau Schön vom ambulanten Pflegedienst führt ein Gespräch mit Frau Hofmeister, in dem sie Folgendes erzählt:

„Ich bin froh, dass ich einen Pflegegrad bekommen habe. Der Rücken und die Hüfte machen mir so zu schaffen, ich kann nur noch mit Gehstöcken laufen und habe oft Schmerzen. Allein kann ich nicht mehr in die Dusche. Ich möchte meiner Tochter nicht noch mehr auflasten, auch wenn es mir unangenehm ist, dass das jetzt fremde Leute machen. Früher war ich richtig sportlich, da waren wir jedes Wochenende wandern und radfahren, als mein Mann noch lebte.

Ich bin oft allein und denke nach. Dabei wünsche ich mir so sehr jemanden zum Reden. Wissen Sie, der Tag vergeht nur sehr langsam. Und wenn man tagsüber nichts zu tun hat, kann man auch nachts nicht schlafen. In manchen Nächten wird mir alles zu viel und ich denke, wie wäre es, jetzt bei meinem Mann zu sein und dieses Leben hier hinter mir zu lassen."

Aufgaben zum Fallbeispiel

1. In welchen Situationen in ihrem Leben hatte oder hat Frau Hofmeister ein Selbstpflegedefizit?
2. Welche Ressourcen besaß/besitzt Frau Hofmeister, um ihren situativen Selbstpflegebedarf zu decken?
3. In welchen Situationen bzw. bei welchen Selbstpflegedefiziten greift die Dependenzpflege?
4. Entscheiden Sie sich für ein Pflegesystem für die Betreuung von Frau Hofmeister durch den ambulanten Pflegedienst. Begründen Sie Ihre Wahl.
5. Welche Methoden der Unterstützung wird die Pflegekraft in der Betreuung von Frau Hofmeister durchführen?

3.2 Theorie der fördernden Prozesspflege (nach Monika Krohwinkel)

Kurzbiografie Monika Krohwinkel[1]

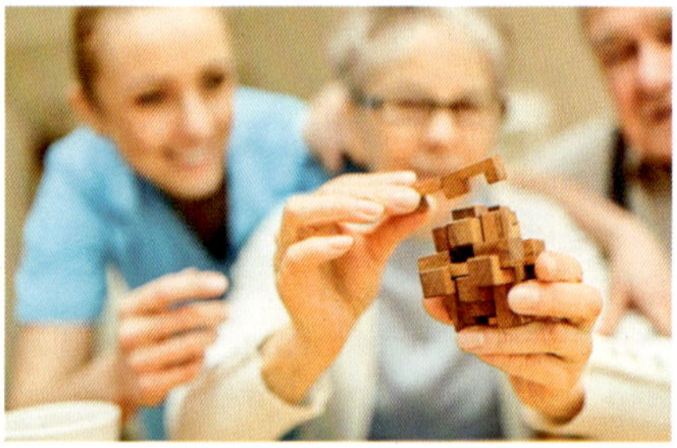

Monika Krohwinkel wurde 1941 in Hamburg geboren und gilt als Pionierin der Pflegewissenschaft. Ihre Ausbildung zur Krankenschwester und Hebamme absolvierte sie in Deutschland sowie in England. Nach mehrjähriger Berufspraxis in stationären und ambulanten Arbeitsbereichen der Pflege und Geburtshilfe in Deutschland und England war sie als Lehrerin für Pflegeberufe in der Aus-, Fort- und Weiterbildung in Deutschland tätig. Sie studierte Pflegewissenschaft und Erziehungswissenschaft in England. 1988 fungierte sie als Mitbegründerin der zentralen Arbeitsgruppe Pflege im Deutschen Berufsverband für Pflegeberufe (DBFK) und führte von 1988 bis 1992 das erste pflegespezifische Forschungsprojekt zur Erfassung und Entwicklung rehabilitierender Prozesspflege am Beispiel von Menschen nach einem Schlaganfall durch, gefördert vom Bundesgesundheitsministerium. Zwischen 1978 und 2003 war sie Mitarbeiterin und nationale Vertretung in der Workgroup of European Nurse-Researchers, die den 1. Internationalen Pflegeforschungskongress in Deutschland veranstaltete. Dort wirkte sie federführend an der Konzeption und Durchführung mit. Darüber hinaus leitete Monika Krohwinkel das Agnes-Karll-Institut für Pflegeforschung und lehrte ab 1993 als erste Professorin für Pflegewissenschaft mit dem Schwerpunkt Pflegepraxis in Deutschland an der Evangelischen Fachhochschule Darmstadt. In der Lehre verband sie empirische Studien mit der Vermittlung fachpraktischen Wissens. Elementar war ihre Arbeit zur Fördernden Prozesspflege, die einen ressourcengestützten Ansatz in der Pflege verwirklichte und die Blickrichtung von der reinen Pflegetätigkeit mehr zur Patienten- und Angehörigensicht hin verlagerte. Hierdurch setzte sie einen Standard, der sich durch zielgerichtete Beobachtung und Dokumentation auszeichnete. Sie war bis 2013 aktiv in der Lehre tätig und veröffentlichte zuletzt Artikel, die sich insbesondere mit Problemen der Umsetzung pflegewissenschaftlicher Prinzipien im Kontext knapper personeller und finanzieller Ressourcen beschäftigten.

3.2.1 Fördernde Prozesspflege

Krohwinkel entwickelte die Theorie der „fördernden Prozesspflege". Um diese Neuorientierung z. B. gegenüber der Theorie der „defizitär-versorgende[n] Pflegepraxis" unter Herstel-

[1] Vgl. hierzu: Monika Krohwinkel: Fördernde Prozesspflege mit integrierten ABEDLs: Forschung, Theorie und Praxis. 1. Aufl. Bern: Huber, 2013, S. 242

lung einer „Kongruenz im Pflegeverhalten"[1] zu bewerkstelligen, beauftragte das Bundesministerium für Gesundheit Krohwinkel zu erforschen, wie eine patientenorientierte Prozesspflege aussehen kann und wo Umsetzungsschwierigkeiten in der Praxis entstehen könnten. Dieses Forschungsvorhaben mündete 1993 in der Entwicklung der Theorie der „fördernden Prozesspflege".

> **Merke**
> Die erste deutsche Pflegetheoretikerin Monika Krohwinkel entwickelte aus einem Forschungsprojekt heraus 1993 ihre Pflegetheorie der „fördernden Prozesspflege". Die Theorie gehört zu den sogenannten Bedürfnistheorien und wird der großen Reichweite zugeordnet.
>
> Das übergeordnete pflegerische Ziel liegt darin, dass die pflegebedürftige Person sowie deren Bezugspersonen in ihren Bedürfnissen (ABEDLs) unterstützt werden, damit sie ein größtmögliches Maß an Autonomie, Wohlbefinden und Lebensqualität erhalten bzw. wiedererlangen (vgl. Krohwinkel, 1998).

3.2.1.1 Der Aspekt Beziehung

In ihrer Theorie orientierte sich Krohwinkel an bereits existierenden Theorien von Dorothea Orem, Martha Rogers und Nancy Roper – sie war v. a. deutlich beeinflusst von Ropers Modell der „Aktivitäten des täglichen Lebens" (ADLs). Krohwinkel erweiterte dieses Modell um die Themen „soziale Bereiche des Lebens sichern" sowie „mit existenziellen Erfahrungen des Lebens umgehen", sodass sie nun von AEDLs spricht. Die AEDLs erweiterte Krohwinkel im weiteren Verlauf ihrer Tätigkeit um den Aspekt der Beziehung zwischen Pflegekraft und zu pflegendem Menschen, da diese Beziehung im Pflegeprozess sehr bedeutsam ist. Somit spricht Krohwinkel seit 1999 von den **ABEDLs**, dem „Realisieren der Aktivitäten des Lebens, dem Sichern und Gestalten [der] sozialen Beziehungen und [dem] Umgang mit [...] existenziellen Erfahrungen."[2]

Der Mensch in seinen sozialen Beziehungen und seinen Bedürfnissen wird respektiert und wertgeschätzt („personenzentriert"; unter Berücksichtigung dessen, was der Patient für sich als „normal" betrachtet[3]).

Die Theorie der „fördernden Prozesspflege" gehört zu den systemischen Theorien und innerhalb der Denkschulen zu den Bedürfnistheorien, da sie die Befriedigung der Patientenbedürfnisse in den Mittelpunkt der Betrachtung stellt. Krohwinkel teilt ihre Theorie ein in ein **konzeptuelles System** und ein **Handlungssystem**. Im konzeptuellen System sind Konzepte enthalten, die aus empirischen Ergebnissen generiert wurden; im Handlungssystem wurden auf der Grundlage einer theoretischen Fragestellung praktische Beobachtungen gemacht und dokumentiert. Die enge Verbindung zwischen konzeptuellem System und Handlungssystem ist offensichtlich, beides entwickelt sich stets weiter.[4]

1 Krohwinkel (2013), S. 13
2 Krohwinkel (2013), S. 20
3 Ebenda.
4 Vgl. hierzu Krohwinkel (2013), S. 13

Das **Handlungssystem** umfasst fünf Teilkonzepte:

- das **Rahmenmodell** (als übergeordnetes Modell, das das Handlungssystem mit dem konzeptuellen System verbindet)
- das **ABEDL-Strukturmodell**
- das **Pflegeprozessmodell**
- das **Managementmodell**
- das **Qualitätsentwicklungsmodell**

Bei der Einordnung nach Reichweite wird die Theorie der „fördernden Prozesspflege" den Theorien großer Reichweite zu geordnet, da sie einen übergeordneten theoretischen Bezugsrahmen aufweist.

3.2.2 Das konzeptuelle System

Das konzeptuelle System umfasst zentrale Konzepte und Konzeptverbindungen, Prinzipien sowie Kategorien der pflegerischen Praxis. Krohwinkels Theorie unterscheidet **drei** übergeordnete **Konzepte**: das Konzept **Person**, das Konzept **Unabhängigkeit und Wohlbefinden** und das Konzept **Umgebung**. Ihnen werden jeweils weitere Konzeptionen zugeordnet.

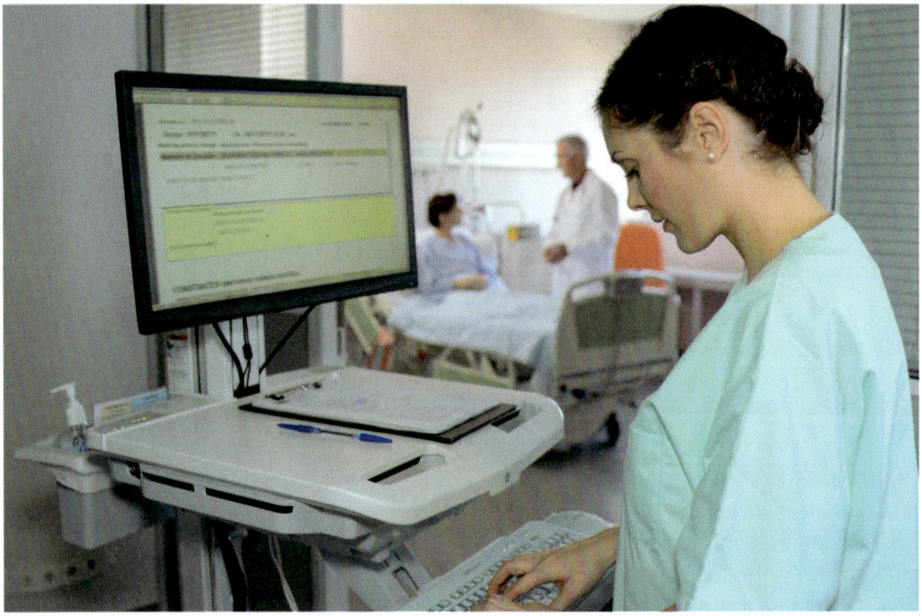

Dokumentation nach ABEDL im Klinikbereich

3.2.2.1 Konzept Person

Dem Konzept der Person liegt ein **ganzheitliches-dynamisches Menschenbild** zugrunde. Es unterschiedet vier Dimensionen bei der Betrachtung von Unabhängigkeit und Wohlbefinden einer Person:

- die willentlich-emotionale
- die willentlich-rationale
- die physisch-funktionale
- die spirituelle

Das bedeutet, dass die Ebene von Gefühlen, der Verstand, der Körper in seinen Funktionen und das Bedürfnis nach spirituell-geistiger Verwirklichung in der Konzeption von Pflege berücksichtigt werden. Idealerweise wird in diesen Bereichen Unabhängigkeit angestrebt, die sich wiederum auf das Wohlbefinden auswirkt. Diese Dimensionen werden immer in ihren Wechselwirkungen betrachtet. Das Konzept der Person beinhaltet Fähigkeiten, Bedürfnisse sowie Probleme einer pflegebedürftigen Person. „Person" wird aber nicht nur auf Pflegebedürftige beschränkt, sondern auch auf deren soziale, gesellschaftliche und lokale Umgebung ausgeweitet. Für die Pflege direkt ist jedoch relevant, dass im Konzept Person nicht nur der Einzelne, sondern auch dessen Familie oder familienähnliche Bezugssysteme integriert sind.

Das Ziel ist, die individuellen Patienten-Bedürfnisse zu befriedigen und die Probleme zu bewältigen, die bei der Realisierung der existenziellen Erfahrungen des Lebens (ABEDLs) auftreten. Da diese den gesamten Menschen in seinem körperlichen und seelischen Leben umfassen, kann durch diesen ganzheitlichen Pflegeansatz auch der Frage nach der Sinnhaftigkeit des Lebens ein positiver Impuls gegeben werden. Dieses Vorgehen erfordert von den Pflegekräften ein hohes Maß an Sozialkompetenz.

Das Konzept Person beinhaltet die Unterkonzepte „Aktivitäten", „Beziehungen", „soziale Bereiche" und „existenzielle Erfahrungen des Lebens" (ABEDL), die Krohwinkel in ihrem Handlungssystem detailliert beschrieben hat.

3.2.2.2 Konzept Unabhängigkeit und Wohlbefinden

Das Konzept **Person** steht in enger Wechselwirkung mit den Konzepten **Unabhängigkeit** und **Wohlbefinden**. Das Konzept bedeutet, den Patienten/Bewohnern Wertschätzung, Respekt und Achtung entgegenzubringen und sie so zu akzeptieren wie sie sind. Das selbstbestimmte Handeln auf der Grundlage des Verstandes hat schon der Philosoph Immanuel Kant als elementar für den Menschen erachtet und dieses Bedürfnis nach Autonomie wurde als Grundgedanke in die Theorie Krohwinkels implementiert. Patienten, die von der Pflege durch andere abhängig sind, dürfen deshalb nicht in ihren Willensentscheidungen beeinträchtigt werden, sondern sollen ihre Autonomie weitestmöglich erhalten. Aufgabe der Pflegenden ist es, diese Selbstbestimmung zu fördern. Eine weitere, wichtige Rolle für Unabhängigkeit und Wohlbefinden spielt die Akzeptanz der Gefühle des Pflegebedürftigen, da auch sie sein Denken und Handeln beeinflussen (vgl. hierzu Krohwinkel 2013, S. 37).

Für die Umsetzung der Konzepte **Person** und **Unabhängigkeit und Wohlbefinden** findet sich in der Theorie das **Konzept der Umgebung**. Alle drei Konzepte stehen in enger Verbindung bzw. Wechselwirkung miteinander. Denn: Das Konzept der **Unabhängigkeit und des Wohlbefindens** sowie der **Person** ist abhängig von der Umgebung, die den Menschen umgibt.

3.2.2.3 Konzept der Umgebung

Das Konzept der Umgebung ist (wie das der Person) ein offenes System, das interdependent ist. Umgebung umfasst andere Menschen, umgebende Lebewesen – somit zählen das Pflegepersonal und die persönlichen Bezugspersonen zur Umgebung der pflegebedürftigen Person, die Auswirkungen auf die Gestaltung der Pflege haben. Neben diesen lebenden Systemen gehören auch materielle, gesellschaftliche, physikalische, ökologische sowie kulturelle Gegebenheiten zur Umgebung. Sie können sich als Ressource oder Defizit auf die Entwicklungs- und Lebensprozesse sowie Gesundheits- und Krankheitsprozesse einer pflegebedürftigen Person auswirken und die Unabhängigkeit und das Wohlbefinden einer Person entscheidend in deren ABEDL beeinflussen (vgl. Krohwinkel, 2013).

Diese Grundannahmen lassen sich von der pflegebedürftigen Person auf alle Menschen übertragen. Das bedeutet, dass jeder Mensch Fähigkeiten und eine fördernde Umgebung benötigt, um seine Entwicklungs- und Lebensprozesse optimal gestalten zu können.

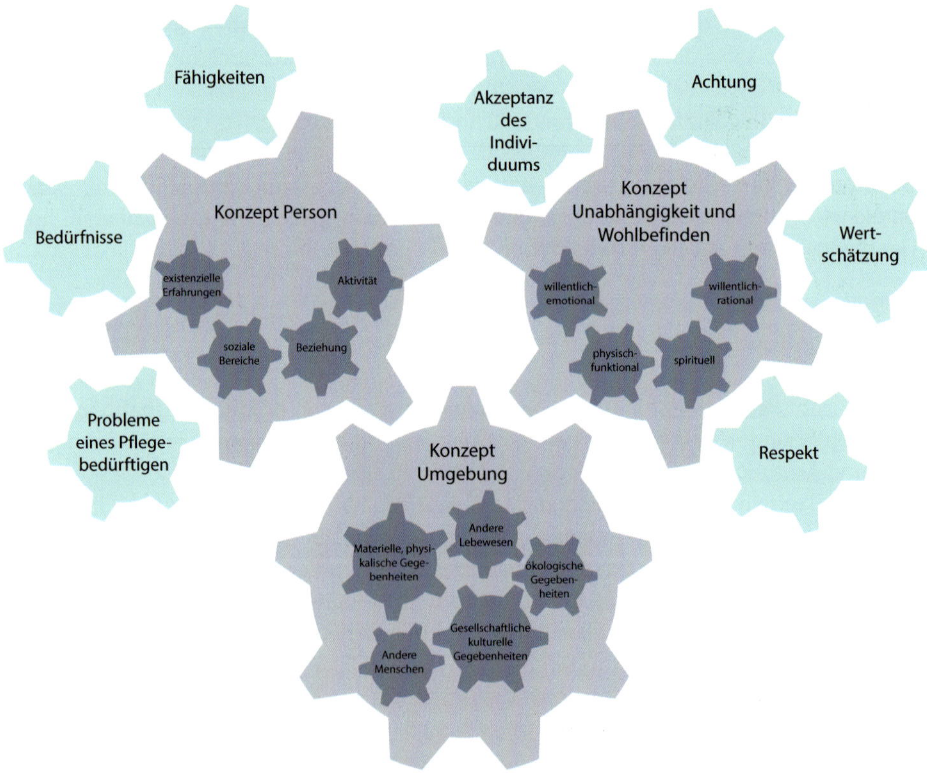

Das konzeptuelle System nach Krohwinkels Theorie der fördernden Prozesspflege

> **!** **Merke**
> Das konzeptuelle System als Teil der fördernden Prozesspflege umfasst die drei Hauptkonzepte **Person, Umgebung sowie Unabhängigkeit und Wohlbefinden**. Alle drei Konzepte stehen in enger Wechselwirkung, müssen bei der Pflege eines Menschen miteinander in Beziehung gesetzt und dürfen nicht einzeln betrachtet werden. Krohwinkel legt ihrer Theorie somit einen **systemischen Ansatz** zugrunde.

3.2.3 Das Handlungssystem

Das Handlungssystem besteht aus dem **Rahmenmodell**, das die theoretische Grundlage liefert, dem **ABEDL-Strukturmodell**, dem **Pflegeprozessmodell**, dem **Managementmodell** und dem **Modell zum reflektierenden Erfahrungslernen**. Dabei ist das Rahmenmodell das verbindende Element des konzeptuellen Systems und des Handlungssystems. Seine Aussagen finden sich in allen anderen Modellen des Handlungssystems wieder.

3.2.3.1 Das Rahmenmodell

Da das Konzept der fördernden Prozesspflege theoretische und empirische Strukturelemente enthält, muss zunächst der übergeordnete theoretische Rahmen festgelegt werden. Er bestimmt, welche Fragestellungen in Theorie und Praxis zu untersuchen sind (also das **primär pflegerische Interesse**, die **Zielsetzung** und die daraus **resultierenden pflegerischen Handlungen**).

Das **primär pflegerische Interesse** gilt dem eigentlichen Gegenstand aller pflegerischen Handlungen, d.h. der pflegebedürftigen Person sowie deren engsten Bezugspersonen, die vom Krankheitsgeschehen mitbetroffen sind. Mitbetroffen können einzelne Personen (Partner o.Ä.) oder auch ganze Familien sein. Die Beziehung zwischen pflegebedürftiger Person und mitbetroffener Person zu betrachten, ist bedeutsam. Somit geht Krohwinkel in ihrer Theorie (dem primär pflegerischen Interesse) über die rein patientenorientierte bzw. bewohnerorientierte Pflege **(primär pflegerische Zielsetzung)** hinaus – da die Angehörigen/Bezugspersonen eher zur beeinflussenden Umwelt zählen **(primär pflegerische Hilfeleistung)**, die unter Umständen noch als Ressource oder Defizit für den Pflegebedürftigen zählen, aber nicht als Einheit mit der pflegebedürftigen Person.

Krohwinkel stellt in diesem Zusammenhang auch das Interesse an Fähigkeiten und Ressourcen der pflegebedürftigen Person und/oder ihren Bezugspersonen in den Mittelpunkt der pflegerischen Anamnese. Es sollen alle Ressourcen und Fähigkeiten betrachtet werden, die dem zu Pflegenden und seinen Bezugspersonen helfen können, ihre Fähigkeiten zu erhalten, wiederherzustellen, ihre Bedürfnisse zu befriedigen und Probleme zu vermeiden bzw. zu lösen.

Dabei sollen die Bedürfnisse der Person
- nach Unabhängigkeit und Wohlbefinden,
- nach Lebensqualität bei ihrer Realisierung der Aktivitäten des Lebens (ATL),
- nach Sicherung und Gestaltung der sozialen Beziehungen,
- im Umgang mit den existenziellen Erfahrungen des Lebens

nicht außer Acht gelassen und durch Fähigkeiten und Ressourcen gestärkt werden.

> **!** **Merke**
> Das Rahmenmodell ist das Bindeglied zwischen konzeptuellem System und Handlungssystem und bestimmt die theoretischen Fragestellungen, die das pflegerische Denken leiten. Die Aspekte werden unterteilt in **primär pflegerische Interessen, primär pflegerische Zielsetzung** und **primär pflegerische Hilfeleistung.**

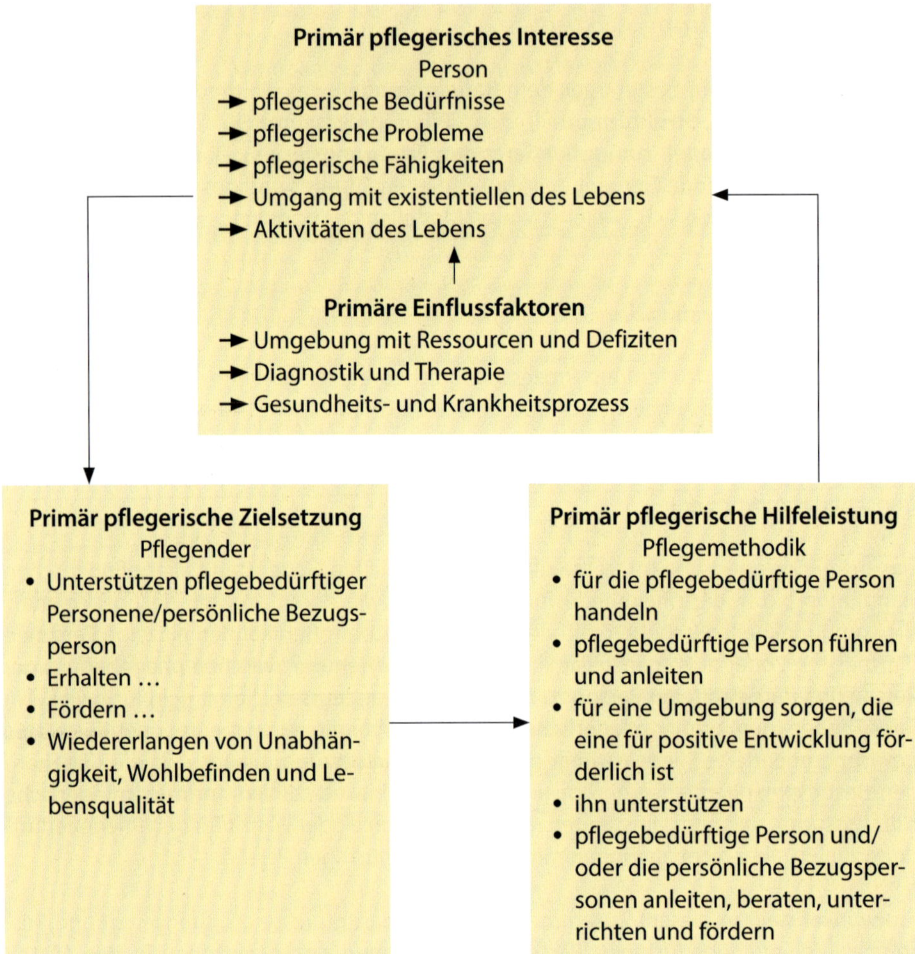

Das Rahmenmodell nach der Theorie der prozessfördernden Pflege nach Krohwinkel

3.2.3.2 Das ABEDL-Strukturmodell

Das ABEDL-Strukturmodell umfasst die Aktivitäten, Beziehungen und existenziellen Erfahrungen des Lebens einer pflegebedürftigen Person sowie deren Angehörigen. Es fungiert als ein **Hilfsmittel**, das zur **Strukturierung einer geplanten Pflege im stationären und ambulanten Bereich** führt. Des Weiteren kann es auch die **Grundlage der Dokumentation** bilden, was die geleistete Pflege nach außen transparent macht.

Das ABEDL-Strukturmodell beinhaltet (anlehnend an Nancy Roper, Winifred Logan und Alison Joan Tierney) 11 Aktivitäten des Lebens (Bereich 1–11) sowie Bereich 12 „soziale Beziehungen und Bereiche sichern und gestalten können" und Bereich 13 „mit existenziellen Erfahrungen des Lebens umgehen können", die Krohwinkel ergänzt hat. Die Bereiche 12 und 13 sind wichtig – für das Leben, die Gesundheit, das Krankheitserleben, den Umgang mit der Erkrankung und somit für den Genesungs- und Verarbeitungsprozess der pflegebedürftigen Person.

Wer mit den 11 Lebensaktivitäten arbeitet setzt voraus, dass die Unabhängigkeit des Individuums/der pflegebedürftigen Person in der Durchführung der Lebensaktivitäten – und somit auch die Aufrechterhaltung bzw. Wiedererlangung seiner Gesundheit – wesentlich ist. Um eine Pflegeplanung für eine pflegebedürftige Person im stationären oder häuslichen Bereich zu erstellen, ist die Reihenfolge der Lebensaktivitäten nicht entscheidend. Wichtig ist die Ganzheitlichkeit: die AE werden einzeln betrachtet und dennoch in eine Beziehung zu den anderen AEs gesetzt – d. h., die Bedürfnisse des Pflegebedürftigen (seine Probleme) werden auf die Pflegemaßnahmen (Interventionen) bezogen. Ist die Gesamtsituation der pflegebedürftigen Person skizziert, kann es zu einer Hierarchisierung der für die pflegebedürftige Person relevanten AEs kommen.

Lebensaktivitäten

- kommunizieren können
- sich bewegen können
- vitale Funktionen aufrechterhalten können
- sich pflegen können
- sich kleiden können
- ausscheiden können
- essen und trinken können
- ruhen, schlafen, entspannen können
- sich beschäftigen, lernen, sich entwickeln können
- die eigene Sexualität leben können
- für eine sichere und fördernde Umgebung sorgen können

Bereich 12: Soziale Bereiche des Lebens sichern und gestalten können

Der Bereich 12 „soziale Bereiche des Lebens sichern und gestalten können" bezieht sich auf die Zeit nach einem stationären Aufenthalt. Die Zeit vor der Rückkehr in die Häuslichkeit und das soziale Umfeld der pflegebedürftigen Person muss gut vorbereitet werden, damit sie möglichst unabhängig ist. Der Bereich 12 setzt eine zentrale Fähigkeit der zu pflegenden Person voraus: in Kontakt zu sein – und bleiben zu können – mit sich und anderen sowie die Fähigkeit, Beziehungen zu erhalten, zu erlangen und wiederzuerlangen (vgl. Krohwinkel, 2013).

Soziale Beziehungen und Bereiche sichern und gestalten können

Das bezieht sich v. a. auf die Phase nach einem stationären/klinischen Aufenthalt. Durch Beratung und Anleitung soll die pflegebedürftige Person sowie deren Angehörige/Bezugspersonen darauf vorbeitet werden.

Bereich 13: Mit existenziellen Erfahrungen des Lebens umgehen können

Sehr wichtig für die Betreuung/Pflege von Personen ist der Bereich 13 „Mit existenziellen Erfahrungen des Lebens umgehen können". Es werden drei Kategorien unterschieden:

- existenzfördernde Erfahrungen
- existenzgefährdende Erfahrungen
- Erfahrungen, die sowohl existenzfördernd als auch existenzgefährdend sein können

Diese drei Kategorien haben im Kontext des Lebens Auswirkungen auf das Krankheits- und Gesundheitserleben einer Person und beeinflussen somit alle weiteren AEDLs. Diese Erfahrungen können die Personen in der Vergangenheit gemacht haben oder gerade in der aktuellen Lebenssituation

Mit existenziellen Erfahrungen des Lebens umgehen können

existenzfördernde Erfahrungen:
- Wiedergewinnen von Unabhängigkeit
- Zuversicht/Freude
- Hoffnung/Vertrauen
- Sicherheit
- Integration

existenzgefährdende Erfahrungen:
- Sorge/Angst
- Verlust der Unabhängigkeit
- Trennung/Isolation
- Schmerzen/Sterben
- Langeweile

Erfahrungen, die existenzfördernd oder existenzgefährdend sein können:
- lebensgeschichtliche Erfahrungen
- kulturgebende Erfahrungen wie Weltanschauung, Glaube, Religionszugehörigkeit

erleben. Die Pflegekräfte müssen, um fähigkeitsfördernde Pflege leisten zu können, in der Lage sein, den Umgang einer Person mit ihren existenziellen Erfahrungen des Lebens wahrzunehmen, zu analysieren und darauf ihre Pflege ausrichten.

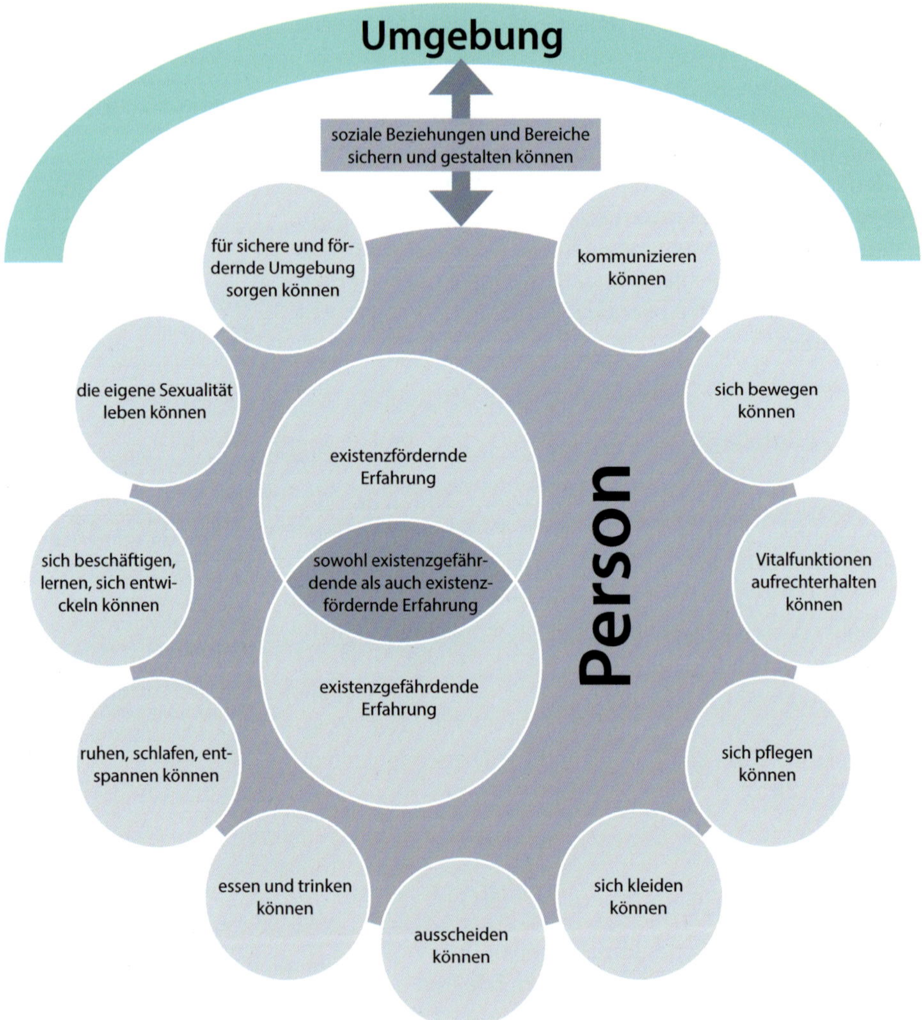

Überblick ABEDL-Strukturmodell nach Krohwinkel (eigene Darstellung der Autorin)

Damit fördernde Prozesspflege angepasst an die pflegebedürftige Person möglich ist, bedarf es fünf Voraussetzungen:

1. **Sichtbarkeit:** Pflegefachkräfte müssen dazu befähigt werden, Fähigkeiten, Ressourcen, Bedürfnisse sowie Probleme der pflegebedürftigen Person wahrzunehmen, zu benennen und der pflegebedürftigen Person aufzuzeigen, um dann alle weiteren Schritte des Pflegeprozesses möglichst gemeinsam mit der pflegebedürftigen Person zu planen. Auch die Pflegehandlungen und -ergebnisse werden offengelegt und dargestellt.
2. **Ganzheitlichkeit:** Die einzelnen AEDLs können einzeln voneinander betrachtet und analysiert werden. Sie sollten aber für die Pflegeplanung zusammengeführt werden, um die AEDLs in eine patientenorientierte Reihenfolge zu bringen. Die herausgearbei-

tete Reihenfolge bestimmt die Planung der Pflegeziele, Pflegeinterventionen sowie Evaluationskriterien.

3. **Übereinstimmung** (Kongruenz): Das pflegerische Handeln an und mit der pflegebedürftigen Person soll geprägt sein durch eine Übereinstimmung zwischen der geplanten und der durchgeführten Pflegehandlung. Vorhaben und Durchführung finden in professioneller Weise statt und können auch vor den Patienten und Pflegekolleginnen vertreten werden.
4. **Kontinuität:** Es ist sehr wichtig, dass die pflegebedürftige Person sowie deren Betreuungsperson eine kontinuierliche, fördernde Betreuung durch eine gleichbleibend zur Verfügung stehende Pflegekraft erhalten. Sie muss sich auf die Pflegeperson verlassen können. Aus dieser engen Interaktion zwischen pflegebedürftiger Person und Pflegekraft ergibt sich ein kontinuierlicher Problemlösungs- und Entwicklungsprozess, der veränderte Pflegeprobleme, Ressourcen sowie Pflegeziel und -interventionen jederzeit entwickelt und umsetzt.
5. **Unabhängigkeit und Wohlbefinden:** Die Voraussetzungen 1–4 müssen erfüllt sein, damit die pflegebedürftige Person und ihre Bezugspersonen ein individuelles Maß an Unabhängigkeit und Wohlbefinden erleben können.

3.2.3.3 Das Pflegeprozessmodell

Merke
Der Pflegeprozess im Kontext fördernder Prozesspflege ist auf allen Ebenen und in allen Phasen als personenzentrierter und förderungsorientierter Beziehungs-, Problembearbeitungs- und Entwicklungsprozess konzipiert (Krohwinkel, 2013, S. 63).

Im Pflegeprozessmodell nach Krohwinkel werden zum einen die **Prozess- und Verantwortungsebenen** und andererseits die **Prozessphasen** unterschieden. Zu den Prozess- und Verantwortungsebenen gehört die „direkte Pflege", die „Dokumentation" sowie „Organisation und Ressourcen" (Pflegeorganisation und -koordination).[1]

Ebene der direkten Pflege

Von größter Bedeutung ist die Ebene der direkten Pflege, da sie im Pflegeprozess unmittelbar realisiert und durch sie der Pflegeprozess für die pflegebedürftige Person sowie deren nächste Bezugspersonen konkret erfahrbar wird. Das heißt, nur im direkten Umgang mit der pflegebedürftigen Person und deren Bezugspersonen kann die Pflegeperson die Wirkungen, Verläufe und Auswirkungen ihrer pflegerischen Interventionen unmittelbar beobachten, erfragen und evaluieren.

Ebene der Dokumentation

Die direkte Pflege benötigt ein hohes Maß an pflegerischer Fachkompetenz und Kontinuität, da die Pflegemaßnahmen direkte Auswirkungen auf die Zuverlässigkeit und Gültigkeit

[1] Ebenda, S. 63

der **Pflegedokumentation** haben. Eine sorgfältige und handlungsleitende Dokumentation begründet sich aus der Tatsache, dass im Pflegeprozess immer mehr als eine Person tätig ist, und nur durch eine sorgfältige Dokumentation pflegerische Qualität und Kontinuität gewährleistet werden kann. Sie dient letztendlich dazu, pflegerische Tätigkeiten transparent und nachvollziehbar zu gestalten.

Ebene der Organisation und Ressourcen

Personenzentriert-förderungsorientierte, individuelle Pflege und deren Umsetzung im direkten Pflegeprozess in Kombination mit der Dokumentation erfordern eine abgestimmte Pflegeorganisation mit individueller und bedarfsgerechter Zuordnung zeitlicher, personeller sowie materieller Ressourcen. Hierzu ist ein Management nötig, das die personenzentriert-förderungsorientierte Pflege steuert und ihr zu Kontinuität verhilft (vgl. Krohwinkel, 2013).

Pflegeprozess

Der Pflegeprozess der „fördernden Prozesspflege" kann (anlehnend an das WHO-Phasenmodel) in vier Phasen eingeteilt werden:

- **Erhebung:** Dazu gehört in der Aufnahmesituation (sowie spätestens zum Zeitpunkt der Entlassung/Pflegeüberleitung) die Erhebung in Form der Pflegeanamnese inklusive der Formulierung von Pflegediagnosen,
- **Planung:** Pflegeplanung mit Formulierung von Pflegezielen und Pflegeinterventionen (möglichst in Zusammenarbeit mit den Pflegebedürftigen und/oder den Bezugspersonen),
- **Durchführung:** der geplanten Pflege,
- **Auswertung:** Sie erfolgt in Form einer Soll (Ziele)-Ist (Zustandsbeschreibung in der Pflegedokumentation)-Analyse, wenn möglich durch ein Feedback der pflegebedürftigen Person bzw. deren Bezugspersonen.

Die Phase der Planung orientiert sich an den ABEDL, wobei während der Pflegeanamnese bestehende Zustände sowie existenzielle Erfahrungen erhoben bzw. erkannt werden müssen. Dafür kann die Pflegekraft diverse Assessmentinstrumente, z. B. Schmerzskala, Braden-Skala usw., nutzen. Auf dieser Grundlage und unter Zuhilfenahme ihrer Pflegeerfahrungen formuliert die Pflegekraft valide und reliable Pflegediagnosen. Hieraus kann abgelesen werden, ob der Verlauf des Pflegeprozesses wirklich den Problemen, Bedürfnissen, Fähigkeiten der zu pflegenden Person entspricht.

> **!** **Merke**
> Das Pflegeprozessmodell von Krohwinkel vereinigt das **Phasenmodell** und die **Prozessebenen**, die fließend ineinander übergehen. Die Pflegephasen verlaufen zyklisch und können nach jeder Evaluation der geplanten und durchgeführten Pflege neu beginnen. Die Phasen des Pflegeprozessmodels sind die **Pflegebedarfserhebung**, die **Pflegeplanung**, die **Pflegedurchführung** und die **Pflegeevaluation**. Für die Pflegebedarfsermittlung und die Pflegeplanung wird eine Verknüpfung mit dem ABEDL-Strukturmodell durchgeführt. Alle erhobenen Daten, alle geplanten und durchgeführten Pflegeziele und Pflegemaßnahmen sowie die Pflegeergebnisse müssen dokumentiert und miteinander in Verbindung gesetzt werden, um nach der Evaluation die bestmögliche Pflege durchführen zu können.

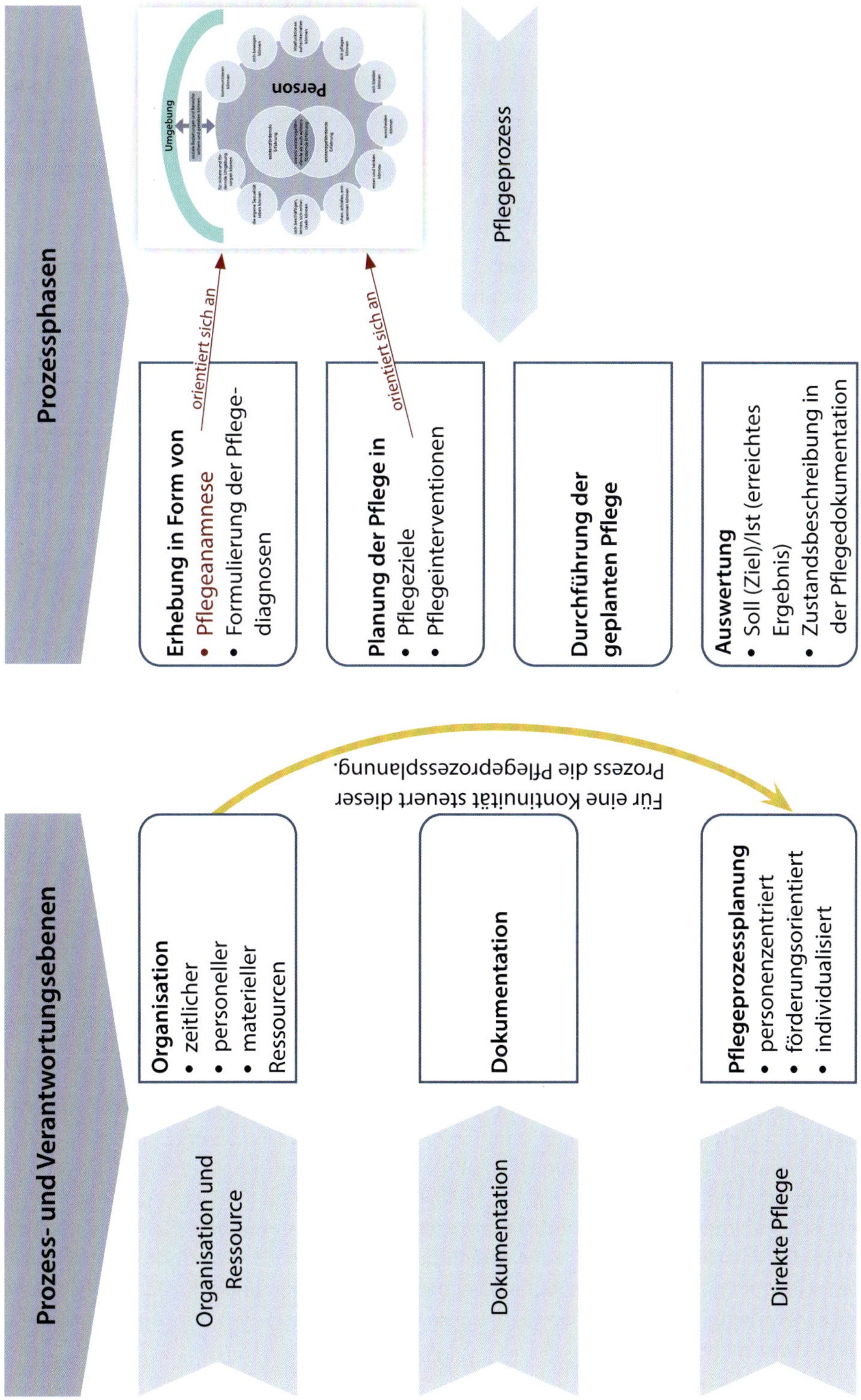

Pflegeprozessmodell nach Krohwinkel

3.2.3.4 Das Managementmodell

Das Managementmodell verdeutlicht, dass personelle, strukturelle und zeitliche Ressourcen erforderlich sind, damit eine ganzheitlich-rehabilitierende Prozesspflege erfolgen kann. Den Schwerpunkt des Managementmodells bilden die pflegerischen Hauptaufgaben direkte Pflege, Pflegedokumentation sowie Pflegeorganisation und -koordination, die im Pflegeprozessmodell verankert sind.

Die drei pflegerischen Hauptaufgaben übernehmen Pflegekräfte eigenverantwortlich – sie müssen ihre getroffenen Entscheidungen nach außen vertreten. Bedarfserhebung, Erstellung der Pflegediagnosen, die Interventionsplanungen sowie deren Evaluation sind wichtige professionellen Handlungen der Pflegekräfte. Sie übernehmen für diese Aufgaben die Gesamtverantwortung.

Neben diesen Hauptaufgaben übernehmen Pflegekräfte die **Durchführungsverantwortung** für von Ärzten an sie **delegierte Tätigkeiten** im Bereich der medizinischen Diagnostik und Therapie. Bei diesen delegierten Aufgaben übernimmt der Arzt die Anordnungsverantwortung, die Pflegekraft kann die Übernahme dieser delegierten Tätigkeiten ablehnen und hat die Remonstrationspflicht. Ein dritter Aufgabenkomplex der Pflegekräfte ist die (interdisziplinäre) Koordinations- und Kooperationsleistung mit anderen Berufsgruppen.

Pflegekräfte benötigen materielle, strukturelle, zeitliche sowie personelle Ressourcen, um ihre Hauptaufgaben, ärztlich delegierte Nebenaufgaben sowie Koordinations- und Kooperationsleistungen zu erbringen. Zusammenfassend kann gesagt werden, dass das Managementmodell einer Aufgaben- und Personalstruktur folgt, die standardisierte Abläufe zur funktionsübergreifenden Pflege ermöglichen und dabei stets die fördernde Prozesspflege mit den ABEDLs berücksichtigt.

3.2.3.5 Das Modell zum reflektierten Erfahrungslernen

Den Ausgangspunkt dieses Lernprozesses bilden Erfahrungen der Pflegenden bzw. konkrete Handlungssituationen in der Pflege – als **Mittelpunkt des reflektierten Erfahrungslernens**. Die Ergebnisse werden theoretisch reflektiert und diskutiert.

Die so gewonnenen Erkenntnisse führen zu einem neuen/veränderten Problembewusstsein, das alternative Handlungen zum Erproben in der Praxis generiert. Können diese Handlungen in der Praxis erfolgreich angewandt werden, werden sie in das Handlungsrepertoire der Pflegenden integriert. Die Vielfältigkeit möglicher Pflegehandlungen erweitert sich somit um evidenzbasierte und wissenschaftlich begründbare Handlungsmuster. Hierdurch entsteht die Chance auf ein verändertes Pflegeverständnis und die Entstehung neuer Pflegekonzepte. Die Pflegepraxis verändert sich also kontinuierlich und konstruktiv. Die zu bearbeitenden Schritte sowie die Ziele dieses Prozesses sind denen des Pflegeprozesses kongruent.

1. Praxiserfahrung
2. Reflektieren eigener Pflegepraxis und neuer Erkenntnisse → Erhebung (1.–2.)
3. neues Problembewusstsein
4. Erarbeiten von Problemlösungen → Planung (3.–4.)
5. aktives Erproben in der Praxis → Durchführung
6. Evaluierung der Erfahrung → Auswertung
7. neue Praxiserfahrung

Schematische Darstellung des Modells zum reflektierten Erfahrungslernen (vgl. Krohwinkel 1993)

→ Fazit

Mit der Theorie der „fördernden Prozesspflege" nach Monika Krohwinkel ist ein Instrument für die Betreuung von Patienten mit chronischen Erkrankungen geschaffen worden, das sehr vielfältig anwendbar ist. Die Theorie umfasst zum einen das Handlungssystem, das ausgehend vom Patienten theoriegestützt dessen Bedürfnissen nach ressourcengerechter Autonomie gerecht wird und zum anderen ein konzeptuelles System, das evidenzbasierte Bausteine für die praktische Pflege liefert. Hauptaugenmerk der Theorie der fördernden Prozesspflege liegt auf der umfassenden Erhebung der Pflegesituation eines Menschen mit seinen existenziellen Erfahrungen des Lebens und andererseits auf einer immer prozesshaft geplanten, durchgeführten und evaluierten Pflege.

An dieser Herangehensweise wird die Hinwendung zu einer fähigkeitsorientiert-fördernden Prozesspflege deutlich, die sich immer individuell am einzelnen pflegebedürftigen Menschen orientiert. Da die Befunderhebung zeitintensiv ist (z.B. Erhebung der „existenziellen Erfahrungen des Lebens"), lässt sich die Theorie in der Akutpflege nicht gut anwenden. In der Theorie der „fördernden Prozesspflege" wird großer Wert auf die Einbeziehung von Ressourcen und wichtigen Bezugspersonen des Patienten gelegt, um eine größtmögliche Unabhängigkeit und Wohlbefinden des pflegebedürftigen Menschen wiederherzustellen bzw. zu erlangen.

Ihre Perspektive wendet sich ab von einer defizitorientiert-versorgenden Haltung, da diese vermeintlichen Defizite den Blick auf den Menschen in seiner Einzigartigkeit verstellen und ihn zum Versorgungsempfänger degradieren. Die ressourcenorientiert-fördernde Prozesspflege hingegen nimmt die verbliebenen Fähigkeiten des Patienten in den Fokus und rekurriert auf eine Versorgung, die die Eigenständigkeit und die Mündigkeit betont und größtmögliche Autonomie selbst bei schwer Erkrankten ermöglichen soll.

Aufgaben

1. Aus welchen 5 Teilmodellen besteht die Theorie der fördernden Prozesspflege?
2. Überlegen Sie sich Beispiele für die Unterstützung eines chronisch kranken Patienten bzw. eines Bewohners, die Sie als Pflegekraft beim Umgang mit dessen existenziellen Erfahrungen des Lebens leisten können.
3. Nennen Sie die Phasen des Pflegeprozesses nach dem Pflegeprozessmodell!
4. Warum schreibt Krohwinkel der Dokumentation eine so große Bedeutung zu?
5. Was bedeutet, dass der Pflegeprozess als zyklisches Geschehen betrachtet wird?

Fallbeispiel: Frau Hofmeister

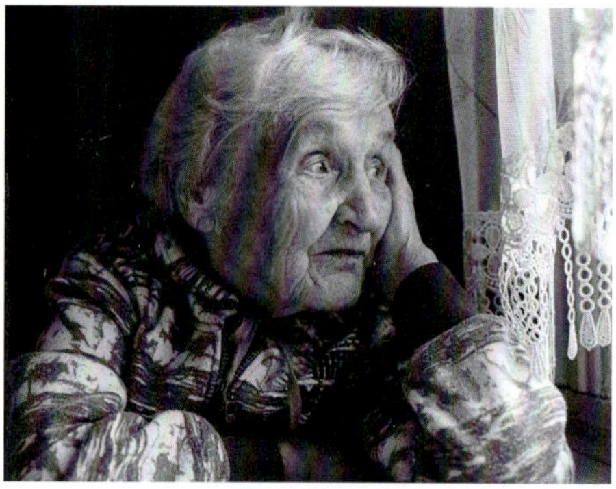

Frau Gerda Hofmeister ist 1934 in Schmilka geboren. Nach der Schule macht sie eine Ausbildung zur Floristin und heiratet im Alter von 19 Jahren ihre Jugendliebe Max Hofmeister. Die beiden bekommen nach einer Fehlgeburt vier gesunde Kinder (1955 Anton, 1956 Herbert, 1958 Maria und 1960 Anna). Das Ehepaar Hofmeister führt eine glückliche Ehe, in der es eine klare Rollenverteilung gibt. Während Max Hofmeister als Lehrer das Einkommen der Familie sichert, kümmert sich Gerda Hofmeister um die Kinder und den Haushalt.

Die Familie verbringt ihre freie Zeit gern in den Bergen und ihre Urlaube am Meer, wobei das Geld für Urlaube nicht immer reicht. Der Sohn Anton macht sich nach einer Ausbildung zum Zimmerer und anschließender Meisterschule mit einer kleinen Zimmerei in Schöna selbstständig. Er heiratet und bekommt mit seiner Frau drei Kinder. Herbert tritt in die Fußstapfen seines Vaters und wird Lehrer. Eine Familie gründet er nicht. Die Tochter Maria wird Lehrerin, heiratet und bekommt zwei Kinder.

1976 verunglückt die jüngste Tochter Anna nach ihrer Schulabschlussfeier tödlich. Über diesen Verlust kommen die Hofmeisters kaum hinweg. Neue Kraft geben ihnen die Enkel. Maria wohnt mit ihrer Familie nur einige Querstraßen entfernt, sodass die Kinder jedes Wochenende zu Besuch bei den Großeltern sind. Auch viele kirchliche Feiertage verbringen beide Familien gemeinsam. Das Ehepaar Hofmeister lebt in einer Vier-Zimmer-Wohnung. Die Eigentumswohnung liegt im zweiten Stock eines Mehrfamilienhauses. Die Hofmeisters haben einen kleinen Freundeskreis und gehen jeden Mittwoch zum Kegeln und ab und an zum Tanz. Die Wochenenden verbringen sie nach wie vor mit Vorliebe in den Bergen. Nach kurzer Krankheitsphase stirbt Max Hofmeister 2004 im Alter von 70 Jahren an einem Hirntumor. Frau Hofmeister lebt nun von einer kleinen Rente und zieht sich immer mehr zurück. Seit dem Tod ihres Mannes übt sie keine der früheren Aktivitäten mehr aus. Freude scheinen ihr nur die Blumen in ihrem kleinen Garten und die Besuche der Enkel zu bereiten.

Frau Hofmeister ist nun 78 Jahre alt und wiegt bei einer Größe von 159 cm 52 kg. Bei einem Sturz von der Treppe zieht sie sich eine Schenkelhalsfraktur sowie eine Handgelenksfraktur zu, die operativ versorgt werden.

Während des Klinikaufenthaltes werden eine Osteoporose und ein chronisches LWS-Syndrom diagnostiziert. Nach 14 Tagen Klinikaufenthalt wird Frau Hofmeister für weitere drei Wochen in eine orthopädische Reha-Klinik verlegt. Zurück zu Hause wird der Alltag für Frau Hofmeister immer beschwerlicher. Sie hat Probleme mit der Hüftprothese und dem Rücken und kann sich nur noch unter Schmerzen bewegen. Besonders das Bücken bereitet ihr große Probleme. Ihre Tochter Maria erledigt die Einkäufe und putzt die Wohnung. Auch die Enkel helfen mit.

Im März dieses Jahres organisiert Maria einen ambulanten Pflegedienst, der ihre Mutter unterstützen soll, da sie allein mit ihren Kindern die Betreuung ihrer Mutter nicht mehr vollumfänglich gewährleisten kann. Die Situation belastet Frau Hofmeister sehr, da sie diese Abhängigkeit von ihrer Tochter nicht möchte und das Gefühl hat, eine Last zu sein. Frau Schön vom ambulanten Pflegedienst führt ein Gespräch mit Frau Hofmeister, in dem sie Folgendes erzählt:

„Ich bin froh, dass ich einen Pflegegrad bekommen habe. Der Rücken und die Hüfte machen mir so zu schaffen, ich kann nur noch mit Gehstöcken laufen und habe oft Schmerzen. Allein kann ich nicht mehr in die Dusche. Ich möchte meiner Tochter nicht noch mehr auflasten, auch wenn es mir unangenehm ist, dass das jetzt fremde Leute machen. Früher war ich richtig sportlich, da waren wir jedes Wochenende Wandern und Radfahren, als mein Mann noch lebte.

Ich bin oft allein und denke nach. Dabei wünsche ich mir so sehr jemanden zum Reden. Wissen Sie, der Tag vergeht nur sehr langsam. Und wenn man tagsüber nichts zu tun hat, kann man auch nachts nicht schlafen. In manchen Nächten wird mir alles zu viel und ich denke, wie wäre es, jetzt bei meinem Mann zu sein und dieses Leben hier hinter mir zu lassen."

Aufgaben zum Fallbeispiel

1. Analysieren Sie die pflegerische Situation von Frau Hofmeister mithilfe der Theorie der fördernden Prozesspflege nach Krohwinkel.
2. Was sind existenzielle Erfahrungen des Lebens von Frau Hofmeister? Ordnen Sie diese den drei Möglichkeiten existenzieller Erfahrungen des Lebens zu.
3. Überlegen Sie, in welchen ABEDLs Frau Hofmeister Unterstützung durch Pflegekräfte bzw. Angehörige benötigt. Formulieren Sie entsprechend Pflegediagnosen und Pflegeziele für Frau Hofmeister.
4. Wie könnte ein interdisziplinäres Team für die Betreuung von Frau Hofmeister aussehen?

Literaturverzeichnis

Dennis, Connie M.: Dorothea Orem : Selbstpflege- und Selbstpflegedefizit-Theorie. 1. Aufl. Bern [u. a.]: Huber, 2001.

Sander, Kirsten; Schneider, Kordula: Pflegemodelle, Pflegetheorien, Pflegekonzepte. 5. Aufl. Brake: Prodos Verl., 2016. (Grundlagen der Pflege für die Aus- und Weiterbildung; Heft 7).

Krohwinkel, Monika: Fördernde Prozesspflege: Konzepte, Verfahren und Erkenntnisse. In: Osterbrink, J. [Hrsg.]: Erster internationaler Pflegetheoriekongress Nürnberg. Bonn [u. a.]: Huber, 1998, S. 134–154.

Krohwinkel, Monika: Fördernde Prozesspflege mit integrierten ABEDLs: Forschung, Theorie und Praxis 1. Aufl. Bern: Huber, 2013.

Roper, Nancy; Logan, Winifred; Tierney, Alison J.: Die Elemente der Krankenpflege. 2. Aufl. Basel: RECOM-Verl., 1989.

3.3 Das psychobiografische Pflegemodell (nach Erwin Böhm)

Kurzbiografie Erwin Böhm

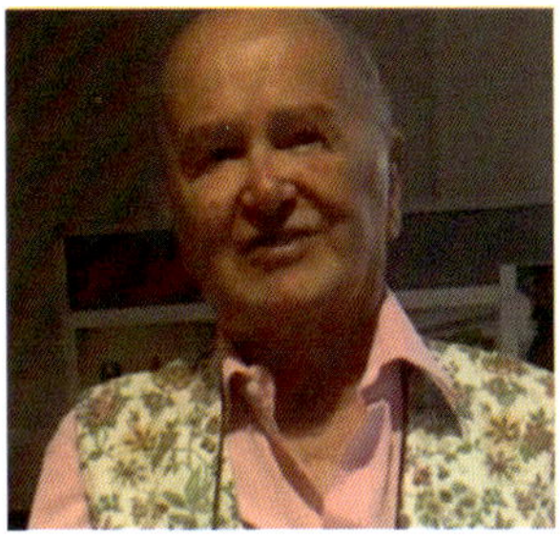

Erwin Böhm wurde am 16. Mai 1940 in Wien, Österreich, geboren. Er erlernte zunächst den Beruf eines Karosseriebaumechanikers, ehe er im Jahr 1963 das Diplom der Krankenpflege erlangte. Ab 1963 arbeitete Böhm in der psychiatrischen stationären Krankenpflege. Im Jahr 1970 bekam er den Abschluss als Lehrpfleger. Während seiner Tätigkeit in der Psychiatrie bekam er ein Disziplinarverfahren. Sein Fehlverhalten war, einen Patienten – der als austherapiert galt – und der seit 30 Jahren mit der Diagnose Schizophrenie in der Psychiatrie in seiner Wahn-Welt lebte (ohne auf Reize zu reagieren), aus der Klinik in dessen Wohnung zu holen. Der Patient sollte entmündigt werden, Böhm sollte aus der Wohnung des Patienten die persönlichen Papiere holen.

Der Patient schwieg während der ganzen Fahrt, folgte Böhm kommentarlos, war leicht lenkbar, willig, aber unkommunikativ, wie er es im Krankenhaus auch war. Die Wohnung roch muffig, war verstaubt und wirkte dennoch aufgeräumt. Böhm dachte nach, wo die Papiere sein könnten, und fragte den Patienten: „Ich suche ihre Papiere, Herr L., verstehns? Das ist was, wo draufsteht, wer sie sind“. Da nickte Herr L., ging zielstrebig zu einem Kleiderschrank im Schlafzimmer, öffnet diesen, nahm eine Geige und spielte auf ihr die Mondscheinsonate von Beethoven. Dann sagte er zu dem völlig verdutzten Böhm: „Das bin ich“ und „die Papiere, die sie suchen, finden sie unter den Handtüchern.“

Böhm aber nahm die Papiere nicht mit, ließ auch den Patienten in seiner Wohnung. Böhm ging davon aus, dass ein Mensch, der nach so vielen Jahren die Mondscheinsonate spielen kann und seine Papiere gleich findet, in einem psychiatrischen Krankenhaus nichts zu suchen hat. Den Ärzten und seinen Kollegen sagte Böhm, der Patient sei geheilt und er habe sich erlaubt, ihn zu entlassen *(Naumann-Ponesch, 2014, S. 167)*.

Böhm wiederholte dieses Prozedere auch mit weiteren Patienten, woraufhin die Klinikleitung ein Disziplinarverfahren anstrebte. Ein paar seiner Kollegen hielten zu Böhm und machten in seinem Sinne weiter, bis letztendlich 40 Prozent der Patienten entlassen waren. Aus diesem Grund wurde 1979 sein Projekt „Übergangspflege“ offiziell als Modelversuch gestartet und als eine eigene Abteilung des Kuratoriums für psychosoziale Dienste (PSD) in Wien implementiert.

Böhm arbeitete von 1980–1982 als Pflegedienstleiter in dieser Abteilung. 1983 entwickelte Böhm das Modell der „reaktivierenden Pflege nach Böhm“, das 1985 während des Weltkongresses für Geriatrie in New York Anerkennung fand. Im Jahre 1985 veröffentlichte Böhm sein Buch „Krankenpflege. Brücke in den Alltag“. 1990 gründete er die „österreichische Gesellschaft für geriatrische und psychogeriatrische Fachkrankenpflege und angewandte Pflegeforschung“. Zehn Jahre später erfolgte seine Ernennung zum Professor. Im Jahr 2001 folgte die Gründung des „Europäischen Netzwerks für Psychobiographische Pflegeforschung nach Prof. Böhm“.

3.3.1 Grundsätzliche Annahmen

Das psychobiografische Pflegemodell setzt sich aus einem Anteil der Psyche, den Böhm als „Altersseele" bezeichnet, und dessen Grundlage in der Gefühlsbiografie zusammen (in der Literatur auch als „Anti-Alzheimer-Strategie" bezeichnet). Dem Modell wird eine **seelische** sowie eine **somatische Verbesserung des Befindens** – sowohl für die Klienten als auch das Personal – durch verschiedene wissenschaftlich gestützte Forschungsergebnisse bescheinigt.

Wozu wird das psychobiografische Modell in der tägliche Pflegepraxis von Patienten mit psychiatrischen Erkrankungen benötigt?:

Es ist berechtigt, wenn in der Pflegepraxis von den ATLs abgeleitete Pflege-/Alltagsimpulse nicht ausreichen bzw. sich die Pflegeergebnisse nicht verbessern. **Beispiel:** Was hilft dem Patienten ein leckeres Getränk, wenn er eine Vergiftungsparanoia hat?

- Es dient dazu, herausforderndes Verhalten von psychiatrischen Patienten ohne Psychopharmaka oder freiheitsbeschränkende Maßnahmen in den Griff zu bekommen.
- Das Modell erreicht, dass sich Patienten, Angehörige und Pflegepersonal besser verständigen können.
- Es hilft dabei, weg von der verständlichen Pflege hin zu einer verstehenden Pflege zu kommen.
- Das Modell unterstützt Pflegepersonal dabei, eigene Psychohygiene zu betreiben und kann als Gegenmittel zur Unlust im Dienst dienen (Böhm 2018).
- Menschen, die sich aufgrund einer psychogenen Dekompensation in einer unteren Interaktionsstufe befinden, können die Impulspflege erfahren, die der Reversibilitätstheorie entspricht.
- Das Modell ermöglicht den Pflegenden, die immer wieder gehörten Storys (die ihnen zum Teil auf die Nerven gehen) zu ordnen und zu sortieren, woraus sich die Freude ergibt, mit dem Modell zu arbeiten.
- Bei der Arbeit mit dem psychobiografischen Modell können Pflegende Konzepte wie Validation, basale Stimulation, Snoezelen u. a. anwenden.
- Es schafft Verständnis für jeden einzelnen Pflegebedürftigen, da das Modell ein Ordnungssystem schafft; nach dem Prinzip was bei wem was und warum ermöglicht, und somit die individuelle Betreuung einfacher und verständlicher macht.
- Das Modell wendet sich von der rein somatischen Ursache für unkultiviertes Verhalten bei alten oder psychisch beeinträchtigten Personen ab. Es stärkt den Blick dafür, dass alle auftretenden Symptome (Verhaltenseigenarten) der **Thymopsyche** (= Welt der Gefühle; der Teil des Seelenlebens, der die Affektivität, das Gemüt betrifft) entspringen. Somit beschreiben Pflegende, die nach Böhms Modell arbeiten, die psychische Altersdekompensation als emotional-affektives Verhalten (vgl. Böhm 2018).
- Das Pflegemodell nach Böhm kann den Ergebnistheorien/-modellen bei der Einordnung nach Denkschulen zugeordnet werden. Zudem besitzt es einen systemorientierten Kommunikationsansatz.

> **Merke**
> Erwin Böhm schuf mit seinem psychobiografischen Pflegemodell einen neuen pflegerischen Ansatz, um die Verhaltensweisen verwirrter und desorientierter Menschen zu erklären, zu verstehen – und somit eine reaktivierende individuelle Pflege/Betreuung bei Patienten/Bewohnern mit psychiatrischen Erkrankungen zu ermöglichen. Das Modell wendet sich ab von der somatisch orientierten und begründeten Pflege und hin zu einer rehabilitativen Pflege. Böhm betrachtet die Verhaltensweisen immer auf Grundlage der Biografie der Patienten/Bewohner, wodurch das Verhalten einer Person nicht als **pathologisch**, sondern als **verhaltensoriginell** angesehen wird. Das macht eine Rehabilitation von Patienten/Bewohnern mit psychiatrischen Erkrankungen bzw. altersbedingten psychischen Veränderungen erst möglich. Böhm entwickelte sein Modell für die Betreuung von Bewohnern in Pflege- und Altenheimen sowie Patienten mit psychiatrischen Erkrankungen.

3.3.2 Konzepte des psychobiografischen Modells

Der folgende Abschnitt beschreibt die dem psychobiografischen Modell zugrunde liegenden Konzepte: das **Normalitätsprinzip**, das Konzept der **Reaktivierung**, das Konzept der **Schlüsselreize** und das Konzept des **Umkehrphänomens.**

3.3.2.1 Das Normalitätsprinzip

Böhm geht davon aus, dass jeder Mensch innerhalb seiner ersten 25–30 Lebensjahre geprägt wird durch seine Sozialisation, von der Kultur, in der er lebt, sowie durch seine individuellen Erfahrungen. In dieser **Prägungszeit** entwickelt jeder Mensch eine ganz persönliche Lebensform, die für ihn die Normalität ist, d.h., aus der sich sein Bild eines normalen Verhaltens und Handelns ergibt. Diese persönliche Normalität muss für jeden Patienten/Bewohner individuell gesucht, entdeckt und dokumentiert werden. Das kann nicht immer geradlinig erfolgen, sondern erfolgt oft auch nach dem Prinzip Versuch und Irrtum.

Noopsyche beinhaltet:
- das Bewusstsein
- die Orientierung
- die Wahrnehmung
- die Intelligenz
- das Gedächtnis
- das Denken
- die Sprache

Das Normalitätsprinzip unterscheidet zwischen der **Noopsyche** und der **Thymopsyche**. Die Noopsyche ist der Teil des Seelenlebens, der den kognitiven Anteil der Psyche betrifft. Die Thymopsyche ist der Teil des Seelenlebens, der das Gemüt betrifft. Böhm geht davon aus, dass Menschen, die an einer demenziellen Erkrankung oder einer anderen psychiatrischen Erkrankung leiden, nicht mehr über ihre Noopsyche zu erreichen sind. Stattdessen müssen Pflegekräfte versuchen, die Patienten über die Thymopsyche zu erreichen.

Thymophyse beinhaltet:
- Gefühle
- Stimmung und Befindlichkeiten
- Affekte sowie Antrieb
- Psychomotorik
- Trieb
- Biorhythmus einer Person
- das vegetative Nervensystem

Was macht mich aus – Psychobiografie

Im praktischen Umgang mit an Demenz erkrankten Personen, mit alten Menschen mit Altersseele bzw. Patienten mit symptomatisch ähnlich psychiatrischen Erkrankungen bedeutet das: diese Menschen verlieren nach und nach die Kontrolle über ihre noopsychischen Anteile und sie müssen auf die während der ersten ca. 30 Lebensjahre gemachten Erfahrungen zurückgreifen.

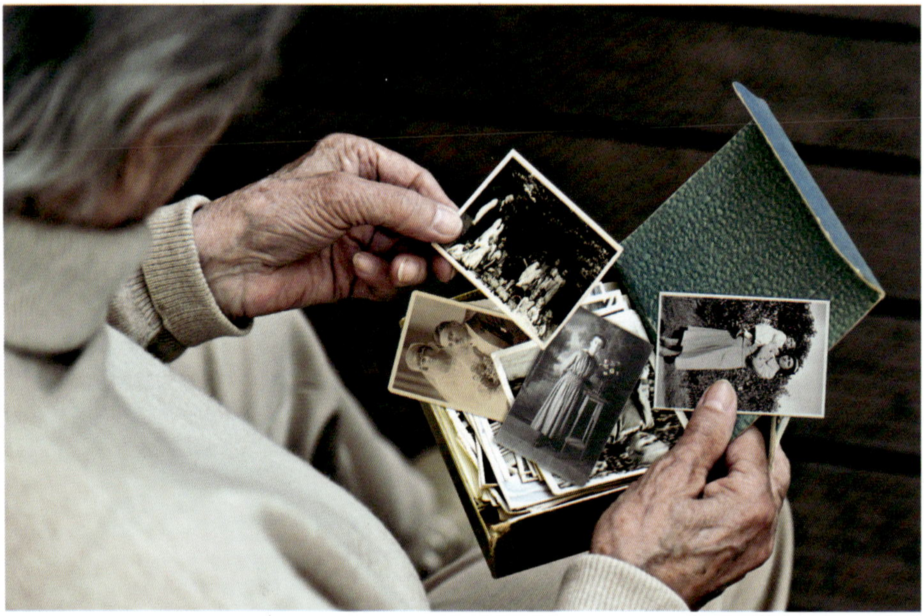

Mit alten Fotos die Erhebung der Psychobiografie unterstützen

Diese sind bekannt und vertraut und die damit verbundenen erlernten Copingstrategien (Bewältigungsstrategien) sind für die Patienten/Bewohner anwendbar. Diese Erfahrungen und erlernten Verhaltensweisen im Kontext der Prägungszeit bezeichnet Böhm als **Psychobiografie**. Mit der Erhebung der Psychobiografie eines Patienten/Bewohners legen Pflegekräfte den Grundstein für eine Interaktion mit dem Menschen.

Also hat die Erhebung der Psychobiografie einen hohen pflegerischen Stellenwert. Dabei kommt es nicht auf die chronologische Reihenfolge der Ereignisse an. Bedeutsam ist zu erkennen, was dem Menschen wichtig ist, was ihn bewegt hat und warum er bestimmte Dinge getan hat. Mit der Psychobiografie werden „**Copingstrategien**" erhoben, d. h. Reaktionsmuster des Menschen auf bestimmte Ereignisse, die er sich von Bezugspersonen abgeschaut bzw. selbst „erarbeitet" hat, woraus sich Problemlösungs-/Bewältigungsstrategien ableiten lassen, um aktuelle Pflegeziele zu erreichen.

3.3.2.2 Die Reaktivierung

In seinem Pflegemodell wendet sich Böhm ab von der aktivierenden Pflege.

Was ist aktivierende Pflege?

Aktivierende Pflege heißt: Pflegebedürftige/Bewohner zu Handlungen aufzufordern, sie anzuleiten und zu beaufsichtigen. Aktivierende Pflege wird in die Grund- und Behandlungspflege integriert, um die Eigenständigkeit zu erhalten. Sie bedarf vonseiten der Pflegekraft ein hohes Pflegefachwissen. Dies bedeutet im Prinzip, dass Patienten/Bewohner mit Demenz bzw. psychiatrischen Erkrankungen mit ähnlichen Symptomkomplexen und/oder Verhaltensauffälligkeiten eine 24 Stunden-Betreuung erhalten (müssten). Die aktivierende Pflege wird als Hilfe zur Selbsthilfe verstanden.

Reaktivierende Pflege

Im Gegensatz zur aktivierenden Pflege zielt die reaktivierende Pflege nach Böhm darauf ab, die gewohnten Fähigkeiten zurückzuerlangen. Um das zu erreichen, erheben Pflegekräfte die Biografie des Pflegebedürftigen/des Bewohners, wobei das Hauptaugenmerk auf der Prägungszeit liegt, d.h. der Zeit von Geburt bis zum 30. Lebensjahr. Arbeit mit der Psychobiografie eines Pflegebedürftigen/Bewohners ermöglicht es den Pflegekräften, mit herausfordernden Verhaltensweisen auf einer unteren Interaktionsstufe umgehen zu können. Denn: Sie können bewusst Reaktions- bzw. Handlungsweisen aus der Prägungszeit reaktivieren, um das herausfordernde Verhalten zu dämpfen oder durch Handlungsalternativen aus der Prägungszeit zu ersetzen. Darüber steigt die Eigeninitiative, die Selbstständigkeit der Pflegebedürftigen sowie ihre Selbstsicherheit, herausforderndes Verhalten und der pflegerische Betreuungsaufwand nehmen ab.

Die reaktivierende Pflege ist nicht in die Grund- und Behandlungspflege integriert, sie bedarf einer hohen Sozialkompetenz sowie psychologischen Grundwissens. Reaktivierende Pflege setzt vor jede aktivierende Pflegehandlung und somatische Mobilisation immer die **Reanimation der Seele. Sie ist demnach der aktivierenden Pflege voranzustellen.**

3.3.2.3 Die Schlüsselreize

Als Schlüsselreize gelten in der Verhaltensbiologie bestimmte, von außen kommende Reize, die ein spezifisches Verhalten auslösen. Diese Reiz-Reaktionsmuster sind angeboren oder erlernt. Bei der Betreuung von demenziell Erkrankten bzw. Patienten mit ähnlichen Symptomen/Verhaltensweisen rücken die Reize und Verhaltensweisen in den Fokus, die während der Prägungszeit bis zum 30. Lebensjahr erworben wurden.

Beispiele:
- Erlebte ein Patient/Bewohner von seinem Vater immer nur Ablehnung, wurde er schikaniert oder laut und drohend angesprochen, und reagierte er auf die Anwesenheit seines Vaters mit Rückzug, leise sein und ja nicht widersprechen, ist es nicht verwunderlich, wenn er auf männliche Pflegekräfte zum Teil mit sehr angepassten Verhalten bzw. mit Rückzug (emotional und körperlich) reagiert .
- „Weiße Flüssigkeit" kann ein negativer Schlüsselreiz sein, wenn der Patient/Bewohner etwa in der Schulspeisung ablehnend auf Milchreis reagiert hat.

- Begriffe wie „Namenslisten, Appell, Transport" fungieren/fungierten als negative Schlüsselreize, wenn jüdische Menschen in der NS-Zeit interniert waren.
- Sehen, wie eine Pflegedokumentation erstellt wird, kann ein negativer Schlüsselreiz sein, wenn zur Schulzeit immer ein Buch hervorgeholt wurde, um Auffälligkeiten der Schüler einzuschreiben.
- Dagegen kann der Geruch einer frisch gekochten Mehlsuppe mit Butter ein positiver Schlüsselreiz sein und den Patienten dazu bringen, sich hinzusetzen und zu essen, weil er das Gericht in seiner Kindheit bei den geliebten Großeltern immer bekommen hat und die Zeit bei ihnen stets sehr schön war.

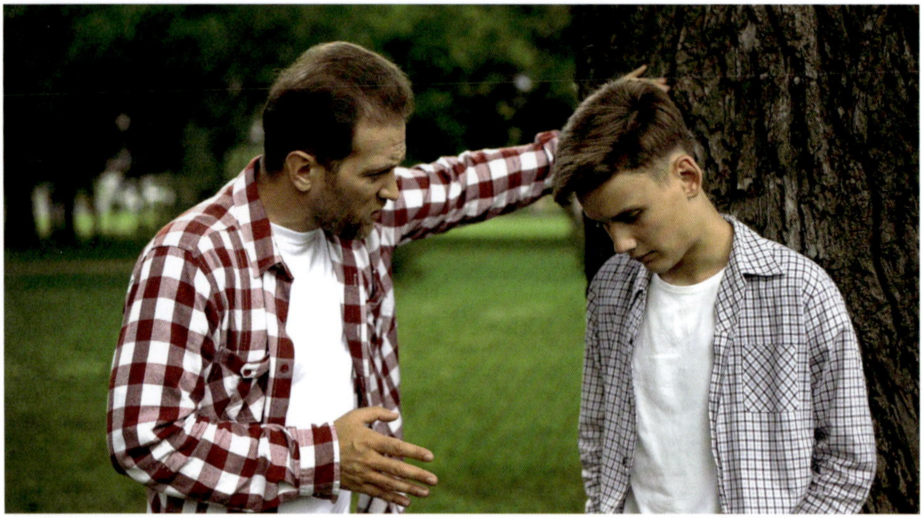

Besonders prägend ist das Verhältnis zu den Eltern.

3.3.2.4 Das Umkehrphänomen

Während die Entwicklung der Persönlichkeit im Kindesalter vom „Es" zum „Ich" vonstatten geht, verläuft sie bei Patienten/Bewohnern mit Demenz oder Erkrankungen mit ähnlichen Symptomkomplexen im Alter umgekehrt, d. h. vom „Ich" zum „Es", von der rationalen, kognitiven Welt in die Gefühlswelt. Dadurch zeigt sich das Lustprinzip bei den Betroffenen stärker. Somit wird der psychische Antrieb der Person durch das Bestreben nach unmittelbarer Befriedigung der Bedürfnisse bestimmt.

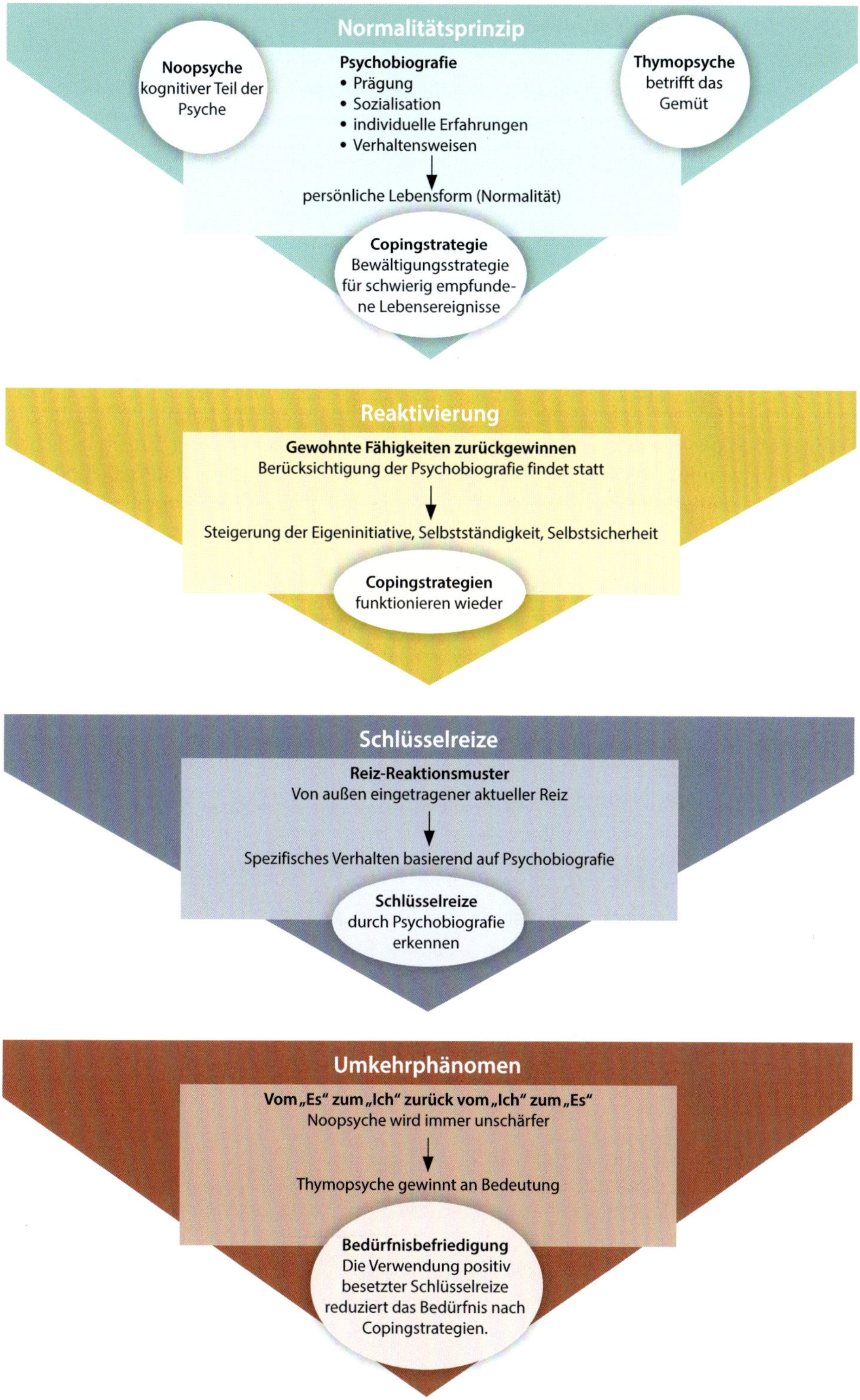

Aspekte aus Böhms Theorie

3.3.3 Pflege nach Erwin Böhm

Der folgende Abschnitt zeigt die **Metaparadigmen Pflege** sowie **Krankheit und Gesundheit**. Böhms Grundannahmen zu diesen Paradigmen weichen von denen der Pflegetheoretiker, die hauptsächlich die aktivierende Pflege in verschiedenen Varianten vertreten, deutlich ab.

3.3.3.1 Definition Pflege

Böhm möchte weg von der „Warm-satt-sauber-Pflege“, die Pflegebedürftige/Bewohner in ein künstlich erstelltes Abhängigkeitsverhältnis bringt, in dem Alltagstätigkeiten (unreflektiert) von den Pflegekräften übernommen werden. Böhm spricht sich für die **„Pflege mit der Hand in der Hosentasche“** aus, bei der bereits vorhandene kognitive Defizite und verlorene Fähigkeiten durch pflegerische Unterstützung wiederentdeckt und im täglichen Leben angewendet werden. Die Pflegekräfte übernehmen dann nur Unterstützungsleistungen, die sie mithilfe der gewonnenen Informationen zur Psychobiografie individuell planen können.

Für die Pflegefachkräfte bedeutet Arbeiten mit dem psychobiografischen Pflegemodell nach Böhm, dass sie sich hinwenden zur therapeutischen Pflege und abkehren vom Weltbild der Nächstenliebe, der Mutterrolle und dem glücklichen Patienten mit Vollversorgung (vgl. Böhm 1994). Um diesen neuen Ansatz umsetzen zu können, müssen sich Pflegekräfte folgende Fragen stellen:

- Habe ich eigentlich ein Bedürfnis zu helfen?
- Und wenn ja – wem?
- Fühle ich mich gar (wie andere auch) berufen?
- Habe ich wenigstens eine Neigung zu helfen?
- Oder gar eine Pflegeneurose?
- Bin ich altruistisch?
- Oder bin ich gar versteckt aggressiv gegenüber Betagten?
- Bin ich meiner Mutter etwas schuldig (und pflege ich daher andere)? (vgl. Böhm, 1999)
- Pflege löst sich von der Somatisierung und Sozialisierung seelischer Schwierigkeiten und geht über zur Seelsorge mit System. Die erfolgt über Gespräche. Die benötigte, im herrschenden Pflegealltag nicht vorhandene zeitliche Ressource finden Pflegekräfte nach Böhm durch die Einstellung der herrschenden medizinisch geprägten Pflege.

3.3.3.2 Definition Gesundheit und Krankheit

Böhm beschreibt Gesundheit – anlehnend an Parsons (US-amerikanischer Soziologe) – als einen Zustand optimaler Leistungsfähigkeit für die Erfüllung der Rollen und Aufgaben, für die der Mensch sozialisiert wurde (vgl. Böhm, 1999). Gesundheit ist prinzipiell genetisch festgelegt, kann von der Umwelt des Pflegebedürftigen/Bewohners beeinflusst und von den Menschen selbst gesteuert werden. Demzufolge bedeutet Kranksein, die dem Alter entsprechenden Aufgaben nicht wahrnehmen zu können. Krankheit ist die Ursache für das Kranksein, d. h. das Nichterfüllen können der an die Person ihrem Alter entsprechend gestellten Aufgaben.

3.3.4 Aufgaben der Pflege und Methoden der Pflege nach Böhm

Wie bereits in „Konzepte des psychobiografischen Modells" beschrieben, „entsteht" jeder Mensch im Laufe seiner Prägungszeit. Somit sind im Alter bzw. im Stadium der „Verwirrtheit" gezeigte Verhaltensmuster Ausdruck erlernter Bewältigungsstrategien der Kindheit und Jugend (während der Prägungszeit). Je älter diese erlernten Verhaltensmuster sind, desto länger halten sie dem Abbauprozess stand. Aus diesen grundsätzlichen Überlegungen leitet Böhm für ihn grundsätzliche Ziele der Pflege ab:

- Wiederbelebung der Altersseele,
- Belebung der Pflegerseele,
- die Auffassung von gesellschaftlicher Normalität durch Diskussion zu erweitern. (vgl. Neumann-Ponesch, 2014)

3.3.4.1 Der Pflegeprozess

Diese Pflegeziele möchte Böhm durch die Umsetzung des Pflegeprozesses erreichen. Der Pflegeprozess nach Böhm umfasst sieben Schritte:

1. Schritt – Wahrnehmen, beobachten und dokumentieren

Zunächst ist es wichtig, dass Pflegekräfte sich mit ihrer eigenen Biografie und Psychobiografie auseinandersetzen, damit ihnen klar wird, wie die eigene Biografie die pflegerische Arbeit beeinflusst. Für diesen Prozess haben sich z. B. Supervisionen und Pflegevisiten als bedeutend erwiesen – wichtig ist auch, diese Beobachtungen niederzuschreiben. Das Vorgehen ermöglicht, beobachtete Gefühle beim Pflegebedürftigen – sowie die dadurch bei der Pflegekraft selbst ausgelösten Gefühle – zu bearbeiten und zu interpretieren. Als Ergebnis wird sich klar zeigen, wer (Patient, Pflegekraft und Angehöriger) wirklich das Problem hat.

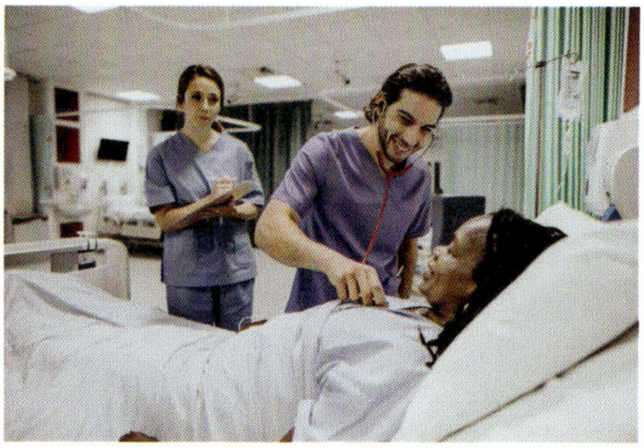

2. Schritt – Problemerhebung

Die Problemerhebung erfolgt nach Böhm über einen längeren Zeitraum (die Länge ist dabei nicht näher definiert) dadurch, dass die pflegerische Tagesdokumentation in einen sog. Problemerhebungsbogen übertragen wird. Nach Auswertung des Problemerhebungsbogens lassen sich Probleme erkennen und benennen, woraufhin pflegerische Maßnahmen zur Problemerhebung erarbeitet werden müssen, um sie lösen zu können. Also setzt Pflege erste pflegerische Impulse, die noch komplett unabhängig von der Patientenbiografie erfolgen.

3. Schritt – Assoziieren des Problems

Die Patienten tun etwas (sind z. B. aggressiv, ziehen sich zurück) und zeigen den Pflegekräften, was sie bewegt. Die Pflegekräfte möchten nun das erlebte Verhalten der Pflegebedürftigen vor dem biografischen Hintergrund verstehen. Kennt die Pflegekraft die Entwicklung des Patienten, verfügt sie über Erklärungen für das Verhalten. Das bedeutet auch, dass Pflegekräfte befähigt werden (müssen), ihre gewonnenen Erkenntnisse mit den erlebten Alltagsaktivitäten der Pflegebedürftigen in Verbindung zu setzen und alternative Pflegeinterventionen zu erarbeiten.

Solches Vorgehen entschärft die Pflegesituation, vermeidet Aggressionen und erhöht die Toleranzschwelle der Pflegekräfte. Sind die Pflegekräfte und die Stations- und Klinikleitungen sich einig, das Pflegemodell anwenden zu wollen, werden im folgenden Schritt Patientendaten durch Biografiearbeit, Hypothesenbildung sowie vertiefende Interpretation generiert.

Nach Durchlaufen des 3. Schrittes besteht die Möglichkeit des Ausstieges aus diesem Prozess.

4. Schritt – Erhebung der Biografie

In diesem Schritt ist das Erkennen der Thymopsyche bedeutsam, da sie als Schlüssel zum Verständnis eines Menschen fungiert.

Von besonderer Bedeutung bei der Erhebung der Psychobiografie sind:
- Wann und wo ein Mensch geboren wurde.
- Wo verbrachte die Person ihre Kindheit und Jugend?
- Die Herkunftsfamilie: Anzahl der dazu gehörenden Personen, Geschwisteranzahl, das Beziehungsgefüge; familiäre bedeutende Ereignisse.
- Welchem Beruf wurde während der Prägungszeit nachgegangen?
- Welche Hobbys wurden durchgeführt?
- Welche emotionalen Ereignisse sind in der Prägungszeit vorhanden?
- Welche Lebensschicksale sind da?
- Gab es Beziehungen, Partner, Kinder?

Bei der Erhebung geht es darum, die aktuellen Probleme mit der Biografie in Verbindung zu setzen. Von daher sind chronologische Fakten nicht so relevant, sondern Storys (Geschichten des Lebens), Folkloresituationen und sich daraus ableitende Bewältigungsmuster (Copingstrategien).

5. Schritt – Hypothesenbildung zum Hintergrund des (aktuellen) Verhaltens

In diesem Schritt werden aktuelle Verhaltensweisen der Patienten/Bewohner interpretiert, sodass sich „hypothetische Pflegediagnosen“ formulieren lassen. Im weiteren Verlauf werden diese hypothetischen Pflegediagnosen konkretisiert, wofür die Pflegekräfte sich ergänzende Fragen stellen müssen, z. B.:

- Was fehlt?
- Was ist gegenüber früher anders?
- Was führt zu den beobachteten Symptomen/Verhaltensweisen wie Hoffnungslosigkeit, Angst, Aggression usw.?
- Wie geht der Patient/Bewohner damit um und was behindert sein Leben?
- Wodurch kam es zum Motivationsverlust, Rückzug usw.?

Konnten diese Fragen beantwortet und darüber aktuelle Verhaltensweisen mit der Thymopsyche in Verbindung gebracht werden, lassen sich **individuelle Pflegediagnosen** formulieren, für die sich im nächsten Schritt pflegerische Maßnahmen formulieren lassen.

6. Schritt – Pflegeimpulse/Pflegeinterventionen formulieren

Sobald die intensive und genaue Pflegediagnostik abgeschlossen ist, setzt die Planung von Pflegeimpulsen (pflegerischen Maßnahmen) ein. „Impulse sind Maßnahmen, die psychische Seelenpflege-Prozesse auslösen sollen. [...] Impulse sind Ausdruck eines möglichst umfassenden Pflegeverständnisses der Pflegeperson. Das heißt, die Impulse hängen nicht zuletzt vom Ideenreichtum der Pflegeperson ab sowie von deren Fähigkeiten, ‚Besonderheiten' (= Sonderlichkeiten!) der Alten zu erkennen und zu nutzen" (Böhm, 1999, S. 174).

Verfolgte Ziel des Setzens von Pflegeimpulsen variieren von:
- der Sicherung einer umfassenden Verbesserung des Befindens,
- der (Re-)Aktivierung bei Patienten, die Rückzugstendenzen aus dem sozialen Leben aufweisen,
- des Begünstigen eines symptomlindernden Prozesses bei Demenz, bis hin zum
- Ermöglichen des Wiederauflebens der Altersseele.

7. Schritt – Evaluieren, neuerliches Sehen

In diesem Schritt beobachten die Pflegekräfte wiederholt das Verhaltens des Patienten/Bewohners. Die Pflegekraft nimmt wahr und eruiert, ob sich das Verhalten verbessert hat, verschlechtert hat oder gleichgeblieben ist.

Hat sich die Situation verbessert, kann Pflege weiter mit den angewandten Pflegeimpulsen arbeiten. Stellt sich keine Veränderungen ein oder verschlechtert sich die Situation, muss eine erneute Hypothesenbildung erfolgen, um im weiteren Prozessverlauf andere Pflegeimpulse zu erarbeiten und diese beim Patienten/Bewohner anzuwenden. In den meisten Fällen ist der realistische Pflege-/Therapieerfolg eine Symptomlinderung.

Die Aufgabe der Pflegenden liegt in der
- Durchführung von therapeutischen Gesprächen mit dem Ziel der Situationsverbesserung,
- der Verminderung von seelischen Symptomen, wie Desorientiertheit, Paranoia usw. und
- deren Verhütung.

Daraus lassen sich vielfältige pflegerische Tätigkeiten ableiten, die sich in einem symptomspezifischen Verhalten der Pflegenden äußern. In diese pflegerischen Tätigkeiten sollen die individuellen seelischen Prägungen des Patienten/Bewohners einbezogen werden. Böhm bezeichnet die so durchgeführten pflegerischen Handlungen als **Bedürfnispflege**, wobei es im Gegensatz zu den verbreiteten „ATL-geprägten" Bedürfnistheorien in der Pflege nicht um eine Bedürfnisbefriedigung geht.

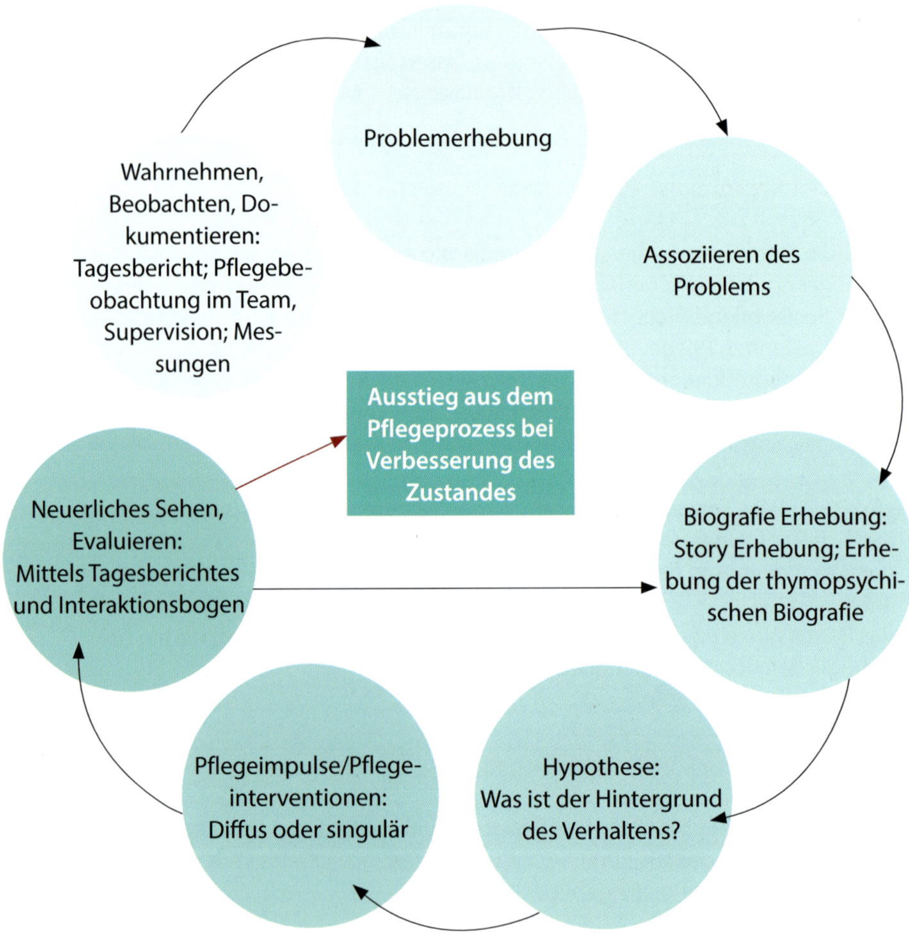

Pflegeprozess nach Erwin Böhm

Merke
Böhm spricht bei seiner Definition von Pflege von einer Bedürfnispflege, bei der der Pflegeprozess nur aufgrund von Pflegediagnosen und Pflegeinterventionen arbeiten kann. Um diese Pflegediagnosen bilden zu können, ist es wichtig, die Thymopsyche des Patienten/Bewohners zu kennen, wofür die Biografiearbeit ein wichtiges Assessmentinstrument ist. Der Pflegeprozess nach Böhm besteht aus sieben Schritten, deren Reihenfolge eingehalten werden muss (nach der Evaluation ist Ausstieg und neue Hypothesenbildung möglich).

Aufgrund der Fülle der zu erhebenden Daten ist der Schritt des Wahrnehmens, Beobachtens und Dokumentierens sehr zeitintensiv, was es schwierig macht, nach Böhm in der stationären Akutpflege zu arbeiten, wobei in zahlreichen Fällen dort auch die medizinische Therapie im Vordergrund steht.

3.3.5 Erreichbarkeitsstufen – Interaktionsstufen

Um sein Modell praktisch umzusetzen, entwickelte Böhm die Klassifikation von sieben Erreichbarkeitsstufen. Diese Stufen sind mit den Entwicklungsstufen der Prägungszeit vergleichbar. Wobei gilt: Die Zuordnung der Patienten zu einer der Erreichbarkeitsstufen ist notwendig, um individuell angepasste Pflegeimpulse planen zu können. Darüber kann man die Patienten/Bewohner in der Situation psychisch erreichen, sie besser verstehen, ihnen individuelle Fördermaßnahmen anbieten, eine Regression vermeiden sowie (re-)aktivierend eingreifen. (vgl. Neumann-Ponesch, 2014).

Bevor die **Erreichbarkeitsstufen** – **Interaktionsstufen** – genauer betrachtet werden, erfolgt ein Vergleich von **Aktivierung** und **Reaktivierung**.

Aktivierung

Pflegerische Interventionen (unter)stützen die Eigenverantwortlichkeit und Eigenständigkeit der Patienten. Voraussetzung für aktivierende Pflege ist psychische Gesundheit. Patientenressourcen müssen erkannt und mobilisiert werden, d.h die Patienten sollen so viel wie möglich selbstständig erledigen. Böhm sieht aktivierende Pflege zum einen als Technik und zum anderen als Ziel.

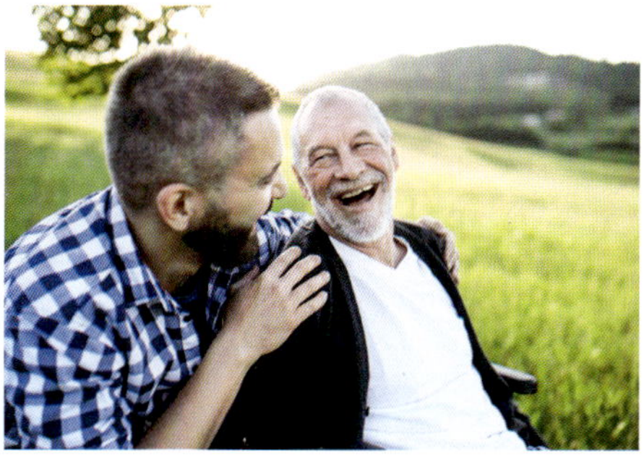

Reaktivierung

Die Technik der Reaktivierung greift bei Menschen mit geistigem Abbau, um die Altersseele wiederzubeleben. Ziel ist es, die Seele zu „reanimieren“, bevor eine Aktivierung auf somatischer Ebene möglich ist. Um das zu erreichen, ist eine genaue Pflegediagnose nach intensiver Biografiearbeit notwendig. Darüber lassen sich gezielt Motive, Stories und Copings einsetzen, um einen Zustand zu verbessern. Was verbirgt sich hinter dem Begriff Erreichbarkeitstufen/Interaktionsstufen?

3.3.5.1 Stufe 1: (Re-)Sozialisation

Diese Stufe entspricht der Erwachsenenstufe, wobei Sozialisation ein lebenslanger Lernprozess ist, um sich in der Gesellschaft zurechtzufinden. Ist Sozialisation nicht mehr möglich, d.h. eine Anpassung des einzelnen Menschen an seine Umwelt nicht mehr möglich, zeigt sich bei den Betroffenen auffälliges Verhalten: Sein Bild von sich selbst passt nicht mehr in das Hier und Jetzt.

Pflegende sollten herausfinden, welche Prägungen der Mensch durch primäre, sekundäre sowie tertiäre Sozialisation in seiner Prägungszeit erfahren hat. Nur mit diesem Wissen können sie Patienten/Bewohner auf dieser Stufe begegnen. Schafft es die Pflegekraft, dem Patienten auf der Stufe zu begegnen, auf der er sich gerade befindet, entsteht beim Patienten/Bewohner ein Gefühl der Sicherheit und des Vertrauens.

Böhm sagt, wenn man den Patienten nicht auf dieser Stufe erreicht, muss in die nächsttiefere gewechselt werden.

3.3.5.2 Stufe 2: Mutterwitz

Diese Stufe entspricht der Entwicklung eines Jugendlichen. Böhm verwendet Mutterwitz synonym zu Humor oder Gag, wobei in dieser Stufe Humor als ein therapeutisches Mittel wirkt. Das bedeutet, dass Pflegekräfte in dieser Stufe nicht in Fachsprache oder Hochdeutsch mit den Patienten/Bewohnern kommunizieren sollten, sondern in der Sprache, die in ihrer Jugend unter Jugendlichen gängig war.

3.3.5.3 Stufe 3: Seelisch-soziale Grundbedürfnisse

Während Patienten/Bewohner in Stufe 1 und 2 das gesprochene Wort noch verstehen und Gehörtes umsetzen können, ist ab Stufe 3 die Erkrankung so weit fortgeschritten, dass die Betroffenen sich in einem Alter zwischen sechs bis zwölf Jahren befinden. Sie leben in der Erinnerung ihrer Kindheit. Somit ist keine aktivierende Pflege (wie in den ersten beiden Stufen) wirksam – aber die reaktivierende Pflege. Ab dieser Stufe kommt es zur Wiederbelebung der Altersseele.

3.3.5.4 Stufe 4: Prägungen

In dieser Stufe entspricht die Entwicklung der eines drei- bis sechsjährigen Kindes. Die Pflegefachkräfte können in der Interaktion mit diesen Patienten/Bewohnern all das erwarten, was sie auch von Kindern in diesem Alter erwarten können. In diesen Stufen setzen psychoanalytische und lerntheoretische Erklärungsversuche an. Prägungen sind so bedeutsam, weil sie unser Verhalten in weiteren Lebenssituationen beeinflussen und „steuern". Diese beinhalten Rituale, die den Personen Sicherheit vermitteln und von Generation zu Generation unterschiedlich sind.

3.3.5.5 Stufe 5: Höhere (An-)Triebe

In dieser Stufe entspricht die Entwicklung auch dem Alter zwischen drei bis sechs Jahren, es geht nunmehr darum, die seelischen Triebe zu fördern, wie die Triebe nach Schönheit,

Macht und Geltung. Fördern durch Fordern spielt eine große Rolle in der Erarbeitung von Pflegeimpulsen. Die Patienten/Bewohner werden in diese Planung aktiv mit einbezogen. Die Reaktionen der Patienten/Bewohner auf die Pflegeimpulse signalisieren den Pflegefachkräften, ob die Betroffenen den Anforderungen gerecht werden können, d.h. ihre Fähigkeiten dafür noch ausreichen. Nur wenn die Patienten/Bewohner die an sie gestellten Anforderungen erfüllen können, sind diese zielführend. Beispiel: Die Pflegekraft legt dem Patienten/Bewohner eine Haarbürste bereit und fordert ihn auf, er möge sich bitte hübsch für die „Schule" o.Ä. machen – statt „einfach" nur zu sagen, er solle sich bitte kämmen.

3.3.5.6 Stufe 6: Intuition

Diese Stufe entspricht einer menschlichen Entwicklung zwischen Säuglingphase und dem Alter von sechs Jahren. Das orale und anale Erkunden, die orale-anale Phase, ist von großer Bedeutung. Die Patienten/Bewohner besitzen nicht mehr die Fähigkeit des rationalen und/oder analytischen Denkens. Die Patienten/Bewohner sind noch in der Lage, sich und ihre Umwelt intuitiv zu erleben (ihre Situation zu erfassen), sie können ihre Erlebnisse aber nicht mehr kritisch reflektieren. Somit wird die Intuition zu einem wichtigen Instrument der Pflege.

3.3.5.7 Stufe 7: Urkommunikation

Die letzte Stufe der Erreichbarkeits-, Interaktionsstufen entspricht der Urkommunikation. Patienten/Bewohner, die sich bis hierher zurückgezogen haben, befinden sich auf der Entwicklungsstufe eines Säuglings. Die kognitiven, emotionalen sowie körperlichen Fähigkeiten sind beschränkt. Wichtig ist nun herauszufinden, ob der Patient/Bewohner in eine optimistische oder eher pessimistische Familienstruktur hineingeboren wurde, was die Basisstimulierung des Betroffen nachhaltig geprägt hat. Die Pflegefachkräfte müssen nun bewusst psychische Anreize schaffen, die die Psychomotorik verstärken (vgl. Neumann-Ponesch, 2014).

Merke

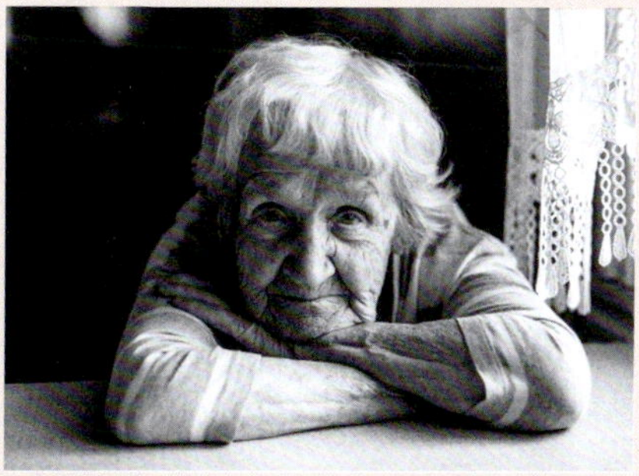

Die Einordnung des Patienten/Bewohners in die von Böhm entwickelten Erreichbarkeitsstufen bestimmt maßgeblich die Interaktion mit dem Patienten/Bewohner und die Planung und Umsetzung von Pflegeimpulsen. Das Ziel sollte sein, ab Stufe 3 bis Stufe 7 die Patienten/Bewohner reaktivierend zu pflegen bzw. so zu betreuen, dass ein Aufsteigen in eine höhere Entwicklungsstufe das Ziel der pflegerischen Betreuung ist. Bei Patienten/Bewohnern in den Erreichbarkeitsstufen 1 und 2 können die Pflegefachkräfte aktivierende Pflege durchführen.

Interaktionsstufen	I Gefühlsstörungen		II Psychomotorik		III Formale Denkstörungen		IV Inhaltliche Denkstörungen		V Gedächtnis		VI Orientierung		VII Kontaktfähigkeit	
	S	P	S	P	S	P	S	P	S	P	S	P	S	P
Aktivieren 1 Sozialstation, Resozialisation	normal, adäquates Verhalten		extrovertiert	introvertiert	kognitiv ungestört	kognitiv ungestört	normal		normal		ungestört		ungestört	
Re-Aktivieren 2 Mutterwitz (je Region)	neigt zu Euphorie	traurig, verstimmt	eher beweglich	eher unbeweglich	ersatzhandlungen, Scheinanpassungen	Auffas. u. Anpas. an neue Situationene	Wahnstimmung		erste Beschwerden über Vergesslickeit		leicht unsicher		gut, wenn die individuelle Prägung berücksichtigt wird	
Re-Aktivieren 3 seelische, soziale Grundbedürfnisse, Noramlitätsprinzip 1900–1925	fordern, maßlos manisch	ängstlich, klagend, jammernd	motorisch, unruhig, gespannt	still, steif	Flucht aus Realität Rückgriff auf Bewältigungsverhalten aus der guten alten Zeit		querulantische Wahnstimmung	hypochondrische Wahnstimmung	Die subjektiven Beschwerden über Vergesslichkeit nehmen zu, z. B. verlegte Gegenstände, leichte Wortfindungsstörungen usw.		Orientierungsstörungen vor allem nachts	unsicher, sucht Hilfe	bestimmt selbst, wann er/sie Kontakt haben mcöhste	neigt eher dazu, Kontakte zu vermeiden
Re-Aktivieren 4 Prägung, Ich-Wichtigkeit (Aphorismen, Sprüche der Region; Arbeiter, Bürger etc. Was macht mich wichtig? Was erregt mich?	läppisch, mürrisch, übertrieben optimistisch	starkes Misstrauen, übertrieben pessimistisch	übertrieben affektiert, theatralsich	ausdruckslos rigide	kritikunfähig, konfabilierend	urteilsunfähig, klebrig	ungerechtfertigte Todesangst	Krankheitswahn	Störungen des Kurzzeitgedächtnisses, Konzentrationsprobleme, Wortfindungsstörungen, verläuft sich in fremder Umgebung		entweder zeitlich, örtlich oder persönlich desorientiert		kommt von selbst, wenn es langweilig wird	lässt passiv Kontakt zu
Re-Aktivieren 5 höhere/niedere Antriebe	kritiklos, ungehemmt, emotional, unruhig	Schuldgefühle, stark problematisierend	pathologische Antriebssteigerung, starke Unruhe	pathologische Antriebsminderung, Zähflüssigkeit	Denkvermehrung	Denkverarmung	Schuldwahn und Versündungswahn		wichtige Informationen, z. B. Name der Enkel, eigene Schule usw. gehen verloren, zunehmend Desorientiert		desorientiert auf zwei Ebenen		bevorzugt Kontakt mit Extrovertierten	bevorzugt Kontakt mit Introvertierten
Re-Aktivieren 6 Intuition	stark euphorsich, Fluchttendenz, Freiheitsdrang, verbal aggressiv	stark uneinsichtig, Verarmungsideen, hoffnungslos	entwickelt nonverbale Signalsprache	Wort- und Sprachlosigkeit	Ideenflucht, Akalkulie	Denkhemmung	deliranter Wahn	Vergiftungswahn	Name der engsten Bezugspersonen kann nicht mehr erinnert werden, autobiografische Erinnerungen nur noch bruchstückhaft, Langzeitgedächtnis schwer gestört		desorientiert auf drei Ebenen		nur noch nonverbale Kontaktmöglichkeiten, nach Daheimgefühl, Signalsprache	
Re-Aktivieren 7 Urkommunikation, Elan vitall, niedere Antriebe	mansich, Zornmanie	suizide, depressiv	produziert sinnlosen Wortsalat	kaum noch Lebenszeichen, stupor	denken nicht mehr möglich	Somnolenz	Delirium, Verwirrthei		Alle Gedächtnisfunktionen sind vollkommen zerstört.		nicht mehr erreichbar, versteht die Welt nicht mehr		urkommunikativ bis Ablehnung, Willenlosigkeit	

Psychogeriatrische Einschätzung – Interaktionsstufen nach Böhm (vgl. Böhm 1999, S. 182 f.; zit. n. Neumann-Ponesch, 2014, S.177)
Je mehr Merkmale einer Stufe für einen Patienten relevant sind, umso deutlicher kann er dieser Stufe insgesamt zugeordnet werden.

→ Fazit

Das psychobiografische Pflegemodell nach Erwin Böhm ist eine grundlegende Abkehr von der bisher üblichen ATL-geprägten Pflege. Er entwickelte das Modell aus seiner Arbeit in der Psychiatrie, mehr oder weniger aufgrund eines zufälligen Ereignisses.

Heute wird das Pflegemodell für die Betreuung von Menschen mit Demenz genutzt, wobei auch Patienten mit anderen psychiatrischen Erkrankungen nach diesem Modell gepflegt werden können (dann muss es sicher zu einigen kleineren individuellen Modifizierungen kommen). Die Grundstruktur des psychobiografischen Pflegemodells bleibt aber erhalten.

Die größte Herausforderung bei der Umsetzung des Pflegemodells nach Böhm liegt sicherlich in den Pflegekräften selbst, da sie bereit sein müssen, sich von ihrem gewohnten Pflegeverständnis abzuwenden (vom „ATL-Denken"). Sie müssen bereit sein, sich mit der Psychobiografie der Patienten/Bewohner, aber auch der eigenen, auseinanderzusetzen und sie stetig zu reflektieren, interpretieren und in Beziehung zu setzen. Die Umsetzung dieses Modells ist sicherlich emotional sehr intensiv und (manchmal) belastend, da Pflegekräfte sich zwangsläufig mit ihrer eigenen Prägungszeit auseinandersetzen müssen, die sicher auch nicht immer nur schön und leicht war. Ein weiterer Nachteil besteht darin, dass sehr hohe zeitliche und personelle Ressourcen notwendig sind, um eine effektive Biografieerhebung durchführen zu können. Sie aber ist die Grundlage der gesamten pflegerischen Impulsplanung usw., da nur im Kontext der Biografie das Verhalten der Patienten/Bewohner analysiert und interpretiert werden kann. Diese Ressourcen aufzubringen ist sicherlich unter der derzeitigen Personalsituation in der Pflege problematisch.

Kann das psychobiografische Pflegemodell nach Böhm optimal umgesetzt werden, ist es möglich, viele Patienten aus psychiatrischen Abteilungen oder Pflegeheimen in die Häuslichkeit zu entlassen und ambulant zu betreuen bzw. den Verbleib in der Häuslichkeit zu sichern. Das hätte einen positiven Effekt auf die Betroffenen selbst sowie auf das staatliche Gesundheitswesen, das entlastet werden könnte.

Erwin Böhm bringt sein psychobiografisches Modell in diese Formel:

A
B --- P --- Sch ---U ------------E – C
G

B = Biografie (Storys)
P = Prägung
Sch = Schlüsselreize (besonders im Alter)
U = Umkehrphänomen (Milieusicherheit, Normalitätswunsch)
A = Affekt
E = Emotion
G = Gefühl
C = Coping

(vgl. Böhm, 2018)

Aufgaben

1. Welche Erreichbarkeits- und Interaktionsstufen benennt Erwin Böhm?
2. Ist eine Rückkehr zu einer höheren Entwicklungsstufe möglich?
3. Überlegen Sie sich anhand Ihrer eigenen Psychobiografie negative und positive Schlüsselreize, die evtl. später auftretende Verhaltensweisen erklären können.
4. Warum verlangt das Pflegemodell nach Böhm ein verändertes Pflegeverständnis von den Pflegefachkräften?
5. Vergleichen Sie den Pflegeprozess nach Böhm mit Ihnen bekannten (z.B. nach Fiechter und Mayer).
6. Welche Grundaussagen zur Pflege finden sich im Pflegemodell nach Böhm?

Fallbeispiel: Frau Hofmeister

Frau Gerda Hofmeister ist 1934 in Schmilka geboren. Nach der Schule macht sie eine Ausbildung zur Floristin und heiratet im Alter von 19 Jahren ihre Jugendliebe Max Hofmeister. Die beiden bekommen nach einer Fehlgeburt vier gesunde Kinder (1955 Anton, 1956 Herbert, 1958 Maria und 1960 Anna). Das Ehepaar Hofmeister führt eine glückliche Ehe, in der es eine klare Rollenverteilung gibt. Während Max Hofmeister als Lehrer das Einkommen der Familie sichert, kümmert sich Gerda Hofmeister um die Kinder und den Haushalt.

Die Familie verbringt ihre freie Zeit gern in den Bergen und ihre Urlaube am Meer, wobei das Geld für Urlaube nicht immer reicht. Der Sohn Anton macht sich nach einer Ausbildung zum Zimmerer und anschließender Meisterschule mit einer kleinen Zimmerei in Schöna selbstständig. Er heiratet und bekommt mit seiner Frau drei Kinder. Herbert tritt in die Fußstapfen seines Vaters und wird Lehrer. Eine Familie gründet er nicht. Die Tochter Maria wird Lehrerin, heiratet und bekommt zwei Kinder.

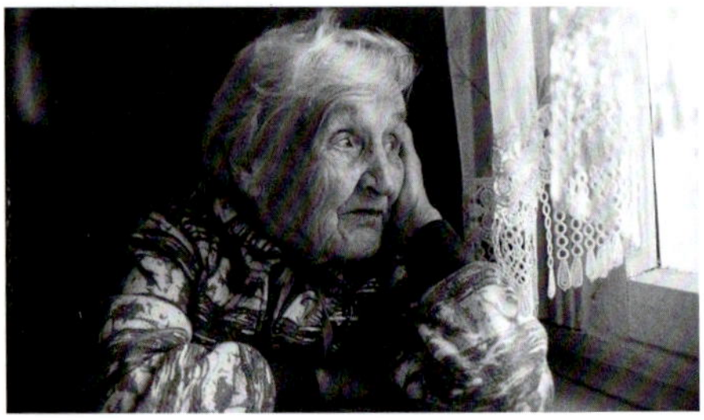

1976 verunglückt die jüngste Tochter nach ihrer Schulabschlussfeier tödlich. Über diesen Verlust kommen die Hofmeisters kaum hinweg. Neue Kraft geben ihnen die Enkel. Maria wohnt mit ihrer Familie nur einige Querstraßen entfernt, sodass die Kinder jedes Wochenende zu Besuch bei den Großeltern sind. Auch viele kirchliche Feiertage verbringen beide Familien gemeinsam. Das Ehepaar Hofmeister lebt in einer Vier-Zimmer-Wohnung. Die Eigentumswohnung liegt im zweiten Stock eines Mehrfamilienhauses. Die Hofmeisters haben einen kleinen Freundeskreis und gehen jeden Mittwoch zum Kegeln und ab und an zum Tanz. Die Wochenenden verbringen sie nach wie vor mit Vorliebe in den Bergen. Nach kurzer Krankheitsphase stirbt Max Hofmeister 2004 im Alter von 70 Jahren an einem Hirntumor. Frau Hofmeister lebt nun von einer kleinen Rente und zieht sich immer mehr zurück. Seit dem Tod ihres Mannes übt sie keine der früheren Aktivitäten mehr aus. Freude scheinen ihr nur die Blumen in ihrem kleinen Garten und die Besuche der Enkel zu bereiten.

Frau Hofmeister ist nun 78 Jahre alt und wiegt bei einer Größe von 159 cm 52 kg. Bei einem Sturz von der Treppe zieht sie sich eine Schenkelhalsfraktur sowie eine Handgelenksfraktur zu, die operativ versorgt werden. Während des Klinikaufenthaltes werden eine Osteoporose und ein chronisches LWS-Syndrom diagnostiziert. Nach 14 Tagen Klinikaufenthalt wird Frau Hofmeister für weitere drei Wochen in eine orthopädische Reha-Klinik verlegt. Zurück zu Hause wird der Alltag für Frau Hofmeister immer beschwerlicher. Sie hat Probleme mit der Hüftprothese und dem Rücken und kann sich nur noch unter Schmerzen bewegen. Besonders das Bücken bereitet ihr große Probleme. Ihre Tochter Maria erledigt die Einkäufe und putzt die Wohnung. Auch die Enkel helfen mit. Im März dieses Jahres organisiert Maria einen ambulanten Pflegedienst, der ihre Mutter unterstützen soll, da sie allein mit ihren Kindern die Betreuung ihrer Mutter nicht mehr vollumfänglich gewährleisten kann. Die Situation belastet Frau Hofmeister sehr, da sie diese Abhängigkeit von ihrer Tochter nicht möchte und das Gefühl hat, eine Last zu sein.

Frau Schön vom ambulanten Pflegedienst führt ein Gespräch mit Frau Hofmeister, in dem sie Folgendes erzählt: „Ich bin froh, dass ich einen Pflegegrad bekommen habe. Der Rücken und die Hüfte machen mir so zu schaffen, ich kann nur noch mit Gehstöcken laufen und habe oft Schmerzen. Allein kann ich nicht mehr in die Dusche. Ich möchte meiner Tochter nicht noch mehr auflasten, auch wenn es mir unangenehm ist, dass das jetzt fremde Leute machen. Früher war ich richtig sportlich, da waren wir jedes Wochenende Wandern und Radfahren, als mein Mann noch lebte. Ich bin oft allein und denke nach. Dabei wünsche ich mir so sehr jemanden zum Reden. Wissen Sie, der Tag vergeht nur sehr langsam. Und wenn man tagsüber nichts zu tun hat, kann man auch nachts nicht schlafen. In manchen Nächten wird mir alles zu viel und ich denke, wie wäre es, jetzt bei meinem Mann zu sein und dieses Leben hier hinter mir zu lassen."

Aufgaben zum Fallbeispiel

1. Überlegen Sie sich welche Ereignisse aus der Biografie von Frau Hofmeister im Alter zu unangepassten Verhaltensweisen führen können. Begründen Sie.
2. Welche Situationen o. Ä. können als positive oder negative Schlüsselreize bei Frau Hofmeister entstehen?
3. Was könnten Coping-Strategien bei Frau Hofmeister sein?

Literaturverzeichnis

Böhm, Erwin: Pflegediagnosen nach Böhm, 4. Aufl. Basel: Recom, 1994.

Böhm, Erwin: Psychobiographische Pflegemodell nach Böhm. Wien: Maudrich, 1999.

Neumann-Ponesch, Silvia: Modell und Theorien in der Pflege, 3. Auflage, facultas.wuv Universitätsverlag, 2014.

3.4 Theorie der zwischenmenschlichen Beziehungen in der Pflege (nach Hildegard Peplau)

Kurzbiografie Hildegard Elizabeth Peplau

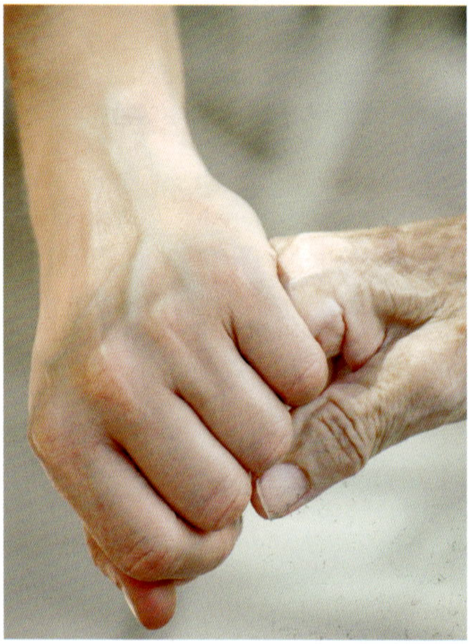

Hildegard Elizabeth Peplau wurde am 01.09.1909 als zweitältestes von sechs Kindern in Pennsylvania geboren. Ihre Eltern waren deutsche Immigranten mit polnischen Wurzeln. Im Jahr 1931 legte Peplau ihr Krankenpflegeexamen ab, arbeite im Operationsdienst und in der psychiatrischen Pflege. Ab 1936 leitete sie den Gesundheitsdienst des Bennington Colleges. Während des 2. Weltkrieges trat Peplau in das U.S. Army Nurse Corps als First Lieutenant ein, wo sie ihren Einsatz in der Neurologie und Psychiatrie fand. Im Laufe ihres Arbeitslebens erlangte sie weitere akademische Abschlüsse, B.A. in „Interpersonal Psychology", M.A. in „Psychiatric Nursing" sowie Ed.D in Erziehungswissenschaft zur Curriculumentwicklung im Jahr 1953.

Im Jahr 1960 habilitierte sie und arbeitete als Professorin an der Columbia University in New Jersey, wo sie im Bereich der psychiatrischen Pflege lehrte. Als sie im Ruhestand war, arbeitete Peplau zwei Jahre als Gastprofessorin in Belgien. Anfang der 1970er Jahre arbeitete sie als Führungsmitglied der ANA (American Nurses Association); 1969–1970 als Direktorin, von 1970–1972 als Präsidentin und von 1972–1974 als Vizepräsidentin. Des Weiteren war sie Mitglied des Expertenrates der WHO (Weltgesundheitsorganisation).

Im Jahr 1952 veröffentlichte Peplau die Theorie der „interpersonalen Beziehungen in der Krankenpflege". Mit ihrer Theorie beschritt sie einen gegensätzlichen Weg zu anderen Pflegetheoretikern dieser Zeit, die sich mehrheitlich mit bedürfnisorientierten Modellen und Theorien beschäftigten. Der zentrale Schwerpunkt der Theorie von Peplau ist die zwischenmenschliche Beziehung, die zwischen Pflegefachkräften sowie Patienten in der Pflegesituation entsteht.

Peplau möchte, dass Pflegefachkräfte nicht nur über den dynamischen Beziehungsprozess informiert sind, sondern auch die Kompetenz entwickeln, ihre eigene Rolle bzw. ihr eigenes Verhalten innerhalb dieses Beziehungsprozesses zu reflektieren. In dieser Fähigkeit plus der Verbindung mit der durch sie formulierten Handlungsanweisungen für die Pflegefachkraft-Patienten-Beziehung sieht Peplau den eigentlichen Pflegeerfolg begründet. Ihre Gedanken zur Theorieentwicklung begründeten sich ausschließlich auf eigenen Erfahrungen während ihrer Tätigkeit als Krankenschwester in der Psychiatrie.

3.4.1 Definition von Pflege nach Peplau

Das vordergründige Ziel von Pflege liegt in der Gesundung des Menschen. Um dieses Ziel zu erreichen, unterstützt, begleitet und fördert die Pflegekraft den Patienten. Pflege findet laut Peplau mithilfe des Beziehungsprozesses statt. Sie setzt voraus, dass das Handeln zwischen Patienten und Pflegefachkraft immer zielgerichtet ist, wobei die Pflegefachkräfte mit und für den zu Pflegenden arbeiten.

Peplau formuliert in ihren Theorien **fünf Merkmale von professioneller Pflege**.

3.4.1.1 Teilnehmende Beobachterrolle der Pflegefachkraft

Die Pflegefachkraft nimmt bewusst und zielgerichtet alle verbalen Äußerungen des Patienten wahr und analysiert darauf basierend ihr eigenes Verhalten. Die Pflegefachkraft übt also die **aktive Beobachtung** aus. Somit übernimmt sie nicht nur die Rolle des passiven Zuschauers, sondern sie beobachtet und reagiert bzw. interagiert gleichzeitig. Das macht sie zu einer aktiv handelnde Person.

3.4.1.2 Patienten-Fokussierung

Das bedeutet auch, dass die Pflegefachkraft während ihrer Arbeit all ihre persönlichen und sozialen Bedürfnisse zurückstellt, um dem Patienten ihre volle Aufmerksamkeit zu schenken. Nur so ist es möglich, alle Bedürfnisse, Wünsche und Ziele des Patienten zu erkennen – und zu versuchen, diese zu erfüllen. Peplau beschreibt diesen Sachverhalt so: mit den Augen des Patienten sehen. Dieses Motiv wird zum Leitgedanken der Pflegetheorie Peplaus, den sie mit vielen Beispielen in ihrem Buch „Zwischenmenschliche Beziehungen in der Pflege. Ausgewählte Werke" von 2009 untermauert.

3.4.1.3 Bewusstsein der eingenommenen Rollen durch die Pflegefachkraft

Peplau beschreibt in ihrer Theorie, dass Pflegefachkräfte innerhalb des Beziehungsprozesses verschiedene Rollen (z. B. Muttersatz, Therapeut) gegenüber dem Patienten einnehmen. In diesem Zusammenhang ist bedeutsam, dass Pflegefachkräfte sich ihrer aktuell eingenommenen Rolle bewusst sind und gemäß dieser Rolle handeln (ausführlicher im Kapitel 3.4.2).

3.4.1.4 Entdeckende Haltung der Pflegefachkraft

Peplau formuliert in ihrer Theorie, dass Pflegefachkräfte hauptsächlich eine **entdeckende, beobachtende** und **abwartende Haltung** im Beziehungsprozess einnehmen sollen. Sie dürfen Pflegesituationen nicht schnell und nur rational abhandeln, weil sie zügig ein Pflegeergebnis vorweisen können möchten. Die Pflegefachkraft legt ihr Hauptaugenmerk auf die ausführliche Pflegeanamnese (Datensammlung), die sie mithilfe der Methoden des Zuhörens, des Fragens bzw. des Hinterfragens und des Beobachtens erstellt.

3.4.1.5 Rückschlüsse ziehen

Peplau beschreibt, dass in jeder einzelnen Pflegesituation die **Handlungsschritte Beobachten, Deuten und Intervenieren** erfolgen müssen. Wichtig nach Peplau ist, dass aus den subjektiven Daten Verallgemeinerungen für weitere Pflegesituationen abgeleitet werden, sodass Pflegephänomene (z. B. Angst, die häufiger auftritt) kurzfristiger erkannt werden können (vgl. Sander, Schneider, 2016).

> **!** **Merke**
> Im Gegensatz zu anderen Pflegetheoretikern ihrer Zeit weicht Peplau vom gängigen bedürfnisorientierten Pflegeverständnis – und somit auch von der Art zu pflegen – ab. Sie beschreibt professionelle Pflege als Beziehung/Interaktion zwischen Patienten und Pflegekraft. Somit generiert sie einen Beziehungsprozess – und keinen Pflegeprozess im bis dahin üblichen Sinn. Dieser Sachverhalt wird bereits an den von Peplau definierten pflegerische Aufgaben Beobachten, aktiv Zuhören, Analysieren, Interpretieren, Abwarten und Geduld deutlich.

3.4.2 Phasen des Beziehungsprozesses und Rollen der Pflegefachkräfte

Peplau beschreibt in ihrer Theorie der zwischenmenschlichen Beziehungen für den Beziehungsprozess **vier Interaktionsphasen**, die das Gefüge Pflegefachkraft-Patient im Laufe ihrer Beziehung durchlaufen. Innerhalb der Interaktionsphasen nehmen die Pflegekräfte verschiedene Rollen ein. Die Entscheidung über die aktuelle Interaktionsform bzw. welche Rolle gerade eingenommen wird, hängt ab von der Interaktionsphase und der Situation, vom Alter usw. des Patienten.

3.4.2.1 1. Phase: Orientierungsphase

Die Orientierungsphase beginnt mit der Aufnahme in das Krankenhaus oder dem Erstkontakt in den pflegerischen Einrichtungen. Die Situation ist gekennzeichnet durch den Patienten, der ein physisches oder psychisches Problem hat. Er artikuliert das Problem, stellt sehr viele Fragen zu seiner Erkrankung und/oder der derzeitigen, für ihn neuen Situation. Sein Verhalten ist gekennzeichnet durch Unsicherheit.

Der Patient versucht zur Pflegekraft eine Verbindung aufzubauen und erkennt ggf. schon, dass er professionelle Pflege in Anspruch nehmen muss. Die Pflegekraft übernimmt in dieser Situation die Rolle einer Fremden, d. h. beide, Patient und Pflegefachkraft, stehen sich als fremde Personen gegenüber.

In dieser ersten Phase nimmt die Pflegefachkraft die Wünsche und Bedürfnisse des Patienten wahr, gibt ihm Sicherheit durch Orientierung und Zeit sowie Ruhe, sich zu orientieren. Das pflegerische Ziel besteht darin, Ängste des Patienten abzubauen.

Gegen Ende der Orientierungsphase sollte der Patient soweit in der Pflegekraft-Patienten-Beziehung gefestigt sein, dass er motiviert ist, aktiv am Genesungsprozess mitzuwirken. Somit werden in der **Orientierungsphase die Grundbausteine für eine kooperative Beziehung** gelegt.

3.4.2.2 2. Phase: Identifikationsphase

Die Identifikationsphase umfasst die Zeit der intensiven Behandlung. In dieser Phase entscheidet der Patient, ob der **Beziehungsprozess aktiv oder passiv verläuft**. Der Patient identifiziert sich mit der Pflegefachkraft und versucht, mit ihr ein (Arbeits-)Bündnis einzugehen. Gelingt dieser Prozessabschnitt, baut der Patient zur Pflegekraft Vertrauen auf, sodass er vorgeschlagene pflegerische Maßnahmen annimmt und umsetzt, meist, ohne diese zu hinterfragen.

Die Pflegefachkraft ist dem Patienten gegenüber offen und kongruent im Auftreten, sie bestärkt ihn darin, sich über seine Gefühle und Wünsche klar zu werden und sie zu äußern. Die Pflegefachkraft versucht, das Denken und Handeln des Patienten besser zu verstehen.

Um das zu ermöglichen, bedarf es vonseiten der Pflegefachkraft einer kontinuierlichen Kommunikation. Sie fungiert als Berater, Lehrender, Informant, Stellvertreter oder Führer – abhängig von der „Entwicklungsstufe", in der sich der Patient gerade befindet. Die Pflegefachkraft kommuniziert auf der Ebene, auf der sich der Patient aktuell befindet.

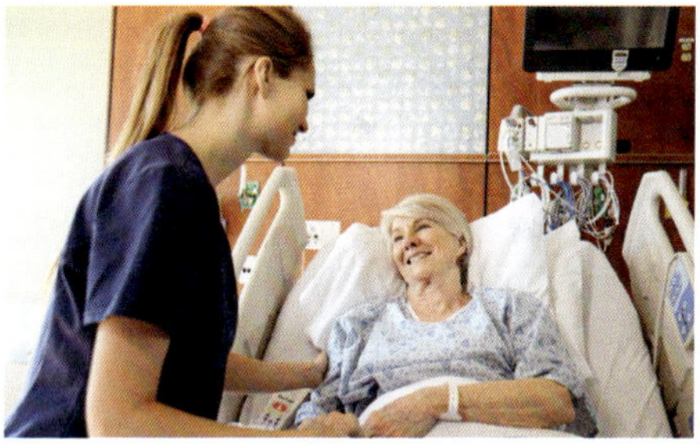

Gelingt diese Phase der Identifikation, ist es dem Patienten möglich, seine Probleme vollumfänglich zu erkennen und seine therapeutische Compliance zu entwickeln.

3.4.2.3 3. Phase: Nutzungsphase

Die dritte Phase findet in der Zeit der Rekonvaleszenz bzw. der Rehabilitation statt. In dieser Phase ist der Patient in seiner Krankheitsverarbeitung soweit, dass er seine Krankheitssituation versteht und alle ihm gebotenen Dienstleistungen für sich nutzt. Er kommuniziert auf der **„Ebene eines Jugendlichen"**, d. h., er diskutiert seinen Genesungsprozess, verlangt nach immer mehr Informationen, lässt sich Therapien usw. erklären, um aktiv am Pflegegeschehen teilzunehmen. Er möchte seine Situation immer stärker selbst gestalten und bestimmen. Zum Teil kann die Pflegefachkraft das als anstrengend empfinden.

Um den Wissensdurst zu stillen, bietet die Pflegefachkraft verschiedene Pflegehandlungsalternativen an sowie viele Informationen. In dieser Phase stehen Pflegefachkraft und Patient in einer ständigen Interaktion, sie planen gemeinsam weitere pflegerische Schritte. Aufgrund des aktiven Einbezugs des Patienten in alle pflegerischen und therapeutischen

Handlungen hat er die Chance, unabhängig (von der Pflegekraft) zu werden, sein Leben wieder selbst zu gestalten. Ggf. besitzt er das Know-how, ein selbstbestimmtes Leben trotz einer chronischen Erkrankung oder Einschränkung zu führen.

Die Rollen der Pflegefachkraft entsprechen denen der Nutzungsphase, wobei sich in dieser Phase die Abhängigkeit des Patienten von der Pflegefachkraft in Unabhängigkeit wandelt.

3.4.2.4 4. Phase: Die Ablösungsphase

Die vierte und letzte Phase entspricht dem Zeitraum der Entlassung bzw. der Überleitung in ein anderes Pflegesetting (z.B. Krankenhaus, Pflegeheim). Der Patient löst sich zusehends aus der Patientenrolle, plant seine Zukunft, übernimmt immer mehr Verantwortung für sich selbst, womit die Loslösung und die Aufhebung der Identifikation mit der Pflegekraft einhergeht.

Die Pflegefachkraft unterstützt den Patienten beim Ablösungsprozess, gibt ihm ihre Unterstützung und Hilfestellung, um sich aus der Identifikation zu lösen. Des Weiteren plant sie den Abschluss der individuellen Beziehung und bereitet die Entlassung/Verlegung vor. Sie übernimmt die Rolle eines Begleiters, bzw. stehen sich Patient und Pflegefachkraft als gleichberechtigte Erwachsene gegenüber. Die Positionen sind ausgeglichen.

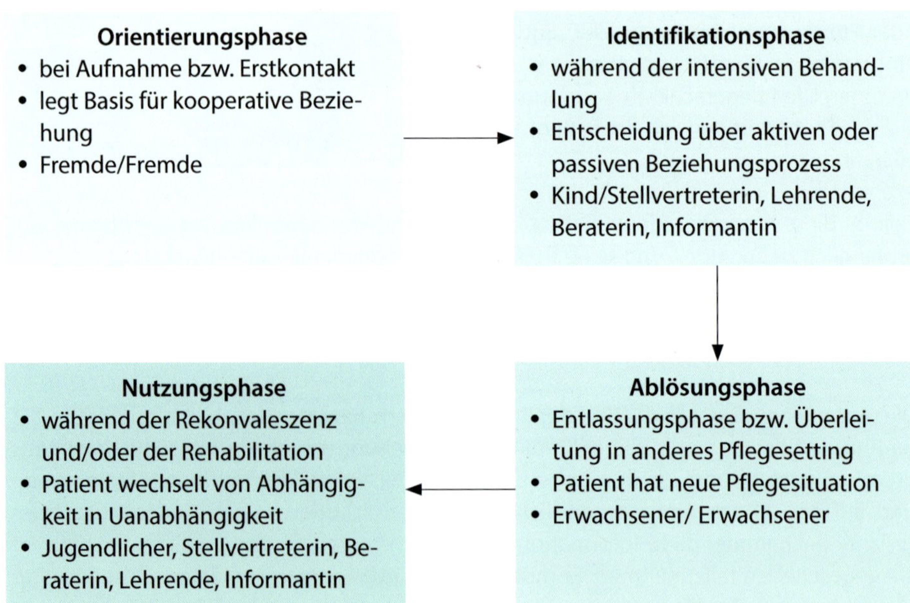

Interaktionsphasen nach Peplau

3.4.3 Mögliche Rollen der Pflegenden

Peplau beschreibt in ihrer Pflegetheorie den Beziehungsprozess zwischen Patienten und Pflegefachkraft. Dieser Prozess verläuft in vier Phasen, die in jedem neuen Pflegesetting durchlaufen werden. Während dieser Phasen nehmen Patienten und Pflegefachkräfte unterschiedliche Rollen ein.

Dabei stellt Peplau klar, dass die Patienten per se aufgrund fehlender Fachkompetenz den Pflegefachkräften „unterstellt" sind. Das heißt, dass sie symbolhaft zu Beginn der Beziehung ein Kind sind und später Jugendlicher bzw. Erwachsener. Wegen des Wissensvorsprungs handeln Pflegefachkräfte immer als erwachsene Personen mit unterschiedlicher Funktion:

- **Fremder:** In dieser Rolle begegnet die Pflegefachkraft dem Patienten zu Beginn der Beziehung vorbehaltlos und vorurteilsfrei. Hier zeigt sich die **pflegerische Professionalität** durch **Offenheit**, **Wertschätzung** sowie **Aufmerksamkeit**.
- **Stellvertreter/Ersatzperson:** Als Ersatzperson oder Stellvertreter übernimmt die Pflegefachkraft die Rolle einer Person, die dem Patienten in der Vergangenheit wichtig war, die ihm Halt und Hilfe gab. Das können Eltern, Freund, Partner … gewesen sein. Die Pflegefachkraft kann sich diese unbewusste Rollenzuweisung zunutze machen, um den Patienten zu leiten, ihn dazuzubringen, verschiedene notwendige pflegerische sowie therapeutische Interventionen durchzuführen bzw. mitzumachen, da der Patient ihr (bedingungslos) vertraut. Somit übernimmt der Patient zum Teil unreflektiert die Handlungsanweisungen der Pflegefachkraft. Diese Rolle kompetent auszufüllen, bedarf vonseiten der Pflegefachkraft längerer Berufserfahrung.
- **Lehrender:** In dieser Rolle arbeitet die Pflegefachkraft hauptsächlich auf der Sachebene. Sie vermittelt Wissen, Informationen und kognitive Fähigkeiten. Zum anderen dient sie als Vermittler auf der Gefühlsebene. Der Schwerpunkt als Lehrende liegt in der Anleitung der Patienten. Nach Peplau beginnt die Pflegefachkraft den Lernprozess und hält ihn aufrecht.
- **Berater:** Die Rolle des Beraters verlangt von der Pflegefachkraft ein hohes Maß kommunikativer Fähigkeiten. Eine Beratung hat zum Ziel, dass der Patient seine Situation reflektiert und Schlussfolgerungen für sich zieht, um individuelle Copingstrategien zu entwickeln.
- **Informant:** Die Rolle des Informanten erscheint gerade in der Nutzungsphase wichtig. Die Pflegefachkraft sollte in der Lage sein, dem Patienten pflegespezifische, rechtliche Fragen zu beantworten sowie technische Probleme zu bearbeiten.

> **!** **Merke**
> Hildegard Peplau beschreibt in ihrer Pflegetheorie einen Beziehungsprozess zwischen Patienten und Pflegefachkraft. Der Prozess durchläuft die Orientierungs-, die Identifikations-, die Nutzungs- sowie die Ablösungsphase. Während dieser Phasen entwickelt der Patient seine Krankheitsgeschichte und im besten Fall als Ergebnis Copingstrategien. Die Pflegekraft interagiert in jeder Phase mit dem Patienten auf dem Entwicklungsniveau, auf dem er sich – bezogen auf sein Krankheitserleben bzw. seiner Krankheitsbewältigung – gerade befindet. Sie übernimmt dafür verschiedene Rollen – Lehrender, Stellvertreter, Informant, Berater, Fremder.

3.4.4 Gegenüberstellung Beziehungsprozess nach Peplau und Pflegeprozess

Orientierungs-phase	• Warum besteht Bedarf an professioneller Pflege? • Es wird ein Anamnesegespräch geführt. • Alle erhobenen Daten müssen dokumentiert werden. • Hilfsmittel: Anamnesebogen, Stammblatt, Biografie-erhebungsbogen.	1. Informations-sammlung (Pfle-geanamnese)
Identifikations-phase	• Gemeinsame Zielformulierung mit dem Patienten • Dokumentierte Informationen sortiert, reflektiert und analysiert • Formulierung von kurz- und langfristigen Zielen • Pflegeinterventionen festlegen unter Einbeziehung von Pflegestandards • Hilfsmittel: Pflegeplan, Pflegebericht	2. Planung der Pflege (Pflegediagnose, Pflegeziele und -planung)
Nutzungs-phase	• Durchführung der geplanten Pflege • Kontinuierliches Beobachten, Wahrnehmen und Dokumentieren • Sind Pflegeinterventionen wirksam? • Hilfsmittel: Pflegeverlaufsdokumentation, Pflegebericht	3. Durchführung der Pflege (mit Pflege-dokumentation)
Ablösungs-phase	• Konnte das Pflegeziel erreicht werden? • Ergebnisevaluation • Beendigung des Beziehungsprozess • Pflegeprozess beenden oder neue Ziele festlegen • Hilfsmittel: Entlassungsbericht und -gespräch	4. Evaluation (Pflege-ergebnis)

Gegenüberstellung Beziehungsprozess nach Peplau und Pflegeprozess

Der Beziehungsprozess von Peplau und der Pflegeprozess (z. B. nach WHO – vierschrittig – lassen sich miteinander in Verbindung setzen.

! **Merke**
Wichtig ist zu unterscheiden, dass der Beziehungsprozess linear verläuft, wo hingegen der Pflegeprozess zyklisch angelegt ist und bei Bedarf in erneute Zielformulierung oder Planung von Pflegeinterventionen zurückfallen kann.

Pflegebündnisse

Für den Beziehungsprozess beschreibt Peplau noch **drei Arten von Pflegebündnissen:**

- **Aktiv-passives-Bündnis:** Die Pflegekraft trifft Entscheidungen und führt Pflegemaßnahmen durch. Der Patient lässt es passiv geschehen. Nach Peplau darf dieses Bündnis nur in Notsituationen angewendet werden, z. B. wenn Patienten bewusstlos sind, sehr starke Ängste haben. In diesem Bündnis befindet sich **der Patient in einer Abhängigkeit**, die er nicht unterbrechen kann.
- **Experten-Klienten-Bündnis:** Die Pflegefachkraft übernimmt die Rolle eines Beraters oder Begleiters für den Patienten.
- **Kooperatives Bündnis:** Patient sowie Pflegefachkraft stehen sich bei der Zielformulierung, Planung von Pflegeinterventionen und deren Umsetzung gleichberechtigt gegenüber bzw. wirken zu gleichen Teilen daran mit. Patienten favorisieren dieses Bündnis, es wird aber in der Praxis meist nicht so umgesetzt.

In der Praxis überwiegt oft das Aktiv-Passiv-Bündnis, wobei die Abhängigkeit von den Patienten oft nur erlernt ist und sich nicht aus der Erkrankung ergibt. Die von Peplau formulierten Bündnisse finden sich auch im Pflegeprozess.

3.4.5 Das Konzept der Angst

Angst ist in der Pflegetheorie von Peplau ein bedeutendes Konzept. In ihm vereint sie alle Erfahrungen, die sie bei der Pflege psychisch erkrankter Patienten sammeln konnte. Peplau definiert Angst als etwas als bedrohlich Wahrgenommenes, auf das die Person körperlich reagiert. Sie unterscheidet im **Angstkonzept vier Grade der Angst** – geringe Angst, mäßige Angst, große Angst sowie panische Angst:

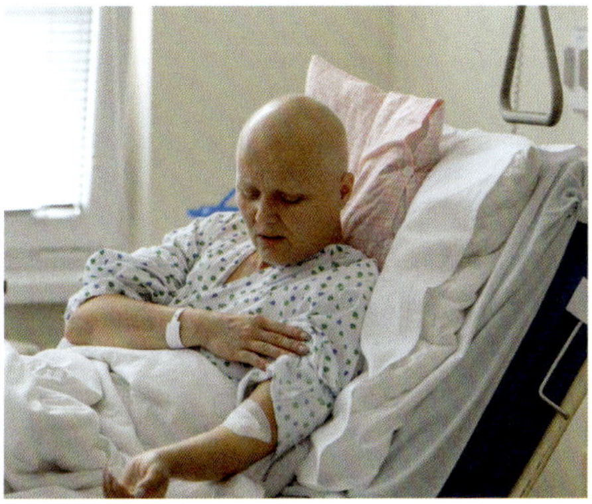

- Geringe Angst: Die Betroffenen sind hellwach, sie sind sich ihrer Angst bewusst, sie erkennen bestehende Kontexte besser und haben eine erweiterte Wahrnehmung. Die Pflegefachkraft kann bei der geringen Angst gemeinsam mit dem Patienten die Problemlösung beginnen und ihm helfen, aus der Situation zu lernen.
- Mäßige Angst: Bei diesem Grad kann der Betroffene noch seine Angst verbalisieren, er versteht aber immer weniger die Zusammenhänge. Seine Wahrnehmungsfähigkeit ist eingeengt, die Aufmerksamkeit ist eindimensional auf die Angst gerichtet, wobei Umgebungsfaktoren nicht wahrgenommen werden. Pflegerische Interventionen bei mäßiger Angst zielt darauf ab, den Betroffenen zum Sprechen über die Angst zu bringen. Das sollte so detailliert wie möglich geschehen. Wichtig dabei ist, dass die Pflegefachkraft ihre eigenen bestehenden Ängste kennt, aber nicht zum Vorschein bringt, da es im extremen Fall zu einer Übertragung ihrer Angst auf den Betroffenen kommen kann.
- Große Angst: Betroffene mit großer Angst besitzen eine sehr eingeschränkte Wahrnehmung, erfassen und hören noch weniger als im Zustand der mäßigen Angst. Die Angst selbst kann der Betroffene – wegen seiner stark eingeschränkten Wahrnehmung – nicht mehr benennen. Er kann die Aufmerksamkeit nicht mehr streuen, sondern ist auf ein Detail fixiert. Betroffene entwickeln eine die Angst überzeichnende Verhaltensweise bzw. psychosomatische Beschwerden. Die Pflegefachkraft kann nur versuchen, Betroffene zum Sprechen zu animieren, damit die Chance besteht, durch spontane Äußerungen oder Einfälle das Niveau der Angst zu senken.
- Panische Angst: Die Betroffenen zeigen verschiedene Verhaltensweisen zur Entlastung, z. B. Um-sich-Schlagen, Laufen, Schreien, Boxen usw. Die Betroffenen nehmen weiter nur ein Detail wahr, was sich in ihren Gedanken und Gefühlen immer weiter aufbauscht bzw. zuspitzt. Sie sind in ihrer Angst gefangen und nicht mehr in der Lage zu prüfen, ob die empfundene Angst mit der Realität übereinstimmt. Die Pflegefachkraft kann in dieser Situation nur bei dem Betroffenen bleiben. Sie sollte nicht versuchen, durch Argumente zu beruhigen, sondern mit sachlichen Aussagen auf die Äußerungen des Betroffenen eingehen.

Setzen sich Pflegefachkräfte mit dem Thema Angst auseinander, sollte ihnen bewusst sein, dass Angst eine subjektive, nicht immer verstehbare Gefühlserfahrung ist. Sie beruht auf subjektiver Wahrnehmung, die real oder nicht real sein kann. Das Gefühl der Angst führt zu unterschiedlichen körperlichen Reaktionen (Tachykardie, Tachypnoe, Zittern usw.) mit dem Ziel des Überlebens.

→ Fazit

Hildegard Peplau formuliert ihre langjährigen Erfahrungen als Krankenschwester in der Psychiatrie und Neurologie in ihrer Pflegetheorie der interpersonalen Beziehungen. Sie geht davon aus, dass Pflege immer einen Beziehungsprozess darstellt, der geformt wird durch die zwischenmenschlichen Interaktionen von Patienten und Pflegefachkraft. Somit ordnet sich die Theorie nach Peplau in die Interaktionstheorien ein (nach Denkschulen).

Peplau beschreibt vier Phasen diese Beziehungsprozesses: Orientierungsphase, Identifikationsphase, Nutzungsphase sowie Ablösungsphase. Innerhalb dieser vier Phasen, die sich von der Aufnahme bis zur Entlassung bzw. Überleitung in ein anderes (Pflege) Setting erstrecken, übernimmt die Pflegefachkraft verschiedene Rollen (Fremder, Berater, Ersatzperson, Informant, Lehrender sowie Führungsperson).

Auch der Patient findet sich – bezogen auf die Entwicklung seiner Krankengeschichte und Copingstrategien – in verschiedenen Rollen wieder (Kind, Jugendlicher, Erwachsener). Das Ergebnis des Beziehungsprozesses soll die Entwicklung von Copingstrategien sein und somit die Selbstständigkeit bzw. selbstbestimmte Teilhabe des Patienten.

Vergleicht man den Beziehungsprozess mit dem (vierstufigen) Pflegeprozess der WHO und anderen, lassen sich Parallelen erkennen. Auch diverse Hilfsmittel wie Pflegebericht, Anamnesebogen usw. sind (sowohl im Beziehungsprozess als auch Pflegeprozess) anzuwenden. Lediglich die kommunikative Interaktion nimmt in der Pflegetheorie von Peplau einen höheren Stellenwert ein als im Pflegeprozess.

Während ihrer Arbeit als Krankenschwester musste Peplau erkennen, dass sehr viele Patienten unter dem Phänomen der Angst litten. Das veranlasste sie, „Angst" als ein bedeutendes Konzept mit in ihre Pflegetheorie zu integrieren, damit alle Pflegefachkräfte sich der Auswirkungen von Angst auf den Patienten und seine Entwicklung von Copingstrategie bewusst werden. Pflegefachkräfte müssen in der Lage sein zu erkennen, welcher Grad der Angst vorliegt, und wie man mit diesem interagieren sollte, um bestmögliche Erfolge zu erzielen.

Zum Ende soll klargestellt werden, dass die Theorie der zwischenmenschlichen Beziehungen keine Pflegetheorie nur für die psychiatrische Pflege ist. Sie ist in sehr vielen verschiedenen Pflegesettings (z.B. Pflegeheim, Betreuung von chronisch Kranken) anwendbar.

Aufgaben

1. Welche Rolle/Rollen haben Sie in ihrer Ausbildung bzw. bei Ihrer pflegerischen Arbeit bereits eingenommen?
2. Wie fühlten Sie sich in dieser Rolle? Wie reagiert der Patient in dieser Situation auf Sie?
3. Nennen und erklären Sie die Arten des Pflegebündnis, nach Peplau.
4. Erläutern Sie die Phasen der Pflegetheorie nach Peplau.

Fallbeispiel: Herr Schuster

Herr Schuster, 42 Jahre alt, Familienvater, arbeitet als Geschäftsführer einer Unternehmensgruppe. Er ist seit einem halben Jahr in dieser Position. Seit dieser Zeit sieht er seine Familie nur an den Wochenenden und selbst in dieser kurzen Zeit muss er noch Termine erledigen und E-Mails bearbeiten.

Herr Schuster merkt an sich, dass er den Kindern gegenüber immer etwas gereizt ist, ungeduldiger als sonst; dass er ständig müde ist, aber nachts nicht schlafen kann. Dieser Zustand hält schon fast drei Monate an und verschlechtert sich immer weiter.

Nach weiteren zwei Wochen kommt Herr Schuster freitags nachts nach Hause, legt sich ins Bett und findet am nächsten Morgen nicht die Kraft, das Bett zu verlassen. Er bleibt liegen und denkt, dass er sich nur ausruhen muss, aber auch am Sonntag fehlt ihm die Kraft das Bett zu verlassen. Am Montag geht er früh zum Arzt und erläutert ihm seine Symptome … Der Arzt weist ihn eine psychosomatische Klinik ein.

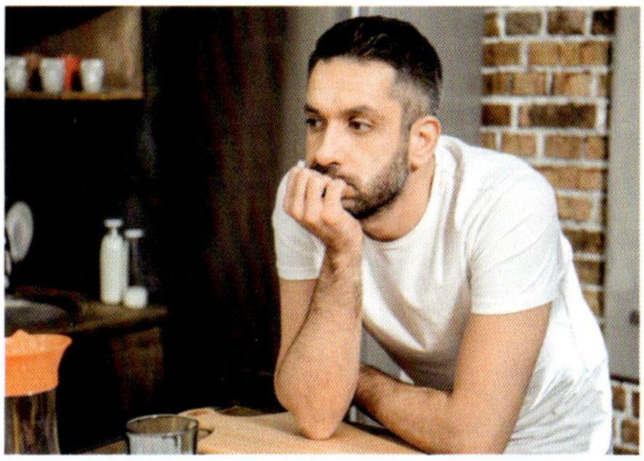

Die ersten Tage in der Klinik wird Herr Schuster hauptsächlich von der Fachpflegekraft Bea betreut. Diese nimmt Herrn Schuster auf, zeigt ihm die Station, erklärt den Tagesablauf, begleitet ihn zu Therapien und bietet ihm Gespräche an. Herr Schuster redet in diesen Tagen fast nicht, fragt höchstens, warum er genau hier ist; sagt, dass er seine Ruhe wünscht. Bea ist die gesamte Zeit für ihn da und versucht Herrn Schuster an den Stationsablauf und den Klinikablauf zu gewöhnen.

In den kommenden drei Wochen taut Herr Schuster langsam auf … Er geht zu allen angeordneten Therapien (Ergo-, Physio- und Musiktherapie, Trommeln, Gruppengespräche und Schwimmen). Ergotherapie und Musiktherapie machen ihm viel Spaß und er beteiligt sich aktiv daran; die anderen lehnt er ab und er geht nur durch gutes Zureden durch Bea hin. Die Gespräche mit dem Psychologen findet er gut und er beginnt zu erkennen, dass er sich, seine Einstellung zum Beruf und Leben ändern muss, um wieder ein erfülltes Familien- und Arbeitsleben führen zu können.

Bea hat gerade Nachtdienst. Da Herr Schuster immer noch nachts nicht viel schläft, kommt er oft zu ihr, um zu reden. Er vertraut ihr sehr und erzählt offen von seinen Problemen, seiner Familie und seinen Ängsten, Frau, Kinder und Job zu verlieren. Er öffnet sich und fragt Bea nach Tipps, wie er sein Leben besser organisieren kann, um aus dem Kreis der ständigen Arbeit, Familienpflichten und daraus erwachsener Unruhe, Überforderung und Schlaflosigkeit rauszukommen.

Bea erarbeitet im Gespräch mit Herrn Schuster verschiedene Möglichkeiten, sein Arbeits- und Familienleben zu organisieren und zu strukturieren. Sie besprechen zusammen mit dem Psychologen verschiedene Entspannungsübungen, arbeitsorganisatorische Dinge und Abgrenzungsmöglichkeiten zu den sehr hohen Anforderungen seines Chefs. Bea erklärt Herrn Schuster, dass er nicht das Verpasste der Woche mit seiner Familie komplett am Wochenende nachholen kann oder muss.

In den nächsten Wochen darf Herr Schuster seine Familie am Wochenende besuchen und lernt dabei, seine Bedürfnisse und die der Familie in Einklang zu bringen. Er fühlt sich ausgeruht, voller Elan und mit den richtigen Strategien ausgestattet, um den Job des Geschäftsführers optimal und effektiv ausfüllen zu können, ohne sich dabei zu verausgaben und die Familie zu vernachlässigen.

Er verspürt den Wunsch, nach Hause entlassen zu werden und sein bisheriges Leben wieder aufzunehmen. Er klärt mit seinem Psychologen und Bea noch wichtige Dinge, die bis zur Entlassung geregelt sein müssen … Wiedereingliederung, therapeutische ambulante Unterstützung am Anfang zu Hause, Suche nach Entspannungsmöglichkeiten zu Hause usw.

Nach vier Monaten Therapie wird Herr Schuster entlassen.

Aufgaben zum Fallbeispiel

1. Ordnen Sie den jeweiligen Textabschnitten Phasen der pflegerischen Beziehung nach Peplau zu sowie je die Rollen, die Patient und Pflegekraft einnehmen.
2. Erstellen Sie eine Pflegeplanung zu diesem Fall (anlehnend an Peplau).

Literaturverzeichnis

Brandenburg, Hermann; Dorschner, Stephan [Hrsg.]: Pflegewissenschaft 1: Lehr- und Arbeitsbuch zur Einführung in das wissenschaftliche Denken in der Pflege. 2. Aufl. Bern: Huber, 2008.

Peplau, Hildegard: Zwischenmenschliche Beziehungen in der Pflege – ausgewählte Werke. 2. Aufl. Bern: Huber, 2009

Sander, Kirsten; Schneider, Kordula: Pflegemodelle, Pflegetheorien, Pflegekonzepte. 5. Aufl. Brake: Prodos Verl., 2016. (Grundlagen der Pflege für die Aus- und Weiterbildung; Heft 7).

3.5 Das Adaptationsmodell (nach Callista Roy)

Kurzbiografie Callista Roy

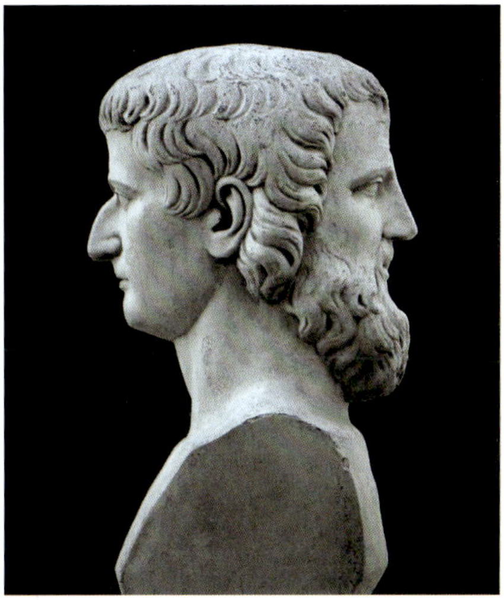

Sister Callista Lorraine Roy wurde am 14. Oktober 1939 in Los Angeles, Kalifornien, in den USA geboren. Sie trat in die Kongregation der Sisters of St. Joseph of Carondelet ein und lebte als katholische Nonne. Roy studierte zunächst Pflegewissenschaften und schloss 1963 mit dem Bachelor of Arts ab. Im Anschluss arbeitet sie als Stationsschwester und in der Verwaltung des St. Mary's Hospital in Tuscon, Arizona, und des St. Josephs Hospital in Lewiston, Idaho. Sie studierte weiter an der Universität Kalifornien und schloss mit dem Master of Science in pädiatrischer Pflege ab. Später setzte sie an der Universität in Los Angeles ihr Studium fort, erreichte den Abschluss M.A in Soziologie. In diesem Fachgebiert promovierte Roy noch. Bis 1982 arbeitete Roy als Assistenzprofessorin und Vorsitzende des Departments of Nursing am Mount Mary's College, danach übernahm sie dort eine Professur sowie an der Universität von Portland. Ihre Lehrtätigkeit als Dozentin brachte sie in viele Länder, z. B. nach Kolumbien, Mexiko, Chile und Schweden. Die Grundgedanken zu ihrem Adaptationsmodell gehen hinein bis in das Jahr 1964, auf ihren eigenen Psychologieunterricht, in dem sie von der Adaptationstheorie von Harry Helson erfuhr, und die später in ihr entwickeltes Adaptationsmodell für die Krankenpflege einfloss. Im Frühjahr 1968 nahm das Mount Mary's College das Adaptationsmodell in den Lehrplan des Bakkalaureat-Studiengangs auf. Im Sommer wurde das Adaptationsmodell in eine Pilotstudie aufgenommen und in den Jahren 1976 und 1977 erforscht. Die Pilotstudie wie das Forschungsprojekt bestätigten dessen Gültigkeit.

Während ihrer Laufbahn veröffentlichte Roy „The Roy Adaptation Model", „Nursing Knowledge Development and Clinical Practice", „Conceptual Models of Nursing practice" sowie zahlreiche Aufsätze und wissenschaftliche Artikel. Für ihr Schaffen erhielt Roy viele Auszeichnungen sowie vier Ehrendoktortitel.

3.5.1 Hauptkonzepte des Adaptionsmodells

Die grundlegenden wissenschaftlichen Grundannahmen des Adaptationsmodells sind die allgemeine Systemtheorie von Karl Ludwig von Bertalanffys sowie die Theorie des Adaptationsniveaus von Helson. Die philosophischen Grundannahmen dagegen finden sich in der Veritivität (sowie den Grundsätzen des Humanismus). **Veritivität** ist ein von Roy geprägter Begriff: Er besagt, dass das Individuum in der Gesellschaft im Kontext

- der Zielgerichtetheit der menschlichen Existenz,
- des einheitlichen Ziels der Menschheit,
- der Aktivität und Kreativität für das Gemeinwohl und
- des Wertes und der Bedeutung des Lebens

gesehen wird (vgl. Schaeffer, Moers, Steppe, Meleis, 1997).

Die bedeutendsten Konzepte sind „der Mensch als adaptives System", „Umwelt", „Gesundheit" sowie „Ziele der Pflege".

3.5.2 Der Mensch als adaptives System

Der **Mensch** steht im **Mittelpunkt** pflegerischen Handelns. Von der humanistischen Annahme ausgehend wird der Mensch als ganzheitliches Ganzes betrachtet und funktioniert auch nur als Ganzes (Ganzheitlichkeit). **Adaptiv** bezeichnet die Fähigkeit menschlicher Individuen, sich an Umweltveränderungen anzupassen und ihrerseits Einfluss auf die Umwelt auszuüben.

Ein **System** ist ein aus verschiedenen Teilen (Subsystemen) zusammengesetztes Ganzes, wobei die einzelnen Subsysteme ineinandergreifen und voneinander abhängig sind. Auf ein System wirken **Input** (Beitrag von außen), **Output** (produktive Leistung nach außen) sowie **Feedbackprozesse** ein. Feedbackprozesse sind Verhaltensweisen des menschlichen Systems auf den Input. Sie zeigen, ob Reaktionen des menschlichen Systems auf den Input effektiv oder ineffektiv sind.

Wie Pflegekräfte mit dem einzelnen Menschen/Patienten und dessen Familie, sozialen Gruppen, Gemeinschaften, Organisationen und Gesellschaften, deren Teil sie sind, umgehen, wird durch diese Faktoren beeinflusst.

Auf das menschliche System angewendet, ergibt sich das in der Abbildung auf der Folgeseite dargestellte Gefüge. Auf das System Mensch mit seinen Subsystemen **Rolle, Interdependenz, Selbstkonzept sowie Physiologie** wirken verschiedene Reize (Input) ein bzw. werden produktive Leistungen nach außen transportiert – Verhalten (Output).

> **!** **Merke**
> Reize sind nicht einfach nur Impulse, sondern stehen immer in einem bestimmten Kontext. Diese Reize können aus dem System Mensch selbst (interne Reize) oder von der umgebenden Umwelt (externe Reize) aus einwirken.

Es werden **drei** verschiedene **Reizarten** unterschieden:

- die **fokalen Reize** (der gerade zu beurteilende Reiz)
- die **kontextualen Reize** (Reize in räumlicher/zeitlicher Nähe)
- die **residualen Reize** (aus früheren Erfahrungen reproduzierbare Referenzwerte)

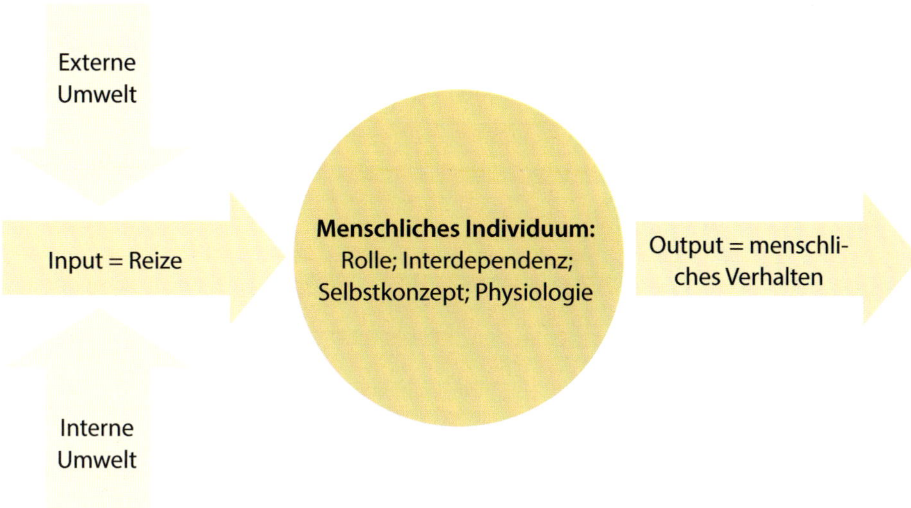

Das adaptive menschliche System

3.5.3 Definition der Reize

Die **fokalen Reize** sind interne oder externe Stimuli, denen das menschliche System unmittelbar ausgesetzt ist. Das können Ereignisse oder Objekte sein, die am deutlichsten ins Bewusstsein rücken. Der Mensch wendet seine gesamte Aufmerksamkeit diesen Stimuli (z.B. einem lauten Knall hinter dem Rücken) zu und verwendet seine Energie, diesen Reiz zu analysieren und auf ihn zu reagieren.

Aber: nicht jeder Reiz wird zu einem fokalen Reiz – es ziehen nicht alle Reize die volle Aufmerksamkeit des Individuums auf sich. Diese **kontextualen Reize** sind alle weiteren Reize in räumlicher/zeitlicher Nähe.

Beispiel: Wir nehmen z.B. nicht mehr das Wetter oder die vorbeifahrenden Autos bewusst wahr. Das ist eine Reaktion des menschlichen Systems, um sich vor Reizüberflutung aus der Umwelt zu schützen. Gleichzeitig verstärken die kontextualen Reize die Wirkung des fokalen Reizes. Sie kommen, wie auch die fokalen Reize, aus der internen oder externen Umwelt.

Beispiel: Ein Patient leidet unter Schmerzen (fokaler Reiz), von denen noch nicht bekannt ist, wie lange sie anhalten (kontextualer Reiz). Da der Patient in seiner Kindheit bei kleinsten Schmerzen ein Schmerzmittel bekam (**residualer Reiz**), weiß er nicht, wo seine Schmerzgrenze liegt. Deshalb kann der Patient nicht so gut mit ihnen umgehen.

Ein Patient, der weiß, dass seine Schmerzen nur drei Tage anhalten (**residualen Reiz**), kommt mit der Situation wahrscheinlich besser zurecht.

Residuale Reize sind Reize, die aus der externen oder internen Umwelt des Individuums entspringen, deren **Auswirkung** auf die **aktuelle Situation aber nicht erkennbar ist**. In den meisten Fällen ist den Betroffenen und den Beobachtern nicht bewusst, dass es diese Reize überhaupt gibt.

Beispiel: Eine ältere Frau hat Angst vor Donnern bei Gewitter, ohne dass ihr bewusst ist, dass sie sich bei einem Gewitter als Kind draußen aufgehalten hatte, wo sie Angst verspürte, da sie nicht in die Sicherheit der elterlichen Wohnung konnte.

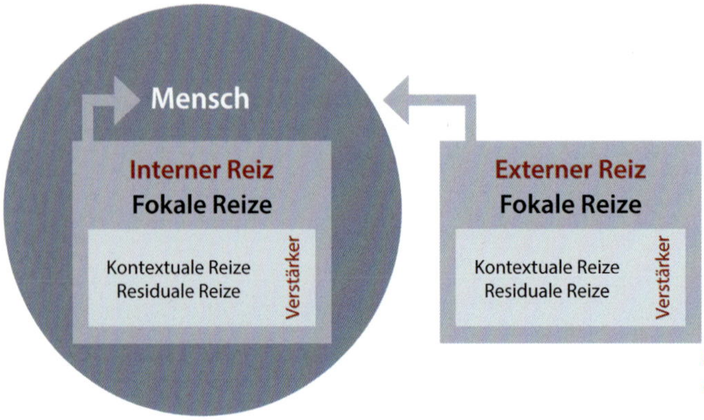

Reize als Einflussfaktoren auf das menschliche System

Überträgt man diese Kenntnisse auf Pflegesituationen, wird deutlich, dass die Pflegefachkraft herausfinden muss, was das menschliche Systeme in einzelnen Pflegesituationen beeinflusst. Sie muss auf alle möglichen Reizeinflüsse achten und diese beschreiben. Dabei sollte sie beachten, dass alle Reize raschen Veränderungen unterliegen, sodass aus fokalen Reizen kontextuale oder residuale Reizen werden können und umgekehrt.

Das Adaptationsmodell am Beispiel Schmerz

Alle Reize (fokale, kontextuale, residuale) bilden das **Adaptationsniveau** des menschlichen Systems. Das Adaptationsniveau entspricht der Beurteilung und in Bezugsetzung aller wahrgenommenen Reize – und zwar zu einem **Bezugspunkt (neutraler Punkt)**.

Beispiel: Schmerz als Beurteilungsdimension. Die Endpunkte „großer Schmerz" und „kein Schmerz" und der neutrale Punkt „erträglicher Schmerz" wird jeder Mensch anders beurteilen. Abhängig z. B. davon,

- wie oft jemand bereits Schmerzen hatte,
- wie er die Situation beurteilt,
- wie viele Menschen ihn auf den Schmerz ansprechen usw.

wird der neutrale Punkt auf einer fiktiven Skala weiter links oder rechts liegen. Je besser jemand mit Schmerz umgehen kann, umso höher ist sein Adaptationsniveau für Schmerz.

3.5.4 Dynamische Anpassung

In ihren Überlegungen zum Adaptationsmodell ließ sich Roy von Helson inspirieren. Dieses sagt, die Möglichkeiten des menschlichen Systems mit einer Situation umzugehen hängen ab:

- von den **Erfordernissen der Situation** sowie
- den **inneren Befindlichkeiten** des menschlichen Individuums.

In Bezug auf die Pflege erweiterte Roy den Begriff. Sie sagt, dass sich das menschliche System gegenüber seiner internen und externen Umwelt aktiv verhalte, sodass eine konstante Wechselbeziehung entstehe. Das heißt: Besitzt ein menschliches System aktuell nicht die Möglichkeit, mit einer neuen Situation umzugehen, sucht es sich aktiv Informationen sowie Lernmöglichkeiten, um sein Adaptationsniveau zu verändern. Das menschliche System sei auch in der Lage, seine externe Umwelt zu verändern, sich daran anzupassen.

Inwieweit das menschliche System sich auf verändernde Situationen einstellen kann, hängt mit seinen früheren Erfahrungen (auch den unbewussten Erfahrungen) zusammen – das **Adaptationsniveau** wird durch die **Gesamtheit aller fokalen, kontextualen und residualen Reize** beschrieben. Somit bestimmen alle Reize zusammengenommen den Grad der **Copingstrategien** des menschlichen Systems. Konnte ein menschliches System im Laufe seines Lebens viele positive Erfahrungen sammeln, besitzt es ein breites Spektrum an Copingstrategien in einer veränderten Situation. Schlechte Erfahrungen schränken die Anzahl der Copingstrategien ein. „Die Pflegekraft ist sich sowohl Stärken als auch Grenzen der Personen bewusst, mit der sie es zu tun hat, wobei es sich um einen einzelnen Patienten, um Familien, Gruppen, Gemeinschaften oder die Kolleginnen oder Kollegen handeln kann." (Schaeffer, Moers, Steppe, Meleis, 1997, S. 234)

3.5.5 Input bewirkt Output

Der **Input** (Reiz mit Adaptationsniveau) auf das menschliche System bewirkt einen **Output, das Verhalten.** Der Begriff **Verhalten** beschreibt **interne** (z.B. Erhöhung der Herzfrequenz) oder externe Reaktionen (z.B. Weglaufen). Demzufolge kann menschliches Verhalten beobachtet (Stimmung unter Kollegen), ggf. gemessen (Herzfrequenz) oder beschrieben (Schmerzen) werden. Die Beschreibungen sind immer als subjektiv zu betrachten.

Pflegefachkräfte nehmen das Verhalten der Patienten wahr und können daraus ableiten, wie gut das menschliche adaptive System sich an wechselnde Umweltbedingungen anpassen kann. Dies führt zur pflegerischen Einschätzung (pflegerische Diagnose) und somit zur Planung von Pflegeinterventionen.

> **!** **Merke**
> Adaptive Reaktionen sind alle effektiven Reaktionen auf sich ändernde Umweltbedingungen. Adaptive Reaktionen fördern die Integrität des menschlichen Systems hinsichtlich der Erreichung von Adaptationszielen. Diese Ziele sind Wachstum, Überleben, Fortpflanzung und Beherrschung der Rolle.

Beispiel: Die Aufnahme von Nahrung bei Hunger ist eine effektive bzw. adaptive Reaktion, die das Überleben sichert. Alle menschlichen Systeme (Individuen, Familien, Gruppen) müssen Umweltveränderungen bemerken und sich den neuen Situationen anpassen. Wichtig ist, dass auch eine effektive bzw. adaptive Reaktion die **Auflösung des Systems** darstellt, bei menschlichen Systemen demzufolge der Tod.

Ineffektive Reaktionen sind nicht förderlich dabei, Adaptationsziele oder menschliche Integrität zu erreichen. Sie können sogar das Überleben, das Wachstum, die Fortpflanzung sowie die Rollenbeherrschung hemmen, wenn sie über einen längeren Zeitraum auftreten.

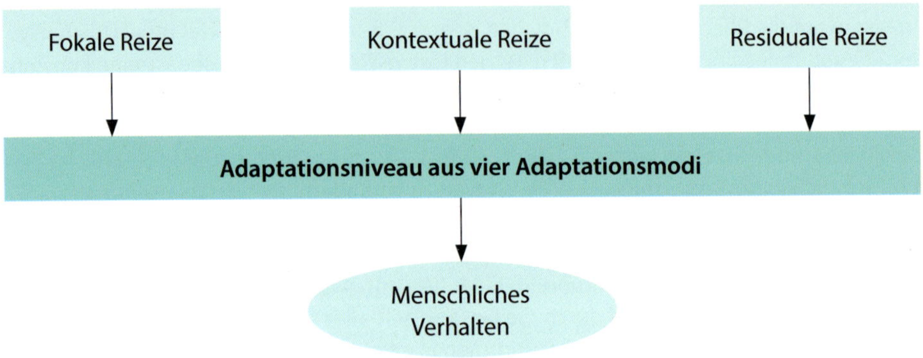

Adaptationsniveau

Reaktion und Verhalten

Wer mit dem Adaptationsmodell nach Roy arbeitet, muss verstehen, dass Patienten verschieden stark ausgeprägte Möglichkeiten haben, auf sich ändernde Umweltbedingungen einzugehen. Der Grund: Die Möglichkeiten entstehen immer wegen des Zusammenwirkens der wichtigsten Reizeinflüsse, sie hängen aber auch vom aktuellen inneren Zustand des menschlichen Systems ab. Die Patienten reagieren also immer auf das **Zusammenspiel interner und externer Umweltbedingungen**.

3.5.6 Mechanismen der Bewältigung

Bewältigungsmechanismen steuern und/oder kontrollieren die Reaktionen. Diese Mechanismen können **genetisch festgelegt oder erworben sein**.

Über **angeborene Bewältigungsmechanismen** muss der Mensch nicht nachdenken, sie laufen automatisch ab. Zum Beispiel erweitern sich die Pupillen, wenn eine Person aus dem Hellen kommend einen dunklen Raum betritt. Die Reaktion geschieht automatisch, ohne dass der Person dies bewusst ist oder sie darüber nachdenken muss.

Erworbene Bewältigungsmechanismen bilden sich aus z.B. durch Lernen, Nachahmen oder andere Prozesse. Angeborene und erworbene Bewältigungsmechanismen gliedern sich in **zwei Subsysteme** – das regulative und das **kognitive System**:

- Ein adaptiver Prozess, d.h. sein regulatives Subsystem, reagiert automatisch durch chemische, neurale und endokrine Bewältigungsmechanismen.
- Das kognitive System läuft nicht automatisch ab, vier kognitiv-emotionale-Kanäle regeln es:
  - **Wahrnehmungs-/Informationsverarbeitung** (beinhaltet Handlungen der Selektion, der Kodierung und des Erinnerns),
  - **Lernen** (beinhaltet Handlungen der Verstärkung, des Nachahmens und des Verstehens),
  - **Beurteilung** (beinhaltet Problemlösung sowie Entscheidungsfindung) und
  - **Emotionen** (durch die Ängste abgewehrt, Bindungen eingegangen und Bewertungen vorgenommen werden).

Was bedeutet das für die Pflege?

Um zu beurteilen, ob ein Verhalten adaptiv bzw. effektiv oder ineffektiv ist, muss die Pflegefachkraft immer die Auswirkungen des Verhaltens bezüglich der allgemeinen Adaptationsziele (Wachstum, Fortpflanzung, Überleben, Rollenbeherrschung) sowie der individuellen Ziele des menschlichen Systems sehen. „Als Beispiel sei die Diskussion über das Recht zu sterben angeführt. In manchen Krankheitsstadien mag bloßes Überleben nicht das höchste Ziel eines Menschen sein. Er möchte unter Umständen frei von medizinischen Interventionen sein, um in die letzte Entwicklungsstufe des Lebens, den Tod, eintreten zu können (Schaeffer, Moers, Steppe, Meleis, 1997, S. 236)" In dieser Situation sind Integrationsziele wie Selbstbeherrschung und Selbstvervollkommnung von großer Bedeutung.

3.5.7 Anpassung als Verhalten

Die Anpassung an interne und externe Umweltveränderungen, also das Verhalten, vollzieht sich nach Roy über vier mögliche Modifikationen, den **Adaptationsmodi**:

Physiologie – Adaptationsmodus

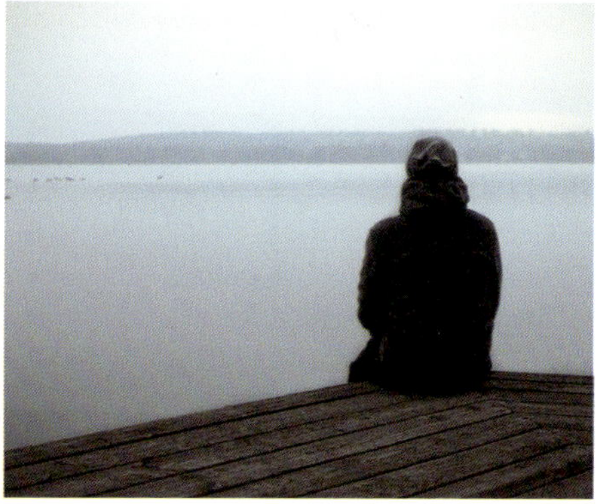

- Art, wie Mensch mit Umwelt interagiert,
- Verhalten als Ausdruck aller physiologischen Aktivität aller Zellen, Gewebe, Organe,
- Bewältigungsmechanismen sind physiologische Verhaltensweisen (z. B. Atmung, Entstehung eines Karzinoms),
- beinhaltet fünf Bedürfnisse, die mit physiologischer Integrität verknüpft sind (Atmung, Nahrungsaufnahme, Ausscheidung, Bewegung, Ruhe),
- komplexe Vorgänge wie Sinneswahrnehmung, Elektrolyte, Körperflüssigkeiten, neurologische und endokrine Funktionen,
- die fünf Bedürfnisse und die komplexen Vorgänge bilden die Grundlage der pflegerischen Einschätzung der physiologischen Modi.

Selbstkonzept – Adaptationsmodus

- Umfasst speziell die psychologischen sowie spirituellen Aspekte,
- beinhaltet Bedürfnis der psychischen Integrität, d. h., zu wissen, wer man ist, damit man mit dem Gefühl der Einheit leben kann,
- psychische Integrität als Voraussetzung für Gesundheit,
- auftretende Adaptationsprobleme stören die Fähigkeit zur Genesung und Gesunderhaltung,

- es gibt zwei Komponenten – körperliche Komponente (Körperbild, Körpergefühl) und persönliches Selbst (Selbstideal, Selbstkonsistenz, moralisch-ethische-spirituelle Ebene),
- Pflegekraft muss, um das Selbstkonzept von Patienten einschätzen zu können, dessen Meinungen und Gefühle zum aktuellen Zeitpunkt kennen.

Rollenfunktions- und Adaptationsmodus

- Bezieht sich auf Rollen, die Individuen in der Gesellschaft einnehmen,
- jede Rolle besteht aus Erwartungen, wie eine Person sich in einer Position gegenüber anderen verhalten muss,
- entspringt dem Grundbedürfnis der sozialen Integrität – wissen, wie man selbst in Bezug auf andere ist,
- es werden **primäre Rollen** (bestimmen menschliches Verhalten im jeweiligen Lebensabschnitt; richten sich nach Alter, Geschlecht und Reife), **sekundäre Rollen** (erfordern spezifische Ausgestaltung; hängen mit erworbenen Positionen zusammen) und **tertiäre Rollen** (spezifizieren sekundäre Rollen und sind zeitlich begrenzt; z.B. Mitglied im Elternrat der Schule) Rollen unterschieden,
- jede Rolle enthält instrumentelle und expressive Bestandteile,
- Pflegekraft muss aktuell bedeutende Rollen und deren Auswirkungen auf Adaptation bzw. Adaptationsstörungen erkennen,
- Herausarbeiten des Kontextes zwischen Rollen und Erkrankungs- bzw. Pflegesituation.

Interdependenz – Adaptationsmodus

- Bezieht sich auf Interaktionen, die mit Geben und Empfangen von Respekt, Wertschätzung und Liebe einhergehen,
- Grundbedürfnis der affektiven (gefühlsbetonten) Ausgewogenheit liegt zugrunde, woraus ein Gefühl der Sicherheit entstehen kann,
- zielt auf Beziehung zu wichtigen Bezugspersonen und zu Unterstützungssystemen ab,
- zentral sind rezeptives (annehmendes/empfängliches) und kontributives (entwicklungsförderndes) Verhalten,
- Pflege muss rezeptive und kontributive Anteile am Verhalten der Patienten als Indikator für soziale Adaptation einschätzen.

Die **vier Adaptationsmodi** decken den **sozialen**, den **physiologischen** und **psychologischen** Anteil eines menschlichen Individuums ab. Sie müssen von den Pflegekräften immer im Gesamtzusammenhang, also ganzheitlich (holistisch) betrachtet werden, um pflegerische Interventionen erarbeiten zu können.

> **!** **Merke**
> Das menschliche adaptive System ist ein Geflecht aus unterschiedlichen Bedingungen, die im Zusammenspiel effektive (adaptive) Verhaltensweisen oder ineffektive Verhaltensweisen zur Folge haben. Die erkennbaren Verhaltensweisen können sichtbar oder unsichtbar im Inneren des menschlichen Systems ablaufen. Sie werden als Bewältigungsmechanismen bezeichnet. Das menschliche System ist laut Roy stän-

dig internen und externen Umwelteinflüssen, d. h. Reizen ausgesetzt, an die es sich ständig anpassen muss. Ob eine Anpassung effektiv oder ineffektiv ist, hängt von der Ausprägung der sogenannten Adaptationsmodi ab: Laufen die gut ab oder sind sie gestört? Um pflegerische Interventionen erarbeiten zu können, ist die Analyse der Adaptationsmodi von Bedeutung.

3.5.8 Die Umwelt

Auch bei Roys Theorie ist die Umwelt des Individuums ein zentrales Konzept, sie umfasst die Welt

- im Inneren des menschlichen adaptiven Systems und
- außerhalb des menschlichen adaptiven Systems.

Roy geht davon aus, dass menschliche Systeme mit ihrer internen und externen Umwelt in Wechselbeziehung stehen und adaptiv auf sie reagieren. Somit unterliegt das menschliche System einem stetigen Wandel, muss sich ständig gegenüber neuen Herausforderungen behaupten. Gleichzeitig besitzt das menschliche System stetig Gelegenheit zu wachsen und sich zu entwickeln.

Der Begriff Umwelt beinhaltet alle Bedingungen, Umstände und Einflüsse, die sich auf das Verhalten sowie die Entwicklung menschlicher Systeme auswirken.

3.5.9 Die Gesundheit

Der Begriff Gesundheit ist schwer fassbar und in den Diskussionen nicht eindeutig definiert. Was Gesundheit nicht darstellt ist das eine Ende des Gesundheits-Krankheits-Kontinuums. Diese Reize können aus dem System Mensch selbst (interne Reize) oder von der umgebenden Umwelt (externe Reize) aus einwirken.

Wie andere Theoretiker geht Roy davon aus, dass Wohlbefinden und Krankheit gleichwohl nebeneinanderstehen können – auch wenn der Mensch nicht als klassisch gesund beschrieben werden kann.

Beispiel: chronisch kranke Menschen oder Menschen mit einer Behinderung. Sie beschreiben für sich zuallererst Wohlbefinden und stellen nicht ihre chronische Erkrankung oder Behinderung in den Vordergrund. Auch chronisch Kranke, Patienten mit terminalen Erkrankungen sowie Menschen mit Behinderungen können mit Veränderungen und Herausforderungen effektiv umzugehen.

Gesundheit = Abwesenheit von Krankheit?

Die Abwendung von Krankheit als Abwesenheit von Gesundheit zu sehen, ermöglicht der Pflege, **Gesundheitsförderung** zu betreiben. Denn: Sieht man Gesundheit als Abwesenheit von Krankheit, fällt der Part der Gesundheitsförderung als Aufgabe weg. Alles würde sich nur um Diagnoseerstellung und Behandlung als pflegerische Aufgaben drehen, mehr nicht. Schaut man sich Roys Ausführungen zum Menschen als adaptives System an, dann resultiert daraus, dass Gesundheit als Ausdruck der Interaktion und Anpassung an die interne und externe Umwelt gesehen wird. „Gesundheit wird im Licht menschlicher Ziele und der Sinnhaftigkeit menschlicher Existenz gesehen. Die Erfüllung dieser Lebensziele wird in Integriertheit und Ganzsein sichtbar. So gesehen ist Gesundheit der Zustand und Prozess, ein integrierter und ganzer Mensch zu sein und zu werden. Mangel an Integration bedeutet Mangel an Gesundheit (Roy, 1984b, in: Schaeffer, Moers, Steppe, Meleis, 1997 S. 246).

Beispiel: Ein 33-jähriger Mann ist nach einem Fallschirmunfall Tetraplegiker. Er ist an den Rollstuhl gebunden und benötigt bei vielen Verrichtungen Unterstützung. Er führt nichtsdestotrotz ein sinnerfülltes Leben als Familienvater, Ehemann und Geschäftsführer einer großen Immobilienfirma. Seine für alle anderen sichtbare positive Lebenseinstellung ist für all seine Bezugspersonen und jeden, der mit ihm Kontakt hat, eine Ermutigung. In diesem Fall zeigt sich ein gelungenes und effektives, d. h. ein adaptives, Verhalten aufseiten des Patienten.

3.5.10 Die Pflege

Pflege ist nach Roy die Förderung der Adaptation in allen vier Adaptationsmodi. Pflegerische Interventionen können zu Gesundheit, Lebensqualität und würdigem Sterben beitragen. Bleibt zu betonen, dass vollkommenes körperliches, geistiges und soziales Wohlbefinden, d. h. optimale Gesundheit, nicht immer möglich ist.

Aufgabe der Pflege ist es, Adaptation bei Gesundheit und Krankheit zu fördern. Pflegekräfte, die nach Roy arbeiten, müssen die vier Adaptationsmodi eines menschlichen Systems genau analysieren, um adaptationsfördernde oder adaptationsstörende Faktoren herauszufinden und entsprechend pflegerische Interventionen ableiten.

→ Fazit

Das Adaptationsmodell von Callista Roy gehört zu den systemischen Pflegemodellen. Ein System ist mehr als die Summe seiner Teile; d. h., alle Subsysteme wie interne Umwelt, externe Umwelt, Reize sowie Adaptationsmodi müssen im Kontext gesehen werden, um pflegerische Interventionen ableiten zu können.
Wichtig ist auch, eine umfassende pflegerische Anamnese durchzuführen, um alle fördernden oder hemmenden Einflüsse auf die Adaptationsmodi zu erkennen und zu spezifizieren. Ziel allen pflegerischen Handelns sollte es sein, das Adaptationsniveau eines menschlichen Systems zu fördern und ein adaptives, d. h. effektives Verhalten, auf sich stetig verändernde Umweltbedingungen (intern und extern) zu generieren. Im Pflegemodell nach Roy wird deutlich: Die Aussagen zu den Grundkonzepten Mensch, Umwelt, Gesundheit/Krankheit und Pflege beinhalten, dass es um die bestmögliche Anpassung eines menschlichen Systems an seine Umwelt geht, ohne dass hundertprozentiges Wohlbefinden eintreten muss. Wichtig ist, dass die Patienten, menschliche Systeme, ein Wohlbefinden verspüren und leben, auch wenn dies mit objektiven Einschränkungen verbunden ist bzw. sein kann.

Das große Ziel des Adaptationsmodells nach Roy ist es, die Gesundheit bzw. das Wohlbefinden soweit zu fördern, dass das menschliche System sich effektiv anpasst und somit Wohlbefinden empfindet. Dieses tiefe Wohlbefinden ist auch am Ende des Lebens möglich, wen die effektive Anpassung darin besteht, das Sterben und den Tod zu akzeptieren, und als eine letzte effektive Adaptation wahrzunehmen und „loszulassen", d. h. an ineffektiven Verhalten („Klammern ans Leben") nicht festzuhalten.
Das Adaptationsmodell von Roy lässt sich in unterschiedlichen Pflegesettings anwenden, es reicht von der ambulanten/häuslichen Pflege, über die akute stationären Pflege bis hin zur psychiatrischen und stationären Langzeitpflege.

Aufgaben

1. Beschreiben Sie die vier Adaptationsmodi nach Roy.
2. Was verstehen Sie unter dem Begriff „Adaptationsniveau"?
3. Welche Möglichkeiten menschlichen Verhaltens auf seine interne sowie externe Umwelt gibt es?
4. Nennen Sie mögliche Reizarten, die auf das menschliche System einwirken und erklären Sie diese genauer.
5. Führen Sie für einen selbstgewählten Patienten aus ihrer pflegerischen Praxis eine Planung der Pflege nach dem Adaptationsmodell durch.

Fallbeispiel: Frau Hofmeister

Frau Gerda Hofmeister ist 1934 in Schmilka geboren. Nach der Schule macht sie eine Ausbildung zur Floristin und heiratet im Alter von 19 Jahren ihre Jugendliebe Max Hofmeister. Die beiden bekommen nach einer Fehlgeburt vier gesunde Kinder (1955 Anton, 1956 Herbert, 1958 Maria und 1960 Anna). Das Ehepaar Hofmeister führt eine glückliche Ehe, in der es eine klare Rollenverteilung gibt. Während Max Hofmeister als Lehrer das Einkommen der Familie sichert, kümmert sich Gerda Hofmeister um die Kinder und den Haushalt.

Die Familie verbringt ihre freie Zeit gern in den Bergen und ihre Urlaube am Meer, wobei das Geld für Urlaube nicht immer reicht. Der Sohn Anton macht sich nach einer Ausbildung zum Zimmerer und anschließender Meisterschule mit einer kleinen Zimmerei in Schöna selbstständig. Er heiratet und bekommt mit seiner Frau drei Kinder. Herbert tritt in die Fußstapfen seines Vaters und wird Lehrer. Eine Familie gründet er nicht. Die Tochter Maria wird Lehrerin, heiratet und bekommt zwei Kinder.

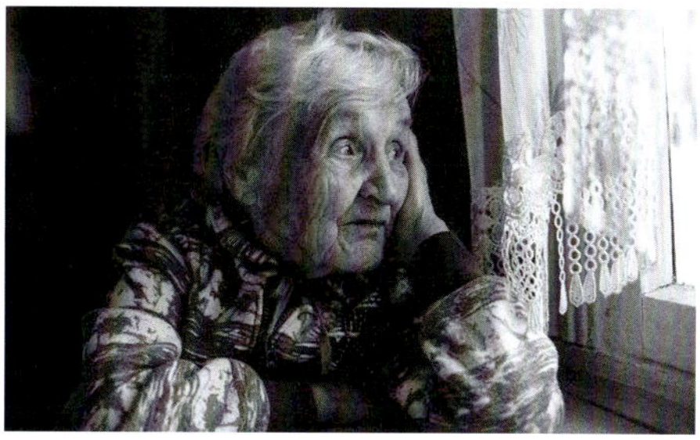

1976 verunglückt die jüngste Tochter nach ihrer Schulabschlussfeier tödlich. Über diesen Verlust kommen die Hofmeisters kaum hinweg. Neue Kraft geben ihnen die Enkel. Maria wohnt mit ihrer Familie nur einige Querstraßen entfernt, sodass die Kinder jedes Wochenende zu Besuch bei den Großeltern sind. Auch viele kirchliche Feiertage verbringen beide Familien gemeinsam.

Das Ehepaar Hofmeister lebt in einer Vier-Zimmer-Wohnung. Die Eigentumswohnung liegt im zweiten Stock eines Mehrfamilienhauses. Die Hofmeisters haben einen kleinen Freundeskreis und gehen jeden Mittwoch zum Kegeln und ab und an zum Tanz. Die Wochenenden verbringen sie nach wie vor mit Vorliebe in den Bergen. Nach kurzer Krankheitsphase stirbt Max Hofmeister 2004 im Alter von 70 Jahren an einem Hirntumor. Frau Hofmeister lebt nun von einer kleinen Rente und zieht sich immer mehr zurück. Seit dem Tod ihres Mannes übt sie keine der früheren Aktivitäten mehr aus. Freude scheinen ihr nur die Blumen in ihrem kleinen Garten und die Besuche der Enkel zu bereiten.

Frau Hofmeister ist nun 78 Jahre alt und wiegt bei einer Größe von 159 cm 52 kg. Bei einem Sturz von der Treppe zieht sie sich eine Schenkelhalsfraktur sowie eine Handgelenksfraktur zu, die operativ versorgt werden. Während des Klinikaufenthaltes werden eine Osteoporose und ein chronisches LWS-Syndrom diagnostiziert. Nach 14 Tagen Klinikaufenthalt wird Frau Hofmeister für weitere drei Wochen in eine orthopädische Reha-Klinik verlegt. Zurück zu Hause wird der Alltag für Frau Hofmeister immer beschwerlicher. Sie hat Probleme mit der Hüftprothese und dem Rücken und kann sich nur noch unter Schmerzen bewegen. Besonders das Bücken bereitet ihr große Probleme. Ihre Tochter Maria erledigt die Einkäufe und putzt die Wohnung. Auch die Enkel helfen mit. Im März dieses Jahres organisiert Maria einen ambulanten Pflegedienst, der ihre Mutter unterstützen soll, da sie allein mit ihren Kindern die Betreuung ihrer Mutter nicht mehr vollumfänglich gewährleisten kann. Die Situation belastet Frau Hofmeister sehr, da sie diese Abhängigkeit von ihrer Tochter nicht möchte und das Gefühl hat, eine Last zu sein.

Frau Schön vom ambulanten Pflegedienst führt ein Gespräch mit Frau Hofmeister, in dem sie Folgendes erzählt: „Ich bin froh, dass ich einen Pflegegrad bekommen habe. Der Rücken und die Hüfte machen mir so zu schaffen, ich kann nur noch mit Gehstöcken laufen und habe oft Schmerzen. Allein kann ich nicht mehr in die Dusche. Ich möchte meiner Tochter nicht noch mehr auflasten, auch wenn es mir unangenehm ist, dass das jetzt fremde Leute machen. Früher war ich richtig sportlich, da waren wir jedes Wochenende Wandern und Radfahren, als mein Mann noch lebte. Ich bin oft allein und denke nach. Dabei wünsche ich mir so sehr jemanden zum Reden. Wissen Sie, der Tag vergeht nur sehr langsam. Und wenn man tagsüber nichts zu tun hat, kann man auch nachts nicht schlafen. In manchen Nächten wird mir alles zu viel und ich denke, wie wäre es, jetzt bei meinem Mann zu sein und dieses Leben hier hinter mir zu lassen."

Aufgaben zum Fallbeispiel

1. Bennen Sie fokale, kontextuale sowie residuale Reize für Frau Hofmeister.
2. Beschreiben Sie die Adaptationsmodi für Frau Hofmeister.
3. Liegen bei Frau Hofmeister effektive oder ineffektive Bewältigungsmechanismen vor?
4. Leiten Sie pflegerische Interventionen.

Literaturverzeichnis

Gaßmann, Miriam [Hrsg.]: Psychiatrische Gesundheits- und Krankenpflege: mental health care. Heidelberg: Springer, 2006.

Schaeffer, Doris; Moers, Martin; Steppe, Hilde; Meleis, Afaf Ibrahim [Hrsg.]: Pflegetheorien: Beispiele aus den USA. 2., erg. Aufl. Bern [u. a.]: Huber, 1997.

Fawcett, Jacqueline: Pflegemodelle im Überblick. Bern: Huber, 1996.

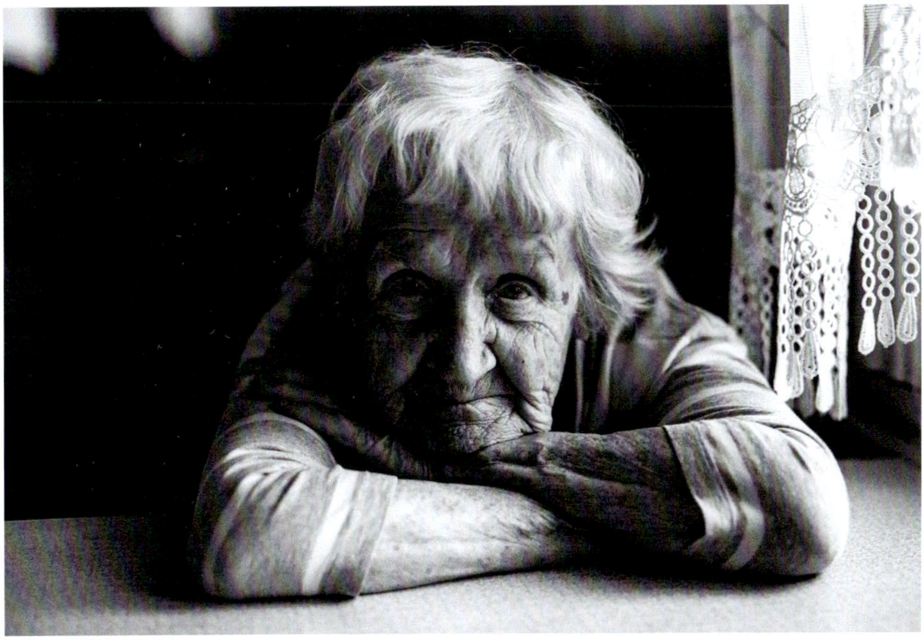

3.6 Familien- und umweltbezogene Pflege – Theorie des systemischen Gleichgewichtes (nach Marie-Luise Friedemann und Christina Köhlen)

Kurzbiografien Marie-Luise Friedemann und Christina Köhlen

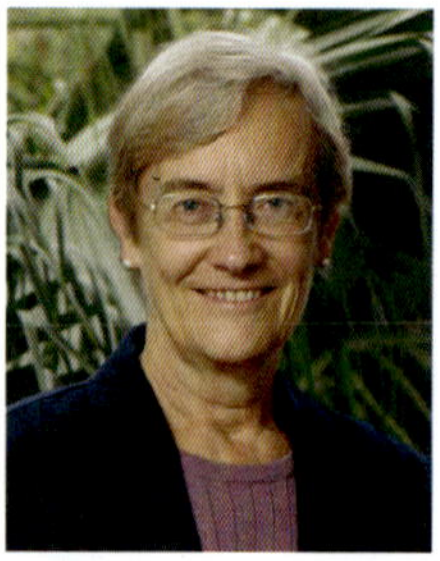

Prof. Dr. Marie-Luise Friedemann wurde 1942 in Zürich in der Schweiz geboren. Nach der Matura (Abitur) emigrierte sie in die USA. Sie absolvierte eine Pflegeausbildung, es folgten ein wissenschaftlicher Abschluss (Bachelor of Nursing) und 1977 ein Masterabschluss in psychiatrischer Pflege an der University of Michigan (Mental Health Nursing). Parallel zu ihrem Lehrauftrag an der Eastern Michigan University absolvierte sie einen Promotionsstudiengang in Pädagogik und Gemeindeentwicklung, den sie mit der Dissertation zum Thema „Verhalten von Kindern mit Klassenkameraden im Kindergarten und Depression ihrer Eltern in Angesicht von Arbeitslosigkeit und finanziellen Schwierigkeiten in der Familie" abschloss.

Sie arbeitete 11 Jahre als Dozentin, Leiterin des „Community Nursing"-Programms und Forscherin zu den Themen Familien mit Drogenmissbrauch, Drogenrehabilitation, pflegende Angehörige von betagten Menschen und Ressourcen von pflegenden Familien mit diverser kultureller Herkunft an der Wane State University, dann auch als Rektorin an der University of Detroit Mercy. Ab 1991 übernahm Friedemann vermehrt Lehraufträge an der Kaderschule in Aarau in der Schweiz. Ihre Lehrtätigkeit und Forschung führten zu einer Vernetzung und Beratung von Krankenhäusern und Bildungseinrichtungen im deutschsprachigen sowie europäischen Raum, in Mexiko, Kolumbien, Brasilien und den Philippinen. Seit 1986 hat Friedemann ihre Theorie des systemischen Gleichgewichtes sowie das Kongruenzmodell zur Behandlung von Drogenabhängigen und deren Familien und das ASF-E (ein Instrument zur Bewertung der Familienfunktion) entwickelt. 1998 übernahm sie eine Professur für Familienforschung und Administration an der Florida International University in Miami, Florida. 2008 emeritierte Friedemann. Sie publizierte drei Bücher über familienbezogene Pflege/Community Health sowie mehr als 90 Artikel und wissenschaftliche Beiträge.

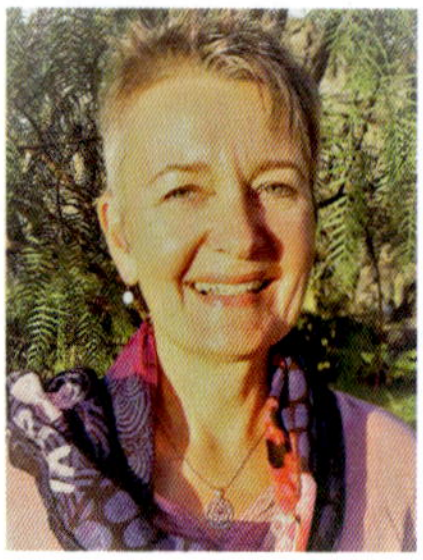

Christina Köhlen wurde 1965 im Rheinland geboren, dort verbrachte sie auch den Großteil ihrer Kindheit und Jugend. 1987 schloss sie ihr Examen der Kinderkrankenpflege in Berlin ab. Im weiteren Verlauf studierte Köhlen Pflegepädagogik an der dortigen Humboldt Universität. Ihre Interessen galten bereits zu diesem Zeitpunkt der Psychologie, Soziologie, Pflegewissenschaft und Pädagogik. 2003 promovierte Köhlen an der Universität Osnabrück und bekam den Titel der Doktorin der Theoretischen Medizin/Pflege- und Gesundheitswissenschaften verliehen.

In den Jahren 2004 bis 2011 arbeitete Köhlen an der Evangelischen Hochschule Berlin als Professorin für Pflegewissenschaft und leitete diesen Studiengang. Seit 2011 ist sie in La Palma (Kanarische Inseln/Spanien) mit einer eigenen Praxis für Systemische Therapie tätig.

Köhlen veröffentlichte mit Friedemann die Bücher „Familien- und umweltbezogene Pflege“ (Erstauflage 1996) sowie „Pflege von Familien“ (2016).

Die von Friedemann entwickelte Theorie der familien- und umweltbezogenen Pflege für den täglichen Einsatz von Pflegekräften adaptierte Köhlen und wandte sie insbesondere in der (häuslichen) Kinderkrankenpflege, in der Beratung und Supervision sowie in der Lehre an der Hochschule an. In ihrer Arbeit versucht sie, ein Bewusstsein für den Zustand des Krankseins – mit seinen Implikationen wie Zuversicht und Hoffnung auf Heilung – zu schaffen. Somit besteht das Ziel darin, sich mit der Erkrankung im Gesundheitsprozess auseinanderzusetzen, da Gesundheit keinen feststehenden Zustand darstellt. Sie setzt sich zuätzlich dafür ein, einer Überforderung der direkt mitbetroffenen Familienangehörigen vorzubeugen.

Friedemann und Köhlen gehen davon aus, dass Pflege von und in der Familie einen hohen Stellenwert besitzt. Die aktuelle gesundheitspolitische Lage in Deutschland zeigt derzeit ja, dass immer mehr Familien ihre pflegebedürftigen Angehörigen zu Hause betreuen (müssen). Damit diese Arbeit gelingen kann, sollen die betroffenen Familien gut betreut und gecoacht werden.

Unabhängig von den gesundheitspolitischen Zwängen ist die Familie für Kinder und Erwachsene generell ein sehr einflussreicher Teil der Umwelt; sie sollte gestärkt und gefördert werden, um die oben genannten Ziele zu erreichen. Auch müssen Pflegende bedenken, dass nicht nur Erkrankte unter ihrem Zustand leiden, sondern auch deren engste Bezugspersonen.

Friedemann und Köhlen möchten mit ihrer Theorie der familien- und umweltbezogenen Pflege den Pflegefachkräften ein Handwerkszeug geben, Familien zu helfen, ihr Verständnis der Erkrankung oder Behinderung zu vertiefen und darüber ihre Pflegekompetenz zu entwickeln bzw. auszubauen, ohne sich dabei selbst zu verlieren.

Hierbei ist es wichtig, dass sowohl Pflegende als auch Familien befähigt werden, ihren Blick im Gesundheitsprozess nicht nur auf die Krankheit zu richten, da sich Gesundheit und Krankheit parallel im menschlichen System entfalten. Pflegefachkräfte sollen den Prozess der Gesundung eines Familienmitglieds als Teil eines familiären Gesamtsystems aus Gesundheit und Krankheit zu begreifen. Diese beiden Aspekte stehen in Beziehung zueinander und sind auch im Pflegekonzept zu berücksichtigen.

3.6.1 Systemtheoretischer Ansatz

Die Pflegetheoretikerinnen bedienen sich des systemischen Ansatzes: Je nach Perspektive werden das Individuum, die Familie und die Umwelt als miteinander verwoben und als ein Bestandteil des anderen betrachtet. Das heißt, es besteht eine wechselseitige Beziehung, die nicht voneinander getrennt werden kann.

Die Theorie des systemischen Gleichgewichtes beruht auf Ansätzen der Systemtheorie, deren Ursprünge in der Kybernetik zu finden sind. Im Folgenden werden die zwei Grundannahmen der Systemtheorie kurz erläutert.

3.6.1.1 Annahme 1: Alles ist organisiert

Die erste Annahme besagt: Alles, was komplex ist (Zelle bis Universum) ist in **Systeme geordnet**. Alles – von der Materie bis hin zu Ideen – **organisiert sich in Systemen**. Die einzelnen Systeme weisen ein strukturelles und dynamisches Muster auf, mit einem Zentrum oder Schwerpunkt, um den sich die Prozesse im System in einem bestimmten Rhythmus bewegen.

Alle lebenden Systeme stehen in ständigem Austausch mit ihrer Umwelt. Sie nehmen Energie, Informationen und Substanzen auf, verarbeiten sie und generieren aus ihnen Produkte, wie Arbeit, Informationen, Ideen usw., die sie an ihre Umwelt abgeben. So entstehen **Feedback-Mechanismen**, die sich in ihrem Ergebnis wieder auf das ursprüngliche System auswirken. Aufgrund dieser ständigen Wechselwirkungen entstehen im Systemkomplex **zirkuläre Strukturen**.

3.6.1.2 Annahme 2: Alles hat eine Hierarchie

Die zweite Annahme beschreibt die **Hierarchie der Systeme**. Systeme lassen sich z. B. nach ihrer Größenordnung beschreiben. Soziale Systeme sind in einer Anordnung von Subsystemen organisiert. Das kleinste Subsystem in sozialen Systemen ist der Mensch. Jedes System kann – je nach eingenommener Perspektive – auch Teil eines größeren Systems sein und dieses wiederum Teil eines noch größeren Systems seiner Umwelt.

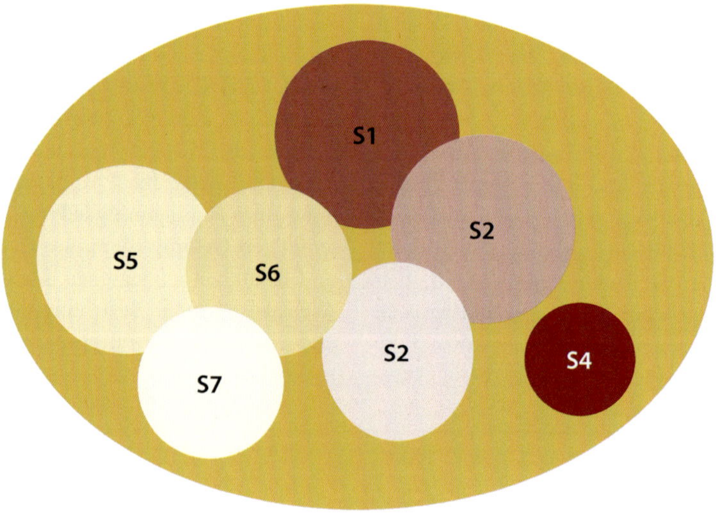

Systembegriff: Alles hängt zusammen

Beispiele:
- Eine einzelne Zelle ist ein Subsystem eines Gewebes, das Gewebe wiederum ein Subsystem eines Organs und ein Organ ein Subsystem des Menschen.
- Der Mensch ist das Subsystem eines sozialen Systems, z. B. der Familie usw.

Die einzelnen Systeme besitzen spezifische Eigenschaften. Aber: Man kann nicht davon ausgehen, dass die Eigenschaften eines Systems die Summe der Eigenschaften seiner

Subsysteme sind. Das liegt daran, dass die **Charakteristik eines Systems** sich **aus dem Zusammenwirken der Eigenschaften seiner Subsysteme** ergibt. Soziale Systeme wie der Mensch, Familie, Gemeinden usw. können bewusste oder unbewusste Entscheidungen treffen und sich darüber gezielt verändern. Durch diese gezielten Veränderungen können soziale Systeme als Subsysteme ihr großes System mit verändern.

Beispiele:

- Der Sohn einer sehr konservativen Familie beschließt, sich der Gothic-Szene anzuschließen, kleidet sich entsprechend, hört die Musik usw. Das wirkt sich zwangsläufig auf die weiteren Subsysteme der Familie (Geschwister, Eltern …) und somit auf das Familiensystem aus.
- Die Geburt eines (chronisch) kranken Kindes wirkt auf weitere Subsysteme wie Eltern und somit auf das Familiensystem.

Meist müssen sich die sozialen Systeme in diesen Momenten neu definieren bzw. sortieren/strukturieren. Die Veränderungen, die eintreten (an sich, an den beteiligten Subsystemen sowie Systemen), lassen sich aber nicht vorhersagen. (vgl. Friedemann u. Köhlen, 2010).

3.6.2 Metaparadigmen/Konzepte der familien- und umweltbezogenen Pflege

Friedemann und Köhlen orientieren sich in ihrer Theorie der familien- und umweltbezogenen Pflege an den grundlegenden Konzepten („Metaparadigma“ der Pflege): **Umwelt**, **Mensch**, **Gesundheit/Krankheit** sowie **Pflege**. Sie erweitern diese Konzepte speziell für ihre Theorie um die Begriffe **Familie** und **Familiengesundheit**.

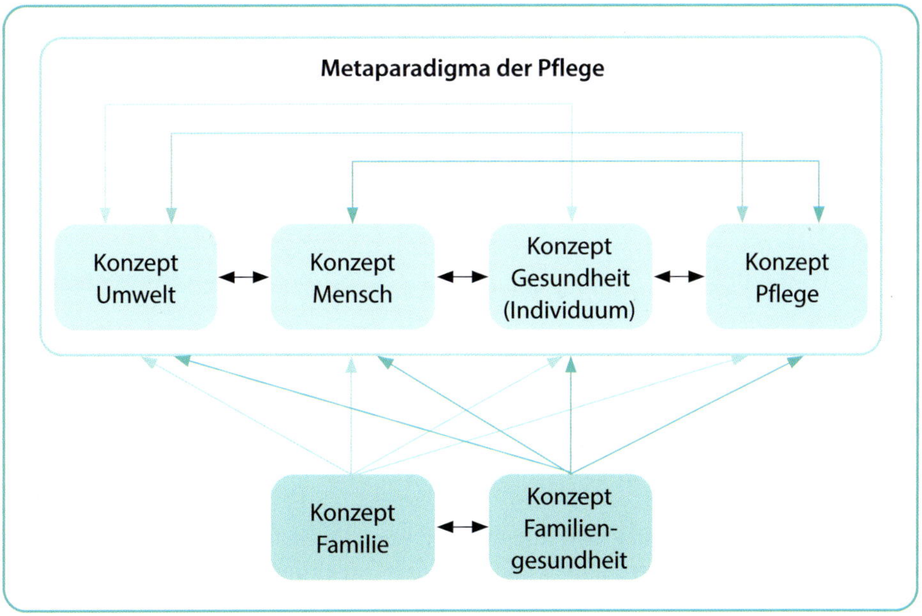

Die Theorie des systemischen Gleichgewichtes in Beziehung zu den zentralen Faktoren aus: Friedemann und Köhlen „Pflege von Familien – die familien- und umweltbezogene Pflege in der Praxis“ 2016.

Im Folgenden werden die zentralen Konzepte erläutert. Abweichend von den anderen Kapiteln finden sich hier (persönlich zu beantwortende) Fragen – das Ziel: die Theorie besser verstehbar machen.

3.6.2.1 Konzept Umwelt

Nach Friedemann und Köhlen besteht die Umwelt aus Systemen, die sich außerhalb des Menschen und der Familien befinden: Familie ist die Umwelt einer einzelnen Person, der Umkreis um die Familie bestimmt die Umwelt des Systems Familie. Was aktuell als Umwelt gesehen wird, ist abhängig von der Perspektive der Betrachtung, d.h., ob der Pflegebedürftige/die Person im Mittelpunkt steht oder das Familiensystem den Schwerpunkt der Betrachtung bildet. Die Umwelt der Menschheit an sich umschließt alle Systeme von Gegenständen, sozialen Systemen, Bio- und Ökosystemen u.v.a. Diese Umwelt ist gegeben, vom Einzelnen schwer/nicht zu verändern, dagegen kann der Mensch seine persönliche Umwelt im engen Rahmen selbst mitgestalten oder schaffen.

Die persönliche Umwelt eines Menschen ist individuell und beinhaltet Subsysteme wie Personen, Haustiere, Arbeitsstelle, Vereine, kulturelle Orte, Kindertagesstätten, Ausbildungsstätten, politische Systeme usw., also alles Systeme, mit denen die Person in Kontakt treten kann, um darüber Verbindungen herzustellen. Alle Systeme auf der Erde bilden ein Gesamtsystem, wie es so nur auf der Erde zu finden ist. Die einzelnen Systeme sind alle miteinander verbunden und voneinander abhängig.

Fragen für persönliche Antworten:

- Reflektieren Sie Ihre Umwelt – Familie, Freundeskreis, soziales System, in das Sie eingebettet sind.
- Welches sind Systeme in Ihrer Umwelt, die Ihnen am wichtigsten sind? Inwieweit ist der Kontakt zu den Umweltsystemen zufriedenstellend? Fühlen Sie sich in Ihrer Umwelt wohl oder gibt es Aspekte, die Sie verändern möchten?
- Beschreiben Sie Ihr Familiensystem bezüglich der Offenheit seiner Umwelt gegenüber.

3.6.2.2 Konzept Mensch

Der Mensch ist der Definition nach ein System, das sich in räumlichen und rhythmischen Strukturen bewegt. Nach Friedemann und Köhlen ist der Mensch von der Funktionalität sowie der Struktur seines Körpers abhängig und somit endlich.

Erschütterbares System Mensch

Der Mensch an sich bestimmt seine Identität und seine Umwelt durch die Beziehungen zu seinen Mitmenschen, Gegenständen und lebenden Organismen in der Umwelt. Er ist ein organisches System, das versucht, auftretende angstauslösende Systemstörungen durch verschiedene Handlungen abzubauen. Das bedeutet, dass der Mensch erkennt, dass sein Leben (sein System) endlich ist. Diese Erkenntnis und das Erwarten des Todes kann Angst auslösen. Diese Angst kann systemische Störungen bedingen, die das System und seine Subsysteme negativ beeinflussen.

Balanciertes System Mensch

Friedemann und Köhlen gehen davon aus, dass der Mensch danach strebt, seine Umwelt regulieren und kontrollieren können; dass er versucht, sich darüber abzusichern und Ängste abzubauen. Der Mensch besitzt dafür die Fähigkeit, aber nicht in Gänze. Er versucht durch Institutionen innerhalb der Zivilisation, die bestimmte Aufgaben übernehmen, Regulation und Kontrolle über seine Umwelt zu erlangen. Schaut man sich das zentrale Konzept Mensch nach Friedemann an, ist zu erkennen, dass der Mensch die Fähigkeit besitzt, ein systemisches Gleichgewicht in seinem System herzustellen bzw. wieder zu erlangen. „In seinem täglichen Leben versucht er, seine Angst zu bewältigen, um Kongruenz [Selbstübereinstimmung, Anm. Verf.] zu erreichen, indem er entweder seine systemischen Ziele und Prozesse jenen der Systeme seines Umfeldes anpasst oder aber störende Einflüsse aus der Umwelt versucht rückgängig zu machen, um selbst unverändert zu bleiben. Der Mensch besitzt die Fähigkeit in unkontrollierten Situationen Angst abzubauen und diese Situationen zu akzeptieren. Dies gelingt ihm durch Spiritualität, die dem Menschen eine Neuorientierung des eigenen Systems auf sich verändernde Tatsachen/Aspekte ermöglicht. Diese Fähigkeit wird als Transzendenz bezeichnet. Das menschliche Verhalten richtet sich deshalb auf vier Ziele: **Stabilität**, **Wachstum**, **Regulation/Kontrolle** und **Spiritualität**.

Stabilität:
Stabilität von Individuen drückt ihre Persönlichkeit aus. Persönlichkeit wird bestimmt durch festgelegte Muster, Rollen und Routinen. Diese beruhen auf Ansichten, Werten u. Ä., die bereits während der Kindheit in der Familie und später in der Umwelt gelernt werden. Stabilität bezieht die Familie aus gemeinschaftlichen/kollektiven, sich wiederholenden Verhaltensweisen/Handlungen (Familienstrategien). Erlernte Muster aus der Ursprungsfamilie werden auf die neu gebildete Familie von zwei Partnern angewandt und angepasst, sodass neue und somit eigene Familienstrategien entstehen.

Wachstum:
Ein System, das sich nicht weiterentwickelt, stagniert. Somit stellt Wachstum ein wichtiges Element der Entwicklung eines jeden Menschen dar. Wachstum umfasst neben dem körperlichen Wachsen das intellektuelle, psychische, soziale und spirituelle Reifen während der gesamten Lebenszeit. Wachstum ist demzufolge nicht nach der Kindheit und Jugend beendet. Es handelt sich demnach um Anpassung an sich verändernde Situationen und die Bearbeitung/Auseinandersetzung mit Verlusten. Wachstum in Familien findet immer statt, wenn neue Familienmitglieder in das System aufgenommen werden bzw. das Familiensystem verlassen oder wenn sich einzelne Familienmitglieder verändern und durch diese Veränderungen die Stabilität gestört ist. Damit Familien wachsen können, bedarf es stetiger Interaktion und Kommunikation sowie gegenseitigem Verständnis gegenüber den Familienmitgliedern.

Regulation/Kontrolle:
Regulation und Kontrolle mindern bei den Menschen und Familien die Angst vor Unsicherheit und Hilflosigkeit. Sie bezeichnen Mittel, die Menschen einsetzen, um Gefahren zu um-

gehen oder entstandene Schäden zu beheben, um zu leben wie zuvor. Alle Handlungen, die mit Management und Organisation in Verbindung stehen, sind Methoden, die Familien einsetzen, um Regulation und Kontrolle im Familiensystem zu haben. Dazu gehören auch die Verteilung von Rollen und Pflichten (inklusive Regeln zur Entscheidungsfindung innerhalb der Familie, die Disziplin der Kinder u. a.) innerhalb des Familiensystems.

Spiritualität:
Können Menschen belastende Situationen nicht durch Regulation/Kontrolle vermeiden, geben sie diese Kontrolle manchmal an „übergeordnete Mächte“ (Götter, Heilige, Geister, Propheten …) ab. Sie vertrauen diesen „übergeordneten Mächten“. Das Vertrauen in diese positive Kraft hilft dem Menschen, Schmerz und Verlust zu verarbeiten, zu akzeptieren und sich an die veränderte Situation anzupassen, um ein neues Leben zu beginnen. Da der Mensch bei der Spiritualität die eigene Kontrolle/Regulation abgibt, ist sie eine der Kontrolle/Regulation entgegengesetzte Haltung. „Durch Spiritualität können Menschen eine Krankheit oder den bevorstehenden Tod akzeptieren lernen. Sie ändern die Perspektive ihres Lebens, sehen diese Krankheit als ein natürliches Vorgehen, lernen damit zu leben und sind dankbar, trotz der Behinderung eine positive Energie zu leben.“ (Friedemann/Köhlen, 2016, S. 71)

Die möglichen Verhaltensweisen, die zu den Zielen führen, können in vier definierbare Prozessdimensionen eingeteilt werden: **Systemerhaltung** [„Selbstpflege“ beim Individuum, „Organisation“ bei der Familie, Anm. Verf.], **Systemänderung**, **Kohärenz** [Abstimmung, Zusammenhang, Koordination, Anm. Verf.] und **Individuation** |Prozess der Selbstwerdung eines Menschen, in dessen Verlauf sich das Bewusstsein der eigenen Individualität verfestigt, Anm. Verf.] (vgl. Friedemann, Köhlen, 2010, S. 26).

Systemerhaltung:
Sie beinhaltet alle Handlungen, die dazu dienen, das menschliche System und das Familiensystem gesund zu erhalten. Für das einzelne Individuum kann Systemerhaltung als Selbstpflege (basierend auf Dorothea Orem) verstanden werden. Es handelt sich häufig um Routinen oder Rituale. Die Familie setzt ein Gleichgewicht zwischen gemeinsamer Familienzeit und individueller Zeit.

Kohärenz:
Kohärenz bezieht sich auf zusammenhängende Teile, die schließlich ein Ganzes bilden. Vergleichbar ist dies mit einer Einheit, deren Einzelteile dicht nebeneinanderstehen und sich vertragen. „Eine kohärente Person ist deshalb eine, deren Körper, Geist und Seele sich ergänzen und eine Ganzheit ohne Widersprüche bilden. Eine kohärente Familie lebt eine Zusammengehörigkeit, die sich zum Wohl der Angehörigen auswirkt. Die Prozessdimension Kohärenz beinhaltet deshalb aktive Verhaltensweisen, die eine solche Einheit möglich machen“ (Friedemann/Köhlen, 2016, S. 75)

Individuation:
Individuation beschreibt das Werden eines Menschen durch die Beeinflussung durch andere Menschen, Lebewesen, Dinge und weiterer Systeme. Sie ist sowohl beim einzelnen Menschen als auch bei der Familie ein individueller Prozess. Familienangehörige werden nicht durch dieselben Systeme in der Umwelt geprägt, sodass jeder auf einzigartige Weise auf seine umgebenden Umweltsysteme reagiert. So entstehen individuelle Persönlichkei-

ten. Individuation veranlasst eine Person zur Überprüfung ihrer Werte. Individuation in der Familie betrifft die Akzeptanz von verschiedenen Meinungen und Lebensmustern der Angehörigen und die gegenseitige Anpassung.

Systemänderung:
Systemänderung setzt als Folge einer Individuation ein, wenn man sich ein System in ständiger Bewegung vorstellt. Das heißt, ändert eine Person ihre Werte bzw. ihr Wertesystem, denkt sie anders und handelt als Folge auch anders. Dies führt unweigerlich zu einer Systemänderung.

Ändert sich die Zusammensetzung des Familiensystems durch Verlust eines Familienmitgliedes, durch ein neu hinzukommendes Familienmitglied oder durch Systemänderungen in einem einzelnen Familienmitglied, ändert sich zwangsläufig das Familiensystem. Diese Systemänderung innerhalb der Familie muss von allen Mitgliedern akzeptiert werden und das Familiensystem muss sich anpassen (Systemänderung).

Mögliche Verhaltensweisen der vier Zieldimensionen

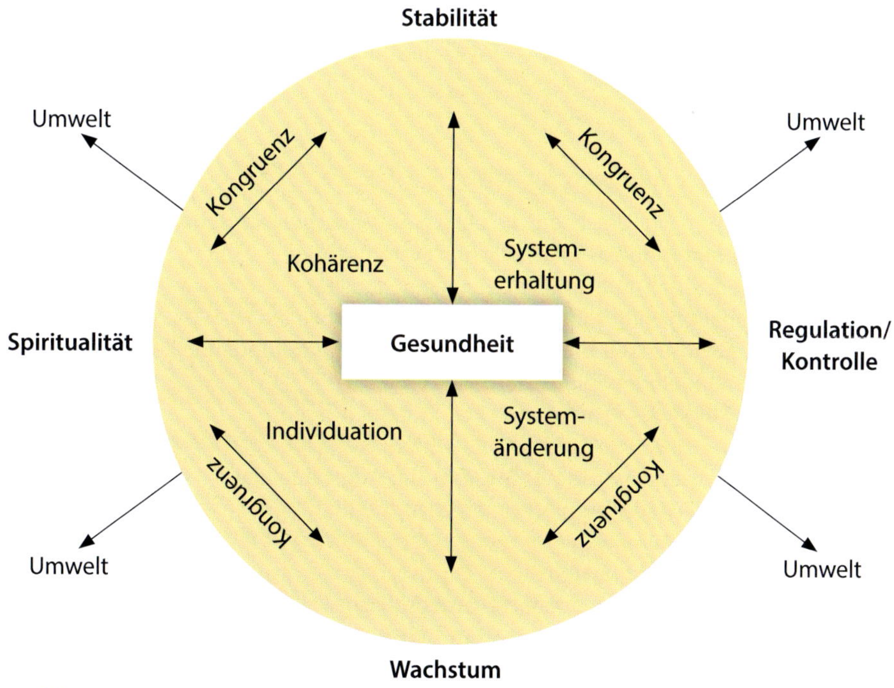

Die Zieldimensionen im systemischen Diagramm

Systemerhaltung	Systemänderung	Kohärenz	Individuation
• gesundes Essen • Sport treiben • Körperpflege • Zeit mit Familie, Freunden … • Lesen, Rätsel lösen, Konzertbesuche • Natur genießen • Meditieren, Beten • Übernahme von Pflichten innerhalb der Familie (Wäsche, Einkauf etc.); • Gleichgewicht zwischen Familienzeit und Zeit für sich; gemeinsame Regeln und Werte für gesamte Familie	• Neuorientierung im Beruf • Verantwortung für ein Baby übernehmen • neuer Partner nach Trennung • Übernahme einer ehrenamtlichen Tätigkeit • Gemeinsame Verarbeitung und Umstrukturierungen in Familiensystemen, wenn Änderungen ohne das Zutun der Familie entstanden sind (z. B. Todesfall in der Familie) mithilfe von Akzeptanz und Anpassung	• Das zu tun, was man genießt, z. B. ein gutes Buch lesen, Musik zu hören • Sitzen in der Natur • Zusammensein mit anderen genießen • Beteiligte einer Partnerschaft/Familie kommen regelmäßig zusammen und tauschen sich über aktuelle Situation/Gefühle etc. aus und teilen den anderen ihre Bedürfnisse/Wünsche/Ziele mit	• Schule, Ausbildung absolvieren • Mitglied sein in Organisationen, die einen interessieren wie Orchester, Sportclub • Arbeit in seinem gewählten und gewünschten Beruf. • Auseinandersetzen mit Dingen, die einen interessieren • Krisen/Schicksalsschläge bewältigen • Innerhalb der Familie geschieht dies durch z. B. das Zulassen individueller Gewohnheiten, Schlaf- und Essenszeiten sowie der Möglichkeit die eigene Meinung zu äußern und eigene Werte u. Ä. zu haben. Familien geben sich durch Anteilnahme Halt und Verständnis.

Friedemann bestimmt vier Ursachen, die bei einem Menschen Angst auslösen können, die wiederum zu einer Störung des menschlichen Systems führen:

- Angst vor Systemzerfall aufgrund von zu wenig Stabilität
- Angst vor Stagnation aufgrund von zu wenig Wachstum
- Angst, die durch Einsamkeit und aus einem als sinnlos empfundenen Daseins resultiert aufgrund von mangelnder Spiritualität
- Angst vor dem Ungewissen aufgrund einer Systemänderung

Für die Pflege bedeutet dies, die vier Auslöser der Angst anzugehen, um wieder Kongruenz herzustellen (vgl. Friedemann u. Köhlen 2010, S. 31 ff.).

Fragen für persönliche Antworten:

1. Überlegen Sie sich, für Ihr persönliches, menschliches System, welche Mechanismen vorhanden sind, um Stabilität, Wachstum, Spiritualität sowie Regulation/Kontrolle zu erlangen.
2. Welche Verhaltensweisen besitzen Sie in den Zieldimensionen Systemerhaltung, Systemänderung, Kohärenz sowie Individuation?
3. Wie stabil empfinden Sie Ihr persönliches menschliches System? Wo könnte es zu Störungen kommen?

3.6.2.3 Konzept Gesundheit

Als Gesundheit bezeichnet Friedemann die Kongruenz des menschlichen Systems nach innen und außen. Nach **innen** bedeutet das die **Übereinstimmung der Subsysteme** und nach **außen** die **Übereinstimmung mit den Kontaktsystemen**.

Gesundheit ist die Grundlage des Handelns, sie signalisiert die Beständigkeit des menschlichen Systems. Eine Erkrankung ist nach dieser Betrachtungsweise ein Prozess, der auf einer Systemstörung auf Ebene der organischen Subsysteme fußt. Wie Orem geht Friedemann davon aus, dass Gesundheit und Krankheit beides Prozesse sind, die sich nicht ausschließen und somit nebeneinander existieren können. Dies bedeutet, dass Menschen trotz einer Behinderung oder chronischen Erkrankung gesund sein können, da ihr System durch veränderte Verhaltensweisen in den Prozessdimensionen Systemerhaltung und Kohärenz Stabilität zu bringen und somit den Gesundheitsprozess begünstigen.

Dieser Prozess lässt sich dadurch stützen, dass Spiritualität gestärkt und in der Prozessdimension der Individuation zusätzlich gefördert wird. Ein **Kennzeichen** für Gesundheit ist **Wohlbefinden**, dagegen kennzeichnet lang anhaltende **Angst** eine **Systeminkongruenz** und kann somit zu **Krankheit** führen. Friedemann beschreibt Gesundheit als Kraft, die einen Menschen zum Handeln und Denken motiviert, die stetig auftretenden Systemstörungen erfolgreich zu beheben. Gelingt das, hilft Gesundheit dabei, Angst abzubauen – und das dient dazu, Systemstörungen zu beheben und drohender Inkongruenz vorzubeugen.

Systemstörungen können zu unterschiedlichen Reaktionen führen: Einerseits kann die Anpassung an die Systemstörung Ängste reduzieren, indem sie positive Systemänderungen evoziert. Sie stimulieren den Menschen, indem sie ihm neue Energie liefern, ihn motivieren sich neu anzupassen. Anderseits können Systemstörungen auch negative Angstreaktionen hervorbringen, die sich durch Rückkopplungsprozesse negativ auf angrenzende Systeme auswirken. Gelingt diese Anpassung, führt sie zu persönlichem Wachstum, neuer Kraft, wird als Wohlbefinden wahrgenommen – der Mensch fühlt sich gesund.

Diese **Anpassung an Systemstörungen beeinflusst Angst negativ**. Die Angst wirkt sich durch Rückkopplungsprozesse auch auf angrenzende Systeme aus.

Beispiele:

- Eine arbeitslose Frau überträgt ihr Gefühl der Nutzlosigkeit, die Angst und Ungewissheit über die Zukunft auf ihren Partner und beschwert sich dann über sein unwirsches, gereiztes Verhalten.
- Ein alter Mensch stirbt an einer Influenza. Die Influenza an sich ist ein biologischer Prozess, genauso sind die fehlenden Abwehrkräfte ein natürlicher Prozess. Akzeptiert der alte Mensch seine Sterblichkeit, richtet er mithilfe der Spiritualität sein geschwächtes persönliches System auf das Universum aus und findet somit ein neues Gleichgewicht, was ihm hilft, das Unvermeidliche als gegeben zu akzeptieren.

Dieser Prozess der Neuausrichtung verläuft bei uns Menschen meist nur mit Angst und inneren Kämpfen, da wir unser System auf Kontrolle und Regulation ausgerichtet haben. Im pflegerischen Kontext wird deutlich, dass die Reduktion von Angst im Mittelpunkt der Betreuung pflegebedürftiger Menschen stehen muss. Im Fall einer lebensbedrohlichen Erkrankung gelingt das unweigerlich durch Spiritualität, auf die die Pflege ihre Aufmerksamkeit richten sollte.

Fragen für persönliche Antworten:
- Schätzen Sie Ihre momentane gesundheitliche Situation ein.
- Erleben Sie Ängste oder Unsicherheiten?
- Wenn ja, was tun Sie um wieder Wohlbefinden bzw. Kongruenz herzustellen?

3.6.2.4 Konzept Familie

Eine einheitliche Definition von Familie gibt es nicht. Friedemann bezeichnet sie als eine Einheit mit Struktur und Organisation. Sie setzt sich aus mehreren Subsystemen (Familienmitglieder usw.) zusammen und steht mit ihrer Umwelt in Wechselbeziehung.

Wer als Familienmitglied erachtet wird, hängt von jedem Menschen selbst ab, die klassische Zugehörigkeit kraft Geburt qualifiziert nicht alleine eine Person als Familienmitglied. Der menschliche Kontakt sowie das Zusammengehörigkeitsgefühl sind eine grundlegende Vorbedingung. Somit können gerade sehr gute Freunde die Funktion des Familienmitgliedes übernehmen. Friedemann und Köhlen gehen davon aus, dass sich innerhalb des Familiensystems mehrere Familienmitglieder (Subsysteme) zu **interpersonellen Subsystemen** innerhalb des Familiensystems zusammenschließen, um anstehende Zielsetzungen zu erreichen. Diese interpersonellen Subsysteme können sich je nach Aufgabe/Ziel variabel zusammensetzen.

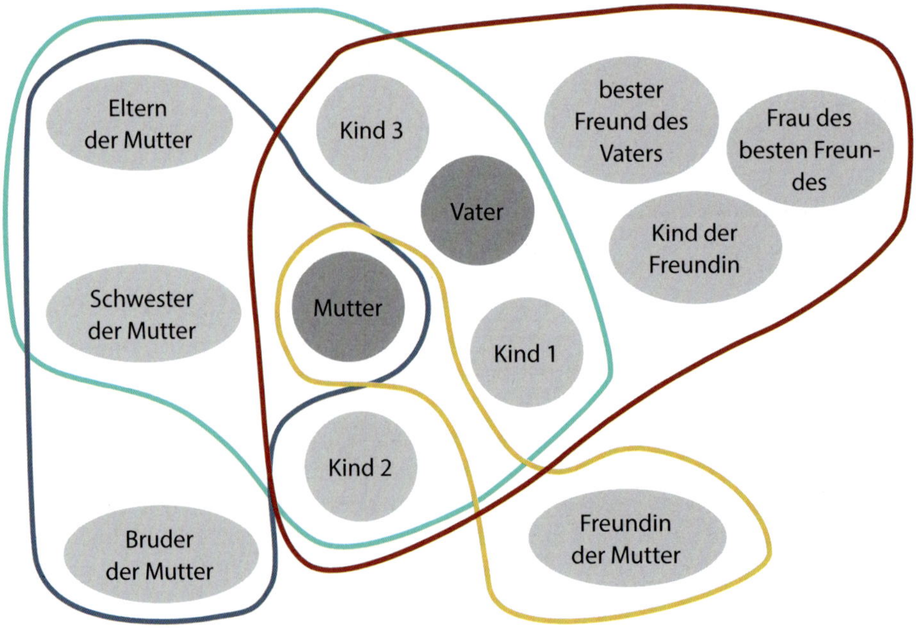

Familiensysteme – und ihre Interdependenzen

Die Aufgaben des Familiensystems

- Die Familie soll an die folgende Generation Werte, Normen, Traditionen, Lebensmuster sowie Kultur weitergeben.
- Familie dient der Fortpflanzung, gibt Sicherheit und erfüllt Lebensbedingungen.
- Familie dient der Erziehung sowie der Weitergabe sozialer Verhaltensregeln. Das geschieht in Verbindung mit sozialen Umweltsystemen aus der Gemeinde.
- Familie überprüft Werte und passt diese an.
- Sie befriedigt das Bedürfnis der Mitglieder nach Kontrolle und Regulation, indem sie von ihren Mitgliedern Mitarbeit, Verantwortung und Mitbestimmung für die Familie erwartet. Dadurch fühlen sich die einzelnen Familienmitglieder wertgeschätzt sowie bestätigt und respektiert.
- Familienmitglieder unterstützen sich gegenseitig.
- Familien respektieren Meinungs- und Persönlichkeitsunterschiede.
- Familie unterstützt jedes Familienmitglied bei dessen Suche nach Lebenszielen.
- Familie ermöglicht und fördert Wachstum und Entwicklung eines jeden Familienmitglieds.

  Werden diese Aufgaben erfüllt, gelingt es dem Familiensystem, kongruent zu sein. Kongruenz ist hierbei das oberste Ziel. Die Familienmitglieder sind mit dem Familienprozess sowie den Zielen des Familiensystems zufrieden, verfolgen aber dennoch eigene Ziele unabhängig vom Familiensystem.

Fragen für persönliche Antworten:
- Wen zählen Sie zu Ihrer Familie und warum?
- Welche Familienprozesse sind typisch für Ihre Familie?
- Gibt es Prozesse, die sich negativ auf Ihr Familiensystem auswirken?
- Was bietet die Umwelt (Gesellschaft) Ihrer Familie?

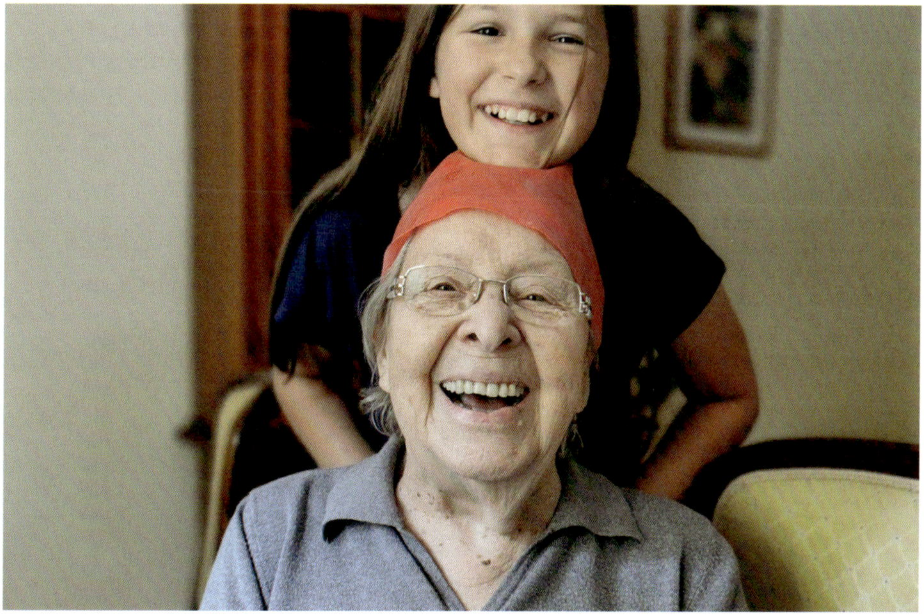

Die Familie als elementares System

3.6.2.5 Konzept Familiengesundheit

Die Familie ist ein soziales System, das wie jedes menschliche Individuum nach Kongruenz strebt. Familiengesundheit enthält drei Kriterien, die erfüllt sein müssen, damit die Familie gesund ist, d.h. sich wohl fühlt. Zu den Kriterien gehört, dass in allen Prozessdimensionen (Kohärenz, Systemerhaltung, Individuation und Systemänderung) gehandelt wird:

- dass Kongruenz sowohl innerhalb der Familie als auch
- zwischen der Familie und ihrer Umwelt besteht, dass
- ihre Mitglieder wenig bzw. keine Angst empfinden und
- sich in ihrer Familie wohl fühlen.

Familiengesundheit ist ein dynamischer Prozess, denn auch auf das Familiensystem wirken stetig Störfaktoren ein, die das Familiensystem in seiner Kongruenz bedrohen. Auch das Familiensystem muss Verhaltensweisen besitzen, die der Erreichung der vier Prozessdimensionen (Systemerhaltung, Systemänderung, Kohärenz sowie Individuation) dienen. Je nach Lebensphase einer Familie oder aktueller Situation überwiegen in einer Familie z.B. Handlungen der Systemerhaltung, wenn das Familiensystem aufgrund einer lebensbedrohlichen Erkrankung oder eintretender Behinderung eines Familienmitgliedes bedroht ist.

Die Gesundheit bildet somit den Grundbaustein des gemeinschaftlichen Handelns der Familienmitglieder. Zwiespalt und Krisen werden in einer gesunden Familie gemeinsam gemeistert. Jedes Familienmitglied integriert die in der Ursprungsfamilie erworbenen Handlungen sowie erfahrenen Wertevorstellungen in sich in einer Art **„Skizze" in sein persönliches System**. Diese wird später in anderen Lebensphasen oder vielen folgenden Situationen mit einbezogen.

Das wichtigste Kennzeichen einer nicht intakten Familie bzw. einer Familie mit fehlendem Wohlbefinden ist Angst. Diese Angst wird auf alle Familienmitglieder übertragen, was zu einem Systemzerfall führen kann. Familiengesundheit an sich ist **nicht messbar (somit nicht objektiv**), sondern sie ist vom **subjektiven Empfinden** der Familienmitglieder **abhängig**.

Friedemann und Köhlen führen weiter aus, dass **jede Familie einzigartige Familienprozesse** aufweist, die sie als Familiensystem einzigartig machen. Diese Prozesse bedeuten Gesundheit, wenn die Familie mit ihnen ihre gewünschten Ziele erreicht. Somit sind Familiensysteme nicht miteinander vergleichbar. Es ist nicht möglich einen Familientyp als besser oder schlechter darzustellen. Für Pflegefachkräfte, die familienorientiert arbeiten, ist es bedeutend, die Familiengesundheit zu ermitteln, weniger den Familientyp. Damit steht das Erfassen von Stärken der Familie im Mittelpunkt der familienbezogenen Pflege.

Fragen für persönliche Antworten:

- Wie schätzen Sie die Gesundheit Ihrer Familie ein?
- Fühlen sich alle Mitglieder der Familie wohl im familiären System?
- Wie werden in Ihrer Familie Konflikte, Krisen bewältigt?
- Was könnte die Familiengesundheit verbessern?

3.6.2.6 Konzept Pflege

Die Pflege durch Pflegefachkräfte vollzieht sich auf allen Systemebenen (Individuum, Familie, Interaktionssysteme, Gemeinden usw.) und ist eine Dienstleistung. Die Subsysteme bei der Pflege eines Individuums sowie bei der Pflege einer Familie sind generell vernetzt. Die Pflege eines Menschen schließt dessen Familie und angrenzende Umweltsysteme mit ein; genau wie die Pflege einer Familie die einzelnen Mitglieder und die angrenzenden Umweltsysteme in ihre Betrachtungen integriert.

Das grundlegende Ziel der Pflege von einzelnen Menschen sowie von Familien besteht demzufolge in der Annäherung an Kongruenz bzw. Gesundheit. Kongruenz bedeutet in diesem Zusammenhang einen Idealzustand, bei dem alle Subsysteme oder Teile von ihnen in perfekter Harmonie wirken. Angelehnt an dieses pflegerische Ideal zeigt sich, dass individuelle Pflege sowie die Pflege von Familien nicht einzeln betrachtet werden können, da alle Familienmitglieder bzw. mit der zu pflegenden Person in Beziehung stehende Personen immer miteinander verwoben sind.

! Merke

Friedemann und Köhlen beschreiben in ihrer Theorie der „familien- und umweltbezogenen Pflege" Familien als Systeme, die sich aus verschiedenen Subsystemen (Familienmitgliedern) zusammensetzen. Die Familienmitglieder sind zum Teil frei gewählt und nicht zwangsläufig nur biologisch zugeordnet.
Die Zugehörigkeit zu einer Familie kann auch durch kulturelle Werte definiert werden. Die Familien stehen in ständiger Wechselwirkung mit den Subsystemen im Inneren (Familienmitglieder) und dem angrenzenden Umweltsystem, das sich aus Subsystemen (Stadtviertel, Gemeinden, Sportvereinen, Kirchengemeinde) oder aus Elementen einer übergeordneten Hierarchieebene (politisches System) zusammensetzen kann.
In ihrem Modell treffen Friedemann und Köhlen Aussagen zu den zentralen Konzepten Umwelt, Person/Mensch, Gesundheit/Krankheit und Pflege. Sie erweitern diese Konzepte um die Komponenten Familie und Familiengesundheit, da diese den Schwerpunkt ihres Modells bilden. Somit weichen sie von der Herangehensweise der vorherigen Auffassung von Pflege innerhalb der Pflegewissenschaften ab, die das einzelne Individuum/den pflegebedürftigen Menschen allein betrachtet und in den Mittelpunkt stellt. Es geht um die Erhaltung der familiären Gesundheit, um Kongruenz im Familiensystem. Dafür müssen die familiären Prozesse erkannt und den familiären Prozessdimensionen zugeordnet werden.
Familienbezogene Pflege impliziert also nicht die physische und psychische Betreuung eines pflegebedürftigen Menschen, sie sieht sich vielmehr als Unterstützung der Familien bei der Bewältigung von akuter oder chronischer Erkrankung eines Familienmitglieds, mit dem Ziel der Erhaltung und Neuorientierung des Familiensystems. Wenn das gelingt, fühlen sich alle Familienmitglieder in der Familie wohl, die Familie ist gesund und bleibt als System bestehen.

3.6.3 Die systemische Pflege der Familie

Der folgende Abschnitt beschreibt nur die systemische Pflege von Familien, da sie das Hauptaufgabenfeld der „familien- und umweltbezogenen Pflege" ist und auch die individuelle Pflege eines Menschen mit einschließt.

Die Pflege von Familien bedeutet den Einbezug von **Interaktionssystemen** (Familienangehörige bzw. Subsysteme der Familie und ihre Beziehung sowie Kommunikation untereinander), **Familiensystemen** sowie **Umweltsystemen** in die pflegerische Betrachtung. Das **Ziel**: Familienangehörige bei ihrem Streben nach **Familiengesundheit** zu unterstützen.

Diese Herangehensweise an Pflege ist auf die Unterstützung gesunder Familienprozesse ausgerichtet. Sie basiert auf der grundlegenden Annahme, dass in gesunden Familien auch die einzelnen Mitglieder des Familiensystems Kongruenz für ihr persönliches/individuelles System und somit Wohlbefinden finden. Um Kongruenz im Inneren und Äußeren des Familiensystems herzustellen, bedarf es der Interaktion der Familienmitglieder und deren Motivation, die Familie zu unterstützen. Fühlen sich alle Familienmitglieder mit dem Familiensystem kongruent, das heißt, es geht allen im Familiensystem gut, äußert sich das im Wohlbefinden des Einzelnen. Diese Kongruenz mit dem Familiensystem herzustellen ist möglich, da alle Familienmitglieder als System mit dem Familiensystem und dem Umweltsystem mit all seinen Subsystemen (Ärzte, Sozialämter, Krankenkassen, Pflegekassen, Therapien usw.) vernetzt sind.

Systeme koordinieren und vernetzen

Die Pflegefachkraft, die nach dem Modell der „Familien- und umweltbezogene Pflege" arbeitet, steht mit den unterstützenden Systemen in Austausch und kooperiert mit ihnen; sie koordiniert sie, damit die größtmögliche Gesundheit für alle Familienmitglieder sowie der Familie an sich entstehen kann.

Weiterhin sollte die Pflegefachkraft den Fokus ihrer Arbeit darauf ausrichten, herauszufinden, wie die Familie im Inneren gestärkt und vernetzt ist. Sollte dies noch nicht erreicht worden sein, muss sie herausfinden, was geschehen muss, um die Kongruenz der Familie zu erreichen und entsprechende Interventionen durchführen. Der Ansatz der Pflege von Familien sollte überall dort greifen, wo Familie z. B. nach der Entlassung aus dem Krankenhaus für die pflegerische Betreuung des Einzelnen nötig ist. Die Bedeutung der familienbezogenen Pflege steigert sich noch, da die Pflege chronisch Kranker, alter Pflegebedürftiger sowie von Behinderung Betroffener immer weiter in die Häuslichkeit verlagert werden soll und auch verlagert werden muss – vor allem, wenn man sich die derzeitigen politischen Bestrebungen, den Fachkräftemangel in der Pflege und die Kostenminimierungspolitik der Pflegekassen anschaut. In Konsequenz müssen die Familien in sich gestärkt werden, damit sie unter dem hohen täglichen Druck, den immensen Anforderungen und dem Verlust der Individuation nicht zerbrechen. Innerhalb der Familien wird zunächst die Koordination angestoßen (wer übernimmt welche Aufgabe) und dann zu den Unterstützungssystemen der Umwelt weitergetragen. Die familienbezogene (kulturelle) Individulität drückt sich darin aus, dass es auch Familien gibt, die keine Unterstützung brauchen oder wollen.

Pflegerische Umsetzung

Beginnt die Pflegefachkraft ihre Arbeit, sollte sie versuchen, eine **positive Beziehung zur Familie aufzubauen** – eine von Vertrauen und Ehrlichkeit geprägte Beziehung. Sinnvoll ist, ein Familiengespräch zu organisieren, an dem (möglichst) alle Familienmitglieder teilnehmen. Nach Möglichkeit sollten keine Familienmitglieder fehlen, da das zu einer negativ geprägten Stimmung im Pflegeprozess führen kann (wenn andere Mitglieder sich evtl. hintergangen oder ausgeschlossen fühlen). Pflegefachkräfte sollten sich hier aber nicht unter Druck setzen. Sie müssen mit dem arbeiten, was möglich ist. Nicht-Anwesende können auch später informiert werden. Darüber hinaus muss zunächst herausgefunden werden, wer zu Familie gehört und wer sich bei der Pflege engagiert.

Die Pflegekraft nutzt das Gespräch, damit sich alle Familienmitglieder zur aktuellen Situation äußern können. Sie zeigt allen Mitgliedern auf, wie wichtig sie für die Problemlösung sind, jeder für sich. Die Familienmitglieder werden bei diesen Gesprächen als gleichberechtigte Partner verstanden, auch ihre Ideen und Gedanken, Wünsche sind sehr wichtig. Beim Beziehungsaufbau fungiert die Pflegefachkraft nicht als Teil der Familie, sondern als Beobachter von außen.

Während des anschließenden **Pflegeprozesses** gliedert sie sich teilweise in das Familiensystem mit ein, um Energien, Rhythmen und Muster wahrzunehmen und zu erkennen. Sie sollten sich gleichzeitig aber bewusst sein, dass sie in diesem Moment als Subsystem fungiert und somit die Familie als System mit beeinflusst. Weitestgehend sollte die Pflegefachkraft im Familiensystem teilnehmen, beobachten und die Gefühle der Familienmitglieder spiegeln, ohne diese aber zu bewerten oder Ratschläge zu erteilen. Hilfreich ist für sie hierbei, sich in die Situation einzufühlen und sich vorzustellen, wie sie in einer ähnlichen Situation reagieren würde. Ein gutes Mittel, um Spannungen aus einer Situation zu nehmen, ist Humor. Das gewünschte Ergebnis: Alle Familienmitglieder fühlen sich wohl und der Pflegeprozess kann starten. Friedemann entwickelte einen neunschrittigen Pflegeprozess, dessen einzelne Stufen sich aus dem Akronym des Wortes KONGRUENZ ableiten lassen.

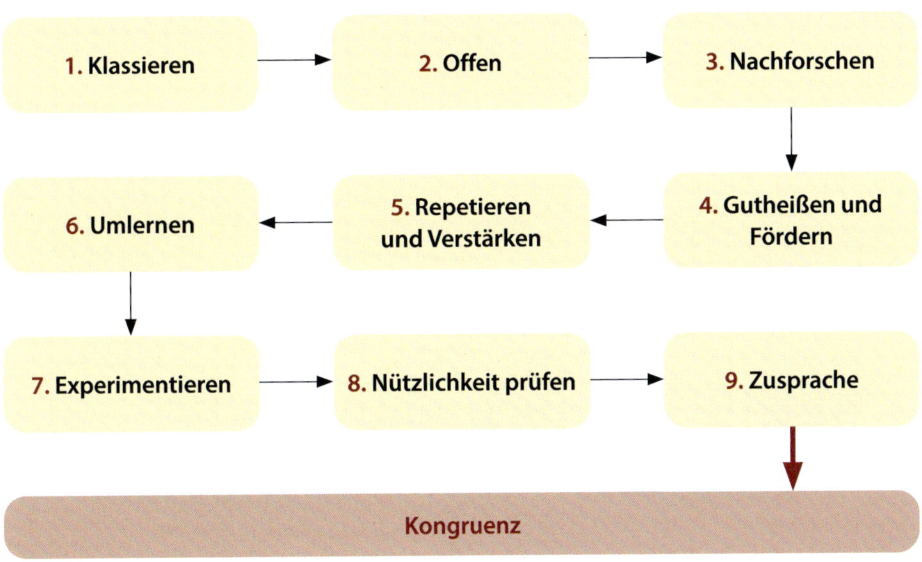

Familienpflegeprozess mit Zielsetzung

3.6.4 Neun Schritte im Pflegeprozess

1. Schritt: Klassifizieren der systemischen Prozesse innerhalb der vier Prozessdimensionen: In diesem Schritt erfolgt eine ausführliche Pflegeanamnese bzw. Informationssammlung und die Klassifikation mithilfe eines Diagramms. Die Familie wird in diesem Schritt befragt, welche täglichen Routinen in der Familie vorhanden sind, aber auch wie die Familie Probleme, Krisen gemeistert hat.

Die Pflegefachkraft gewinnt während des Gesprächs den Eindruck, welche Interaktionssysteme innerhalb der Familie bedeutsam sind. Nachvollziehbar erscheint, dass große Veränderungen innerhalb des Familiensystems stattfinden, sobald ein Familienmitglied schwer erkrankt oder von Behinderung betroffen ist.

Die Datenerhebung bezieht strukturierte Familiengespräche oder Beobachtung von Familienstrukturen mit ein. Mögliche Themen für die Anamnese ergeben sich aus dem zu erstellenden systemischen Diagramm. In einem separaten Diagramm werden die gewonnenen Daten (der Grad der Ausprägung) eingetragen, sodass die Pflegefachkraft auf dem ersten Blick erkennen kann, wo Handlungsbedarf besteht. Dasselbe Verfahren sollte für die kranke Person als Individuum und evtl. für andere Angehörige wiederholt werden.

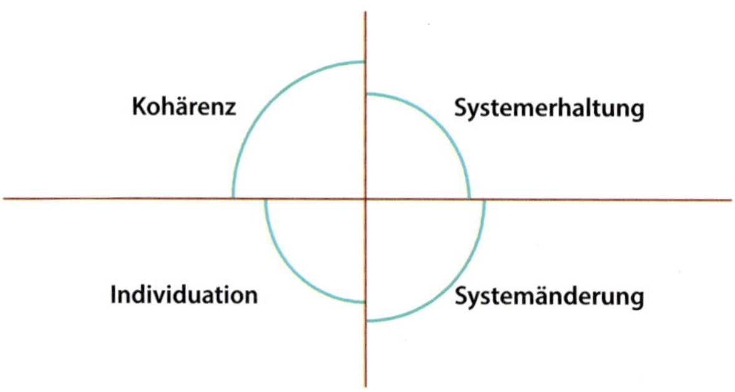

Grafische Darstellung der gewonnenen Daten in einem Zieldimensionen-Prozess-Diagramm

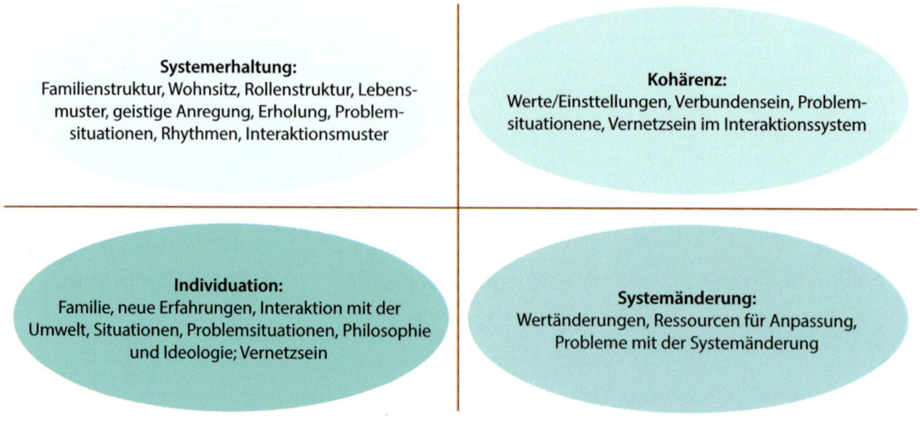

Befragungsthemen innerhalb der vier Prozessdimensionen

2. Schritt: Offen in einfachen Worten die **Theorie des systemischen Gleichgewichtes** sowie die systemischen Prozesse anhand der erstellten Grafik (nach der Anamnese) **erklären**, erhobene Probleme definieren (Diagnosestellung) und Ressourcen der Familie feststellen.

3. Schritt: Gemeinsam mit der Familie **nachforschen, in welchen Dimensionen Veränderungen stattfinden** sollen. Die Entscheidung sollten allen Familienmitgliedern auch gemeinsam treffen, sie sollten sie schriftlich fixieren, damit die Aussagen in das Bewusstsein aller Familienmitglieder rücken.

4. Schritt: Die Pflegefachkraft **ermittelt** mit der Familie **geeignete Handlungsmuster**, um zu den gewünschten **Veränderungen** im Familiensystem zu **gelangen**. Alle geeigneten Handlungen bewertet die Pflegefachkraft positiv und animiert darüber die Familie zum Ausprobieren und ermuntert die Familie zum Ausprobieren.

5. Schritt: Geeignete Handlungen werden repetiert, d.h. **im Familiensystem eingeübt** und durch die Pflegefachkraft verstärkt. Das soll die gefundenen Handlungen in die Familienprozesse integrieren.

6. Schritt: Dieser Schritt beinhaltet das **Umlernen unangebrachter Handlungen**. Er kann aber auch parallel zu Schritt 5 erfolgen.

7. Schritt: Ist die **Familie in den neuen Handlungen sicher**, kann sie mit diesen **Handlungen** in verschiedenen **Settings/Kontexten experimentieren**.

8. Schritt: Die Pflegefachkraft überprüft, wie **nützlich und erfolgreich die neu erlernten Handlungen sind**. Sie führt eine erneute **Kurzanamnese** zu Veränderungen im Familiensystem durch und stellt sie grafisch dar. Im Anschluss werden die Grafiken mit einander in Beziehung gesetzt.

9. Schritt: Erkennt die Pflegefachkraft im Schritt 8 eine positive Entwicklung, ist es nun ihre Aufgabe, die Familie zu loben, die **positiven Veränderungen herauszuheben**, der Familie zuzusprechen und sie zu ermuntern, die **neuen Handlungen dauerhaft** in ihr Familiensystem zu **integrieren**. Diese Bestärkung sollte den ganzen Pflegeprozess über geleistet werden.

Die neun Schritte des Pflegeprozesses finden nicht chronologisch, sondern teilweise parallel statt. Die **Beendigung des Pflegeprozesses** in der Familienpflege erfolgt situationsbedingt. Die Familie sollte unabhängig von der Pflegefachkraft bleiben. Die Pflegefachkräfte unterstützen den Gesundheitsprozess der Familie und lösen sich aus dieser Beziehung, sobald die Familie in der Lage ist, ohne Unterstützung zurechtzukommen. Schafft es die Pflegefachkraft nicht allein, einer Familie auf ihrem Weg zu Kongruenz und Gesundheit Hilfestellung zu geben, sucht sie sich interdisziplinäre Partner. Das sollte sie mit der Familie aber vorher besprechen und gemeinsam festgelegen.

→ Fazit

Die auf Familien spezialisierte Pflegefachkraft (oder eine Family Health Nurse) widmet sich der „Gesundheit von Familien", auch wenn nach außen sichtbar nur ein Familienmitglied erkrankt oder von Behinderung betroffen ist. Friedemann und Köhlen gehen (basierend auf der Systemtheorie) davon aus, dass Familien Systeme sind, die von den Familienmitgliedern (Subsysteme des Familiensystems) beeinflusst werden. Geht es einem Familienmitglied (Subsystem) dauerhaft nicht gut, besteht die Gefahr, dass die Familiengesundheit nachhaltig gestört wird. Der Pflegeprozess innerhalb der familien- und umweltbezogenen Pflege verfolgt als großes Ziel, Kongruenz der Familie und Wohlbefinden aller Familienmitglieder unabhängig vom Familientyp oder Familienstil herzustellen.

Er verläuft in 9 Schritten:

1. **K**lassieren der systemischen Prozesse.
2. **O**ffen die Theorie sowie die systemischen Prozesse erklären.
3. **N**achforschen, wo Veränderungen stattfinden sollen.
4. **G**utheißen gefundener neuer Handlungsmuster.
5. **R**epetieren (einüben) neuer, für gut erachteter Handlungsmuster.
6. **U**mlernen von nicht zielführenden Handlungen zu sinnvollen Handlungsmustern.
7. **E**xperimentieren mit neuen Handlungsmustern in verschiedenen familiären Situationen.
8. **N**ützlichkeit der neuen Handlungen überprüfen mithilfe des Zieldimensionen-Prozess-Diagramms.
9. **Z**usprechen: Der Familie zusprechen, die neuen Handlungsmuster, die positiv evaluiert worden beizubehalten und anzuwenden. Der Familie Zuversicht geben, auf sich selbst, ihre einzelnen Mitglieder zu vertrauen.

Nach Schritt 9 erfolgt die Loslösung aus und von der Familie. Die Familie kennt nun Strategien, sich selbst zu verändern und an sich selbst zu glauben. Im Bedarfsfall kann die Pflegefachkraft wieder in die Familie gehen, um Unterstützung zu geben. Familienpflege ist nicht als Dauerzustand zu sehen, sondern als temporäre (zeitlich begrenzte) Unterstützung. Sie verlangt von der Pflegefachkraft ein hohes Maß an kommunikativer und sozialer Kompetenz sowie Fachkompetenz und ein breites psychologisches Wissen.

Aufgaben

1. Beschreiben Sie mit eigenen Worten die zentralen Faktoren der „familien- und umweltbezogenen Pflege" nach Friedemann und Köhlen.
2. Erstellen Sie ein Diagramm der Ausprägung der Prozesse in Bezug auf die Zieldimensionen für Ihre Familie.
3. Überlegen Sie, was bei Familien Angst auslöst, und somit zu einem Systemzerfall bzw. fehlender Kongruenz führen kann.

Fallbeispiel:

Sie werden als Family Health Nurse von Frau S. um Hilfe gebeten. Frau S. ist 39 Jahre alt und leidet unter der Erkrankung ihrer vierjährigen Tochter. Stella ist unheilbar erkrankt und hat eine Lebenserwartung von maximal 12 Jahren. Frau S. leidet sehr unter der Prognose. Ihr Mann hat sich vor einem Jahr von Frau S. getrennt und ist aus der gemeinsamen Wohnung ausgezogen, da er mit der lebensverkürzenden Erkrankung seiner Tochter und dem immer stärker werdenden Rückzug seiner Frau nicht zurechtkam.

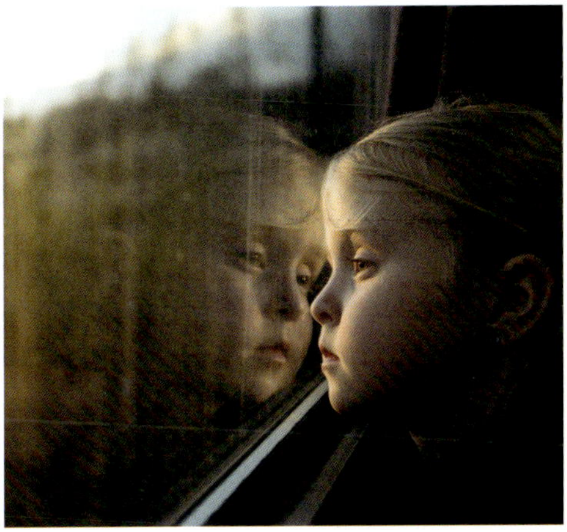

Eine ähnliche Situation hatte Herr S. schon mit seiner Schwester erlebt, die ihren Sohn durch einen Unfall mit nur sieben Jahren verlor. Auch deren Familie zerbrach an der schweren emotionalen Last. Seine Schwester litt unter Depressionen, die sie glaubte, überwunden zu haben, bis sie sich vor zwei Jahren das Leben nahm. Herr S. fühlt sich nicht in der Lage, so eine Situation noch einmal zu erleben, obwohl er seine Frau noch liebt und seine Tochter jeden 2. Tag besucht oder mit ihr etwas unternimmt, sobald er Zeit hat.

Bei Ihrem ersten Besuch bei Familie S. treffen Sie Stella, Frau und Herrn S., die Eltern von Frau S. sowie die Mutter von Herrn S. an. Alle Beteiligten wirken auf Sie sehr angespannt und unsicher. Frau S. wirkt fahrig und „weit weg". Nur Stella erregt jede Sekunde deren volle Aufmerksamkeit und ihre Wünsche werden sofort wahrgenommen und erfüllt. Der Vater von Frau S. meint, das sie Stella nicht zu sehr verwöhnen dürfe, auch wenn Stella krank sein.

Im Gespräch mit der Familie erfahren Sie, dass Stella noch zwei Brüder im Alter von elf und 13 Jahren hat, die gerade im Trainingslager sind. Beide besuchen das Sportgymnasium und sind sehr erfolgreich. Ihre Schwester lieben beide sehr und sie unterstützen die Mutter und ihre Schwester bei der Durchführung der täglichen Therapien (Logo-, Physiotherapie mehrmals täglich, Ess- und Toilettentraining usw.) Insgesamt nimmt die Pflege und Therapie von Stella mindestens fünf Stunden täglich in Anspruch.

Stella selbst besucht eine integrative Kita … die Aufnahme gestaltete sich schwierig, da die Familie mit Vorurteilen kämpfen musste … ein Kind im Rollstuhl, inkontinent, das Hilfestellung benötigt bei der Nahrungsaufnahme. Zwar ist Stella mobil, geistig ihrem Alter entsprechend entwickelt, aber sonst komplett auf Hilfe angewiesen.

Frau S. selbst leidet unter Magersucht und Depression, geht voll arbeiten als Bankkauffrau, ist also beruflich sehr eingespannt. Professionelle Hilfe nimmt Frau S. noch nicht in Anspruch. An zwei Tagen hat sie langen Dienst, sodass sie an den Tagen erst 19 Uhr nach Hause kommt. Stella wird an diesen Tagen vom Vater, den Eltern von Frau S. und ihren Brüdern versorgt. Auf Dauer gesehen, kann der Vater das aber nicht durchhalten, da er aufgrund eines beruflichen Wechsels einen deutlich längeren Arbeitsweg auf sich nehmen muss.

Aufgaben zum Fallbeispiel

1. Erstellen Sie eine Grafik zum Familiensystem von Stella. Beziehen Sie auch angrenzende Systeme der Umwelt mit ein.
2. Überlegen Sie sich einen möglichen Gesprächsablauf zu Beginn der Betreuung der Familie von Stella. Welche Fragen würden Sie stellen? Begründen Sie.
3. Erstellen Sie ein Diagramm zu den momentanen Prozessen bezogen auf die Zieldimensionen des Familiensystems.
4. Überlegen Sie sich mögliche Handlungsänderungen innerhalb des Familiensystems von Stella.

Literaturverzeichnis

Friedemann, Marie-Luise; Köhlen, Christina: Familien- und umweltbezogene Pflege, 3. vollständig überarbeitete und erweiterte Aufl. Bern: Huber, 2010.

Köhlen, Christina; Friedemann, Marie-Luise: Pflege von Familien: Die familien- und umweltbezogene Pflege in der Praxis. 1. Aufl. Haan-Gruiten: Verl. Europa-Lehrmittel, 2016.

Schober, Madrean; Affara, Fadwa: Advanced Nursing Practice (ANP), 1. Aufl. Bern: Huber, 2008.

Käppeli, Silvia (Hrsg): Pflegekonzepte – Phänomene im Erleben von Krankheit und Umfeld, Bd. 1, 4. Nachdruck. Bern: Huber, 2004.

Käppeli, Silvia (Hrsg): Pflegekonzepte – Phänomene im Erleben von Krankheit und Umfeld, Bd. 2, 3. Nachdruck. Bern: Huber, 2005.

Käppeli, Silvia (Hrsg): Pflegekonzepte – Phänomene im Erleben von Krankheit und Umfeld, Bd. 3, 2. Nachdruck. Bern: Huber, 2004.

Brandenburg, Hermann; Dorschner, Stephan [Hrsg.]: Pflegewissenschaft 1: Lehr- und Arbeitsbuch zur Einführung in das wissenschaftliche Denken in der Pflege. 2. Aufl. Bern: Huber, 2008.

Pflegeforschung 4

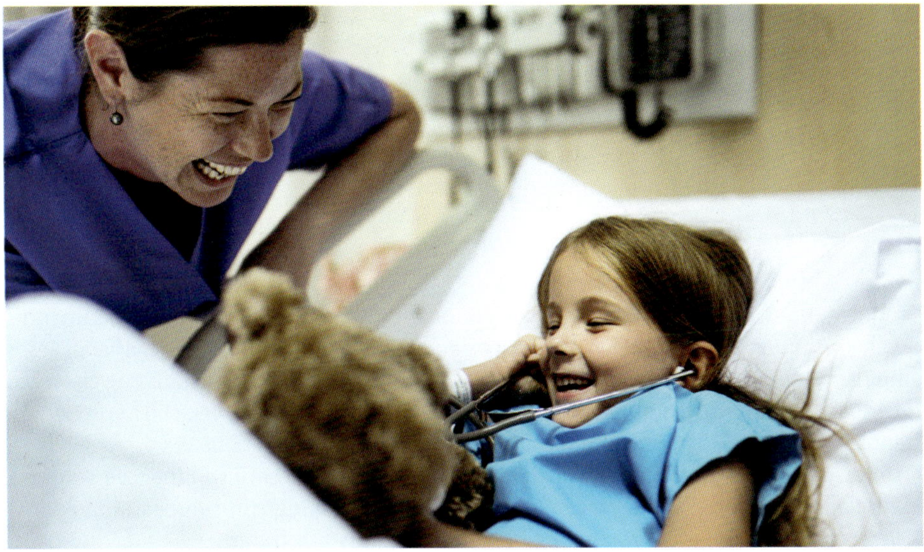

Pflegeforschung für eine optimistische, professionelle Arbeitsweise.

4.1 Grundgedanken der Pflegeforschung

Dieses Kapitel beschäftigt sich mit der Pflegeforschung, einem bedeutenden Bestandteil der Pflegewissenschaft. Zunächst gilt es, eine Definition von Pflegeforschung kennenzulernen und einen Eindruck zu erhalten, wozu Pflegeforschung beitragen kann und was erforscht wird.

Pflege ist in diesem Zusammenhang das **Forschungsfeld**, d.h. das Gebiet, in dem geforscht wird. Pflege umfasst alle pflegerischen Handlungsfelder, aber auch die Pflegepädagogik, die Fort- und Weiterbildung, arbeits- und gesundheitspolitische Aspekte, das Pflegemanagement sowie demografische und epidemiologische Aspekte.

„**Forschung**" bedeutet: **genaue Untersuchung** (im Englischen: research = wiedersuchen). Es handelt sich also um eine genaue, detaillierte und systematische Untersuchung, Analyse oder Studie. Das Ziel: Bestehende Erkenntnisse/bestehendes Wissen verifizieren (bestätigen) oder falsifizieren (widerlegen), verbessern oder neues Wissen/neue Erkenntnisse erlangen.

Zitate zu Pflegeforschung von Lisbeth Hockey
„‚Warum' ist das wichtigste Wort, denn es gibt darauf die meisten Antworten."
„Durch die Forschung ist das Denken in die Pflege gekommen."
„Pflegeforschung kann in einem Land nur gelingen, wenn ForscherInnen und PraktikerInnen, Leitende und Lehrende, miteinander kooperieren." (Kürzel, Seidel, 2004, S. 8 ff.)

Aufgaben

1. Lesen Sie die Zitate von Lisbeth Hockey. Diskutieren Sie die Zitate!
2. Was bedeutet für Sie Pflegeforschung? Beziehen Sie Ihr bisheriges berufliches pflegerisches Erleben, pflegerische Erfahrungen aus anderen Situationen, Ihr Verständnis von Pflege usw. mit ein.
3. Worin könnten die Ziele von Pflegeforschung liegen?
4. Überlegen Sie sich mögliche Themen für Forschungsvorhaben in der Pflege.

4.1.1 Ziele der Pflegeforschung

Grundlegendes **Ziel** der Pflegeforschung ist, eine empirische (auf Erfahrung beruhende, durch Forschung begründete) Wissensgrundlage für die Pflegepraxis zu schaffen. Dieses empirische Wissen wird durch Forschungen zu einer **evidenzbasierten** (auf Beweisen beruhenden) **Handlungsgrundlage** in der Pflege. Daraus ergeben sich verschiedene Gegenstandsbereiche der Pflegeforschung:

- Untersuchungen der Versorgungsstrukturen und -prozesse der Gesundheitsversorgung aus Patienten- und Populationsperspektive, um Behandlungen und Verbesserung der Versorgung angemessen voranzutreiben (**Versorgungsforschung**).
- Wissen über die Pflegeausbildung/Hochschullehre gewinnen, um Pflegefachkräften eine qualitativ hochwertige Ausbildung zu ermöglichen.
- Forschungen im Bereich der Gesundheitsdienste und des Pflegemanagements sollen die Pflegequalität verbessern und die Kosteneffizienz steigern.
- Forschungen in Bezug auf die berufliche Zufriedenheit, pflegerische Rollenbilder und Eigenschaften der Pflegekräfte, um die Produktivität der Pflegekräfte, ihre Liebe zum Beruf und auch die Berufszugehörigkeitsdauer zu steigern.

Pflegepraxis
(pflegerischer Problemlösungsprozess, Häufigkeiten von Pflegephänomenen …)

Pflege als Organisation und Institution
(Organisation auf Station – Bezugspflege, Primary Nursing usw.;
Instrumente der Personalbeschaffung …)

Bildungsforschung in der Pflege
(Themen der Pflegedidaktik, Ausbildungsgestaltung …)

Pflegegeschichte
(Warum wurde Pflege ein Frauenberuf?; Entwicklung der psychiatrischen Pflege;
Rolle der Pflege in verschiedenen geschichtlichen Epochen …)

Pflegepolitik
(Finanzierung der Pflege, gesellschaftlicher Stellenwert der Pflege …)

Gegenstandsbereiche der Pflegeforschung

4.1.2 Werkzeuge der Pflegeforschung

Die **Aufgabe** der Pflegeforschung liegt in der methodischen Wissensvermehrung in der Pflege (vgl. Robert-Bosch-Stiftung, 1996). Um diese zentrale Aufgabe zu erfüllen, besitzt die Pflegeforschung mehrere Werkzeuge. Zu diesen Werkzeugen zählen **Sammeln**, **Ordnen**, **Überprüfen** und **Generieren**, um eine methodische Wissensvermehrung zu bewirken.

4.1.2.1 Sammeln

In der pflegerischen Praxis verfügen Pflegefachkräfte, Menschen, die Pflege benötigen, sowie deren Angehörige bzw. Bezugspersonen über umfangreiches Erfahrungswissen, das nicht aufgeschrieben, sondern nur mündlich weitergeben wird – und mit der Zeit für die Allgemeinheit verloren geht. Es handelt sich also um **sehr persönliches Wissen**. Um diese Erfahrungen nicht zu verlieren, ist es Aufgabe der Pflegeforschung, diese Erkenntnisse zu sammeln und zu dokumentieren, damit sie nachlesbar und überprüfbar werden. Geeignete Werkzeuge sind Interviews oder Beobachtungen (deskriptive quantitative Designs).

4.1.2.2 Ordnen

Das gesammelte Wissen muss **strukturiert und geordnet** werden. Damit wird erreicht, dass alle Aspekte zusammen einen Sinn ergeben und sich das gesamte Wissen in Theorien organisieren lässt. Um diese Theorien zu erstellen, müssen Phänomene und Konzepte herausgearbeitet und miteinander in Verbindung gesetzt werden. Beispiele für so entwickelte theoretische Zusammenhänge sind die Theorien von M. Krohwinkel und D. Orem oder auch Taxonomien (einheitliches Verfahren oder Modell) wie die „ENP-Pflegediagnosen" (European Nursing Care Pathways): Die bestehenden Pflegediagnosen sind verschiedenen Verhaltensmustern zugeordnet. Zum Beispiel gehören Emesis (Erbrechen) und Diarrhoe zum Verhaltensmuster „Ausscheiden".

4.1.2.3 Überprüfen

Dieses Werkzeug testet in der Praxis bestehendes oder bisher nur theoretisch erarbeitetes Wissen methodisch auf seine Gültigkeit. In der pflegerischen Praxis existieren mehrere theoretisch begründbare Pflegehandlungen, die bisher noch nicht getestet werden konnten. Um bisher methodisch nicht beurteilte Zusammenhänge zu überprüfen, eignen sich Experimente, Quasi-Experimente, Vergleiche (komparative Designs) oder Designs, die eine Beziehung/ Wechselbeziehung (korrelative Designs) aufzeigen.

4.1.2.4 Generieren

Mit diesem Werkzeug lässt sich neues Wissen gewinnen, indem bestehende, offene Fragen methodisch und systematisch beantwortet werden. Das so gewonnene Wissen sollte im weiteren Verlauf überprüft werden.

Mit diesen vier Werkzeugen ist es möglich, bestehendes pflegerisches Wissen zu **validieren** (die Gültigkeit zu bestimmen), um den pflegerischen **Wissensfundus („Body of Knowledge")** stetig zu erweitern.

4.1.3 Wissensquellen der Pflege

Woher gewinnt die Pflege ihr Wissen? Erkenntnisse, woher pflegerisches Wissen stammt, haben große Bedeutung für die Qualität des Wissens und die Glaubwürdigkeit des Wissens.

4.1.3.1 Tradition

Tradition ist von Generation zu Generation (hier: Generationen von Pflegenden) weitergegebenes Erfahrungswissen, das auf Überzeugungen, Bräuchen oder Trends beruht. Die Überlieferung erfolgt mittels schriftlicher und mündlicher Kommunikation, wird darüber auf die Gegenwart übertragen, so dass traditionelles Wissen die aktuelle pflegerische Praxis beeinflusst.

Traditionen wirken sich auf die Pflegepraxis meist positiv aus, da sie sich von Handlungen ableiten, die sich als wirksam erwiesen haben. Andererseits kann sich Tradition hemmend auf die pflegerische Kompetenzentwicklung auswirken. Jeder von Ihnen kennt den Satz: „Das haben wir schon immer so gemacht" – da bleibt kein Raum für neue Ideen. Somit verbleiben ineffektive und ineffiziente Regeln, Strukturen und Handlungen in den Köpfen der Pflegenden. Innovative Ideen von (jüngeren) Pflegenden werden abgeschmettert. Argument: Es ist bis jetzt ja auch gut gegangen, auch wenn nicht bekannt ist, ob es gegebenenfalls bessere, effektivere und effizientere Handlungen und Strukturen gibt.

4.1.3.2 Autorität

Eine Person besitzt Autorität z. B. aufgrund sehr großen **Wissens** bzw. Fachwissens oder durch eine eingenommene **Machtposition**. In der Pflege sind beide Formen zu finden, oft aber auch die Mischung aus Fachwissen und Macht. „Die Vermittlung von Wissen durch eine Autorität tritt dann ein, wenn eine Person eine andere als Wissensquelle anerkennt. Pflegekräfte, die Artikel oder Bücher veröffentlichen oder Theorien entwickeln, werden häufig als Autoritäten angesehen." (Burns und Grove, 2005, S. 17) Das gilt auch für klinische Pflegeexperten, Pflegelehrende, Stationsleitungen u. Ä.

Das Wissen von Autoritäten in der Pflege wird nicht nur durch Forschung bestätigt, sondern auch durch Tradition erworben. Hier muss Forschung ansetzen: Dieses Wissen muss durch Forschung verifiziert (durch Beweis bestätigt) oder falsifiziert (durch Beweis widerlegt), d. h. kritisch beurteilt und getestet werden.

4.1.3.3 Entlehnung

Entlehnung heißt: Übernahme von Wissen aus anderen Fachbereichen, z.B. Medizin, Soziologie, Psychologie, Pädagogik und somit Nutzbarmachung dieses Wissens, um in der Pflegepraxis anzuleiten. Selten können jedoch Entlehnungen aus anderen Fachbereichen 1:1 übertragen werden, vielmehr ist hierbei zu beachten, dass:

- das entlehnte Wissen nicht direkt in die Pflegepraxis übertragen wird, ohne es in den spezifischen Pflegekontext einzubetten – so bringt beispielsweise eine tiefergehende medizinische Diagnostik und eine genauere Ursachenforschung wenig pflegerischen Handlungserfolg.
- Entlehnung ist darin zu sehen, dass Wissen und Informationen aus anderen Fachgebieten in das eigenständige Gebiet der Pflege sinnvoll integriert werden. Wird ein Patient nach Apoplex (Schlaganfall) an seinem Dekubitus behandelt, kann zum Beispiel gleichzeitig auf seine psychosoziale Situation Rücksicht genommen werden (Einbindung der Angehörigen in die Mobilitätsförderung, geduldige Kommunikation). Somit kann sich Pflege individuell entwickeln.

Allgemein ist jedoch festzustellen: Entlehntes Wissen unreflektiert in der Pflege anzuwenden, ist für die pflegerische Praxis mit sehr vielen Unklarheiten verbunden und wird ihr nicht gerecht.

4.1.3.4 Versuch und Irrtum

Dieses Vorgehen ist bekannt als „trial and error". Versuch und Irrtum in der Pflege, einem Handlungsfeld, in dem es um Menschen und deren Gesundheit geht? Wie passt das zusammen? Ja, auch in der Pflege gibt und gab es Wissen, das aufgrund von Versuch und Irrtum generiert wurde/wird. Nicht jeder Patient ist gleich bzw. spricht auf die immer gleichen Pflegeinterventionen an, sodass verschiedene mögliche Interventionen im Modus „Versuch und Irrtum" ausprobiert werden (müssen).

In dieser Situation geht es darum, eine **individuelle Lösung** für einen Patienten zu finden. Irrtum bedeutet hier, dass die Pflegemaßnahme nicht in gewünschter Weise Wirkung zeigt. Wissenschaftlichkeit besteht darin, die Versuche und die jeweiligen Ergebnisse genau zu dokumentieren, um zu validierbaren Ergebnissen zu gelangen, die das bestmögliche Behandlungsergebnis liefern.

4.1.3.5 Rollenbildung

Sich durch die „Rollenbildung" Wissen anzueignen und somit zu lernen heißt, von **Vorbildern zu lernen**. In der Pflege bedeutet das, dass Pflegelernende von ihren Mentoren, Lehrenden und kompetenten Pflegefachkräften Wissen beziehen. Einen hohen Stellenwert nimmt das Lernen durch das Arbeiten mit einem Mentor ein, der in dieser Beziehung verschiedene Rollen einnimmt, z.B. die als Lehrender, Berater und/oder Förderer. Es geht darum, durch eigene Erfahrung gewonnenes Wissen durch eine intensive Zusammenarbeit mit einem qualitativ kompetenten Vorbild, Lehrenden und/oder Mentor zu vertiefen.

4.1.3.6 Persönliche Erfahrung

Erfahrungen in der Pflege sind Kenntnisse, die durch wiederholtes Erleben einer Situation, einer Handlung oder eines Ereignisses entstehen. Bei der Erfahrung werden theoretische Kenntnisse/theoretisches Wissen gewonnen (z.B. theoretische Kenntnisse zum Legen eines transurethralen Blasenkatheters durch Zuschauen in der Praxis und/oder beim eigenständigen Legen bei Frauen und Männern). Aufgrund der persönlichen Erfahrungen sind Pflegefachkräfte in der Lage, im Laufe der Ausübung ihres Berufes Pflegekompetenz zu erwerben.

Patricia Benner (amerikanische Pflegetheoretikerin) definiert insgesamt fünf Stufen der Pflegekompetenz:

- 1. den Neuling (Novizen)
- 2. die fortgeschrittenen Anfänger
- 3. die kompetent Pflegenden
- 4. die erfahrenen Pflegenden
- 5. die Pflegeexperten

Benner geht davon aus, dass Pflegeexpertinnen und -experten in der Lage sind, eine pflegerische Situation sofort intuitiv zu erfassen und pflegerische Interventionen schnell, gezielt und richtig durchzuführen.

4.1.3.7 Intuition

Intuition heißt auch „**Bauchgefühl**". Sie ist die Fähigkeit einer Person, ein Ereignis bzw. eine Situation **ganzheitlich zu begreifen** und darauf kompetent oder adäquat zu reagieren. Intuitiv zu handeln gelingt in der Pflege den sogenannten Pflegeexperten, die über ein jahrelang angesammeltes „**Tiefenwissen**" verfügen. Dieses intuitive Wissen können die Pflegeexperten nur sehr schwer bewusst abrufen und logisch erklären.

4.1.3.8 Argumentation

Argumentation strukturiert Erfahrungen und/oder Ideen/Gedanken, um **Schlussfolgerungen zu ziehen**, die andere im pflegerischen Alltag nutzen können. Argumentieren ist eine Form des logischen Denkens, das auf zwei Denkweisen beruht:

- **Induktives Denken: Man schließt vom Besonderen auf das Allgemeine. Beispiel:** Die Brustkrebserkrankung erlebt Frau Meyer als Verlust ihrer Rolle als Frau. Eine weitere Patientin empfindet die Gebärmutterentfernung als Verlust ihrer Weiblichkeit. Daraus ließe sich induktiv ableiten, dass Erkrankungen an den Geschlechtsorganen bzw. deren Entfernung selbst als Verlust der weiblichen Identität empfunden werden können.
- **Deduktives Denken: Man schließt vom Allgemeinen auf das Besondere** – und somit auf spezifische Situationen. Bedeutsam ist bei der deduktiven Herangehensweise eine behauptete Beziehung zwischen mehreren allgemeinen Aussagen. **Beispiel:** Aus den zwei allgemeinen Aussagen „Stress macht krank." und „Jeder Arbeitnehmer erlebt Stress auf der Arbeit." lässt sich die besondere Aussage „Jeder Arbeitnehmer wird wegen Stress krank." ableiten.

4.1.3.9 Forschung

Erkenntnisse, die die Forschung generiert hat, sind eine wissenschaftliche Wissensbasis für die Pflegepraxis. Es ist spezifisches, holistisches (ganzheitliches) sowie prozess- und ergebnisorientiertes Wissen, das mithilfe anerkannter Forschungsmethoden gewonnen wurde. Deshalb ist es jederzeit unter Einbezug anerkannter wissenschaftlichen Verfahren und Standards **überprüf- und begründbar**.

Mit der Pflegeforschung werden wir uns in den folgenden Kapiteln näher auseinandersetzen.

Schaut man sich die Wissensquellen genauer an, ist ersichtlich, dass sie in **strukturierte** und **unstrukturierte Wissensquellen** eingeteilt werden können.

Unstrukturierte Wissensquellen	Strukturierte Wissensquellen
Tradition Autorität Entlehnung Versuch und Irrtum Erfahrung Rollenbildung Intuition	Argumentation (logisches Schlussfolgern) Forschung

Wissensquellen in der Pflege: Schaut man sich die Wissensquellen genauer an, zeigt sich, dass sie sich in strukturierte und unstrukturierte Wissensquellen einteilen lassen.

4.1.4 Ethische Aspekte der Pflegeforschung

„Die Forschungsethik als eine spezielle Richtung der Ethik beschäftigt sich damit, wie die Menschenwürde und Menschenrechte von Teilnehmern an Forschungsprojekten gewahrt bleiben" (Bartholomeyczik u. a., 2008, S. 123). Gerade vulnerable (Vulnerabilität = Verletzlichkeit) Personengruppen wie Schwangere, Kinder, Personen in Institutionen wie Pflegeheimen, psychisch Kranke sowie Personen mit kognitiven (geistigen) Einschränkungen, Patienten mit sehr schweren, lebensbedrohlichen Erkrankungen müssen besonders geschützt werden, da sie für eine informierte Zustimmung zur Studienteilnahme nicht oder nur eingeschränkt fähig sind. Hier setzt die Forschungsethik an.

4.1.4.1 Historische Entwicklung im Überblick

In den 1940er Jahren entfachten mehrere medizinische Studien, an deren Ausführungen auch Pflegekräfte beteiligt waren, die Diskussionen über ethische Grundprinzipien der Forschung. Bei den medizinischen Studien fungierten Pflegekräfte als Verabreicher von Medikamenten und als Datensammler, gleichzeitig bestimmten sie über die **Versuchsteilnehmer (Probanden)**. Sie wussten also über die Studien und den Charakter der Studien Bescheid, ohne dagegen vorzugehen. Somit unterstützten Pflegekräfte das unethische

Verhalten der Organisatoren der Studien. Neuere Forschungsergebnisse haben gezeigt, dass den Ärzten selber hierbei eine tragende Rolle zugesprochen werden muss, viele hätten sogar ohne klaren Befehl hierzu gehandelt.[1]

Beispiel: In der Zeit des Nationalsozialismus (1933–1945) führten Ärzte und Pflegekräfte europaweit grauenvolle und unmenschliche medizinische Studien durch mit dem Ziel, „rassisch reine und gesunde" Deutsche zu erschaffen. Dafür schreckten sie vor Zwangssterilisationen (z. B. von Menschen mit geistigen Einschränkungen, Autisten u. Ä.), Euthanasie und medizinischen Experimenten nicht zurück. Euthanasie („schöner Tod") wird in drei Bedeutungen verwendet:

- Sterben erleichtern, besonders durch Schmerzlinderung mit Narkotika.
- Tod absichtlich herbeiführen, z. B. bei unheilbar Kranken durch Medikamente oder durch Abbruch der Behandlung.
- Töten psychisch kranker und körperlich beeinträchtigter Menschen. Im Nationalsozialismus wurde der Begriff benutzt, um Menschen, die dem Rasse- und Gesundheitsideal der „Rassehygieniker" nicht entsprachen, systematisch zu ermorden.
- Während die ersten beiden Punkte von einem positiven Menschenbild und der Absicht des Helfens geprägt und heute noch relevant sind, ist der dritte Punkt ein Akt der Menschenverachtung.
- Im Nationalsozialismus wurden darüber hinaus auch Menschenversuche durchgeführt. Als Probanden für die Experimente wurden Kriegsgefangene, „rassisch unwerte" Personen (Menschen mit köperlichen Beeinträchtigungen, Menschen mit psychischen Erkrankungen, Juden o. Ä.) ausgewählt. Die Probanden wurden großen Höhen, eisigen Temperaturen, Operationen ohne Anästhesie, Erregern wie Malaria und Typhus, Giftstoffen, Drogen usw. ausgesetzt. Die Studienteilnehmer wurden nach Beendigung der Studie sehr oft getötet oder erlitten starke physische und psychische Schäden (Levine, 1986).

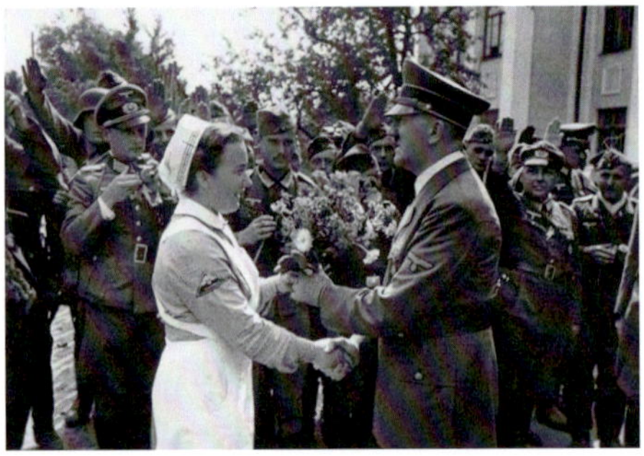

Adolf Hitler besucht ein Armeekrankenhaus.

Zusammenfassend kann gesagt werden, **Euthanasie** bezieht sich im Nationalsozialismus auf (erb-)kranke Menschen, darüber hinaus gab es forschungsmotivierte **Menschenversuche** an gesunden oder chronisch erkrankten Menschen, denen man aus rassistischen Gründen das Existenzrecht absprach und dies als Rechtfertigung nutzte, sie für Forschungszwecke auszubeuten und zu töten.

Bei den Nürnberger Prozessen wurde auch den an diesen Experimenten beteiligten Personen der Prozess gemacht. Die damit verbundene internationale Aufmerksamkeit führte zur Entwicklung des Nürnberger Kodex im Jahr 1949[2], dessen zehn ethische Gebote bis heute Anwendung finden.

[1] Vgl. hierzu: https://www.sueddeutsche.de/wissen/nationalsozialismus-die-unertraegliche-schuld-der-aerzte-1.1076305

[2] https://dg-pflegewissenschaft.de/wp-content/uploads/2017/05/NuernbergKodex.pdf

Der Nürnberger Kodex

1. Die freiwillige Zustimmung der Teilnehmer ist zwingend erforderlich.
2. Der Versuch darf weder willkürlich noch überflüssig sein, sondern sollte zu brauchbaren Ergebnissen führen, die dem Gemeinwohl dienen. Die Ergebnisse können nicht durch andere Studienmethoden und -mittel erzielt werden.
3. Der Versuch sollte auf Tierversuchen aufbauen sowie auf Erkenntnissen des natürlichen Krankheitsverlaufes oder anderer untersuchter Probleme. Der Versuch muss so aufgebaut sein, dass die erwarteten Ergebnisse die geplante Durchführung des Versuchs rechtfertigen.
4. Es müssen unnötige physische und psychische Leiden oder Schäden vermieden werden.
5. Es dürfen keine Versuche durchgeführt werden, bei denen von Beginn an der Verdacht besteht, dass sie zum Tode oder ernsthaften Verletzungen führen. Solche Versuche sind erlaubt, wenn die experimentierenden Ärzte gleichzeitig die Versuchspersonen sind.
6. Das eingegangene Risiko darf niemals größer sein als das Ausmaß der humanitären Bedeutung des zu lösenden Problems.
7. Vor Beginn des Versuchs muss alles getan werden, um die Teilnehmer vor der geringsten Möglichkeit einer Verletzung, eines bleibenden Schadens oder sogar dem Tod zu bewahren.
8. Der Versuch darf nur von wissenschaftlich qualifiziertem Personal durchgeführt werden. Von allen am Versuch beteiligten Personen wird ein hohes Maß an wissenschaftlicher Fähigkeit und Umsicht erwartet.
9. Jeder Teilnehmer soll die Möglichkeit haben, seine Teilnahme am Versuch jederzeit zu beenden, wenn er sich physisch und psychisch nicht in der Lage fühlt, diesen fortzusetzen.
10. Der verantwortliche Wissenschaftler muss jederzeit darauf vorbereitet sein, den Versuch abzubrechen, wenn er davon ausgeht, dass die Fortführung des Versuches zu Verletzungen, bleibenden physischen oder psychischen Schäden oder zum Tod der Versuchsteilnehmer führen kann.

Der Nürnberger Kodex (eigene Darstellung nach Levine, 1986)

4.1.4.2 Der Nürnberger Kodex gilt bis heute

Der Nürnberger Kodex aus dem Jahr 1949 ist auch für heutige Forschungsvorhaben noch gültig. Die ethischen Grundsätze der Pflegeforschung sind von ihm abgeleitet. Der Nürnberger Kodex bildet des Weiteren die Grundlage der **Deklaration von Helsinki**, die von der World Medical Association (Weltärztebund) 1964 verabschiedet und letztmalig im Jahr 2000 revidiert wurde. Die **Deklaration von Helsinki umfasst drei ethische Prinzipien:**

- Forschende sind verpflichtet, das Leben, die Gesundheit, die Würde sowie die Privatsphäre der Probanden zu **schützen**.
- Forschende sind ist verpflichtet, die Probanden bei nicht therapeutischen Forschungen vor Schaden zu **bewahren**.
- Es dürfen nur Forschungen durchgeführt werden, bei denen die **Bedeutung der Zielsetzung** mögliche Risiken und/oder Belastungen der Probanden **überwiegt**.

Die meisten Institutionen, die auf dem Gebiet der Medizin forschen, halten sich an die Auflagen des Nürnberger Kodex oder der Deklaration von Helsinki. Leider führten verschiedene Versuchsleiter weitere ethisch problematische Forschungen durch, z. B.
- die „Jewish-Chronic-Disease-Hospital-Studie" in den 1960er Jahren,
- die „Tuskegee Syphilis-Studie", die 1932 begonnen und über 40 Jahre geführt wurde,
- die „Willowbrook-Studie", die ab Mitte der 1950er Jahre begann und bis in die 1970er Jahre dauerte.

Alle diese Studien führten dazu, dass zum Schutz von Personen mit eingeschränkter oder fehlender Zustimmungskompetenz (Schwersterkrankte, körperlich oder geistig Beeinträchtigte oder Sterbende) die „Satzung zum Schutz der Versuchspersonen des Department of Health, Education an Welfare" (DHEW, Ministerium für Gesundheit, Bildung und Sozialwesen) 1973 erlassen wurde.

Die Satzung sagte: Alle Institutionen, die mit menschlichen Probanden forschen, müssen sich einer umfassenden Überprüfung vor Beginn der Studie unterziehen lassen. Dieses Verfahren ist enorm aufwendig (Zeit und Personal) bei konsequenter Prüfung des Risikopotenzials – was dazu führte, dass sich die Studienbewilligung deutlich verzögerte und in der Folge deutlich weniger Studien eingereicht und durchgeführt wurden.

Da mit der Satzung der DHEW der Schutz von Probanden mit eingeschränkter Zustimmungsfähigkeit nicht erreicht werden konnte (Forscher hielten sich nicht an die Satzung), gründete sich im Jahr 1978 die „National Commission for the Protection of Human Subjects of Biomedical and Behavioral Research" (Nationale Kommission zum Schutz von Versuchspersonen in der biomedizinischen Forschung und in der Verhaltensforschung). Diese Kommission legte ihrerseits drei ethische Prinzipien fest, die für Forschungen mit Versuchspersonen von Bedeutung sind:
- Das Prinzip **der Achtung von Personen** legt fest, dass alle Probanden autonome Personen sind, die selbstbestimmt und frei entscheiden müssen, ob sie an einer Forschung teilnehmen möchten oder nicht. Personen mit eingeschränkter oder fehlender Autonomie (Kinder, Menschen mit psychischen oder geistigen Erkrankungen oder unheilbar Kranke) bedürfen eines besonderen Schutzes.
- Das **Prinzip der Wohltätigkeit** fordert von den Forschern, Gutes zu tun und niemanden Schaden zuzufügen.
- Das **Prinzip der Gerechtigkeit** besagt, dass alle Probanden bezüglich des Nutzens und der Risiken eines Forschungsvorhabens fair behandelt werden sollen.

Aus diesen verschiedenen ethischen Richtlinien leiten sich die aktuell gültigen ethischen Grundsätze der Pflegeforschung ab.

4.1.5 Ethische Grundsätze der aktuellen Pflegeforschung

Dieser Abschnitt stellt die drei geltenden (und einzuhaltenden) ethischen Grundprinzipien der Pflegeforschung vor.

4.1.5.1 Autonomie und freiwillige Zustimmung

Dieses Grundprinzip basiert auf dem ethischen Prinzip der Achtung des Menschen und der Annahme, dass Menschen prinzipiell fähig sind, für sich Entscheidungen zu treffen. Sie haben das Recht, ihr Leben frei zu führen, wie sie es möchten, ohne dass es eine Kontrolle von außen gibt.

Damit Pflegeforschung diesem Prinzip gerecht werden kann, muss der Studien-/Forschungsleiter dafür sorgen, dass die Probanden (Studienteilnehmer) in der Lage sind, für sich selbst die Entscheidung zu treffen, an der Studie teilzunehmen (**freiwillige Zustimmung**).

Um das zu erreichen, müssen die Probanden im Vorfeld **umfassend** über
- Zweck,
- Inhalt,
- Ablauf,
- Risiken und
- Methoden

der Studie **informiert** werden.

Diese umfassende Information stößt an Grenzen, wenn sie zu verzerrten Ergebnissen der Studie führen würde. **Beispiel**: Eine Studie soll erforschten, inwieweit Placebos auch bei Kopfschmerzen zu einer Schmerzreduktion führen. Die (potenziellen) Probanden erfahren bereits zu Beginn, ob sie in der Placebo-Gruppe sind. Das Wissen, nur ein Placebo zu bekommen, kann zu falschen Studienergebnissen führen, wenn z. B. Mitglieder der Placebo-Gruppe meinen, dass ihre Kopfschmerzen sich nicht verbesserten. Dieses Problem können Forschende mit verblindeten oder doppelt verblindeten Studien lösen.

Zum Punkt „**Autonomie**" und „**freiwillige Zustimmung**" gehört auch, dass die Probanden **frei und ohne Druck** bzw. Androhung von negativen Auswirkungen **entscheiden** können, ob sie an der Studie mitwirken oder eine Teilnahme ablehnen. Genauso wird ihnen das Recht eingeräumt, ihre **Teilnahme an der Studie jederzeit zu beenden**. Die bis dahin von ihnen generierten Daten werden mit dem Ausstieg gelöscht und dürfen für die Studie nicht verwendet werden.

Bei **Personen aus vulnerablen Gruppen** erhalten die **gesetzlichen Vertreter** detaillierte Informationen über das Forschungsvorhaben, damit sie (oder sie gemeinsam mit der Person, die bedingt zustimmungsfähig ist), die Einwilligung zur Teilnahme geben können.

4.1.5.2 Vertraulichkeit und Datenschutz

In diesem Punkt steht der Schutz der **Anonymität der Probanden** im Mittelpunkt. Vollständige Anonymität ist vorhanden, wenn die Studienleitung (und andere Mitarbeitende) selbst den Studienteilnehmer nicht identifizieren/zuordnen können, obwohl sie die Hintergrundinformationen zu den Teilnehmenden besitzen. Diese vollständige Anonymität ist meistens nicht erreichbar.

Bei den meisten Forschungen ist den Forschenden die Identität der Probanden bekannt. Sie versichern den Probanden in schriftlicher Form, dass deren Anonymität gewahrt bleibt und keine Daten über sie an Dritte weitergegeben werden. Auch behandeln sie alle erhobenen privaten Informationen vertraulich und geben sie ohne ausdrückliche Erlaubnis des Probanden nicht weiter. Bei vielen Studien werden die persönlichen Daten verschlüsselt gespeichert und auch nur verschlüsselt an Mitarbeitende des Studienleiters versendet.

Wann liegen **Verletzungen der Vertraulichkeit und des Datenschutzes** vor?
- Rohdaten der Studie werden bewusst oder unbewusst an nicht autorisierte (nicht berechtigte) Personen weitergegeben.
- Bei der Präsentation der Ergebnisse lassen sich Rückschlüsse auf die Identität des Probanden ziehen.

Gerade bei qualitativen Studiendesigns mit wenigen Probanden ist dieser Sachverhalt ein großes Risiko für die Anonymität der Studienteilnehmerinnen und -teilnehmer.

4.1.5.3 Schutz vor physischer und psychischer Verletzung und vor Schaden

Dieses Prinzip beruht auf dem **Grundsatz der Wohltätigkeit** „Gutes zu tun“ und niemandem Schaden zufügen. Mögliche Verletzungen oder Schäden am Probanden können sein:
- physisch (körperlich)
- psychisch (z. B. Entwicklung einer Depression)
- sozial (z. B. Ausgrenzung, Stigmatisierung)
- emotional (z. B. Angst, Vertrauensverlust)
- ökonomischer Art (z. B. finanzielle Einbußen, Arbeitsplatzverlust)

Auch eine Kombination der Auswirkungskategorien ist möglich.

Forschende müssen bereits in der Planungsphase ihrer Studie eine Risikoerfassung durchführen, um ihre Studie einer der folgenden fünf Risiko- bzw. Studienkategorien zuzuordnen:
- Studien mit **keinerlei vorhersehbaren Auswirkungen**
- Studien mit **zeitweiser Belastung**
- Studien mit **ungewöhnlich starker Belastung**
- Studien mit dem **Risiko dauerhafter Schädigung**
- Studien mit der **Gewissheit einer dauerhaften Schädigung**

Studien der Kategorie „Gewissheit einer dauerhaften Schädigung“ dürfen nicht durchgeführt werden, da sie das **fünfte Prinzip des Nürnberger Kodex** verletzen.

Nach der Zuordnung der Studien in eine der fünf Studienkategorien müssen sich die Forschenden Leitlinien für „Ausstiegs- bzw. Beendigungsmechanismen" überlegen und sie dem Probanden offenlegen. Der Proband wird darüber informiert, unter welchen Bedingungen die Studie abgebrochen wird und er selbst das Recht hat, jederzeit aus der Studie/dem Versuch auszusteigen.

Spezifische Informationen für eine freiwillige Zustimmung

1. Einführung in die Forschungsaktivitäten
2. Erläuterung des Forschungszweckes
3. Erläuterung zur Auswahl der Forschungsteilnehmer
4. Erklärungen zum Studienablauf
5. Beschreibung von allen möglichen Belastungen und Schäden(Risiken)
6. Beschreibung des möglichen Nutzens der Studie
7. Aufklärung über Alternativen zu den durchzuführenden Verfahren/Behandlungen
8. Zusicherung von Anonymität und Vertraulichkeit
9. Fragen des Probanden beantworten (Angebot dazu)

Spezifische Informationen für eine freiwillige Zustimmung

Schriftliche, freiwillige Zustimmung

Die freiwillige Zustimmung ist ein **schriftliches Dokument**, in dem die wichtigsten Zustimmungsinformationen wie Forschungszweck, Titel der Studie, Name des Forschers, die Risikoaufklärung, Zeitaufwand, die Möglichkeit, jederzeit aus der Studie auszutreten, die Möglichkeit, jederzeit Fragen stellen zu können sowie die Zusicherung der Anonymität und Vertraulichkeit enthalten sind. Diese Zustimmungserklärung müssen Probanden oder die gesetzlichen Vertreter mit Ort und Datum unterzeichnen – ebenso wie es im Anschluss der Forscher/Studienleiter selbst macht.

Einwilligungserklärung

Titel der Studie: Die Bedürfnisse von Familienmitgliedern todkranker Erwachsener
Verantwortliche Forscherin: Linda L. Norris, R. N. (Registered Nurse)

Frau Norris ist eine examinierte Pflegefachkraft und untersucht die emotionalen und sozialen Bedürfnisse von Angehörigen von Patienten auf der Intensivstation (**Forschungszweck**). Obwohl diese Studie Ihnen nicht direkt nutzen wird, wird sie Inforamtionen liefern, die Pflegefachkräften helfen werden, die Bedürfnisse von Angehörigen zu erkennen und sie bei deren Befriedigung zu unterstützen (**potenzieller Nutzen**).

Die Studie und ihre Verfahrensweise wurden durch qualifizierte Gutachter und Uberprüfungskommissionen an der University of Texas at Arlington und dem X-Krankenhaus zugelassen (**IRB-[institutional review board]Zulassung**). Die Studienabläufe bergen kein vorhersehbares Risiko und keinen Schaden für Sie oder Ihre Familie (**potenzielles Risiko**). Das Verfahren umfasst: 1. die Beantwortung eines Fragebogens zu den Bedürfnissen von Familienmitgliedern von kritisch kranken Patienten und 2. das Ausfüllen eines Formulars mit Angaben zur Perrson (**Erklärung des Verfahrens**). Die Teilnahme an dieser Studie erfordert einen Zeitaufwand von etwa 20 Minuten (**Zeitaufwand**). Sie können jederzeit Fragen zu dieser Studie oder Ihrer Teilnahme stellen und Sie können Frau Norris unter XXX (Dienststelle) oder XXX (zu Hause) anrufen, wenn Sie weitere Informationen benötigen (**Angebot, Fragen zu beantworten**).

Ihre Teilnahme an dieser Studie ist freiwillig. Es besteht für Sie keinerlei Verpfichung, teilzunehmen (**freiwillige Zustimmung**). Sie haben das Recht, jederzeit aus der Studie auszusteigen, und die Pflege Ihres Angehörigen oder Ihr Verhältnis zum Stationsteam wird davon nicht beeinträchtigt werden (**Option, aus der Studie auszusteigen**).

Die Studiendaten werden kodiert, sodass sie nicht mit Ihrem Namen in Verbindung gebracht werden können. Ihre Identität wird nicht preisgegeben, weder während der Durchführung der Studie noch bei deren Erwähnung oder Veröffentlichung. Alle Studiendaten werden von Frau Norris gesammelt, an einem sicheren Ort aufbewahrt und nicht ohne Ihre ausdrückliche Erlaubnis an Dritte weitergegeben (**Zusicherung von Anonymität und Vertraulichkeit**).

Ich habe dieses Zustimmungsformular gelesen und willige freiwillig ein, an dieser Studie teilzunehmen.

______________________________	______________________________
Datum, Unterschrift des Teilnehmers	Datum, Unterschrift des gesetzlichen Stellvertreters (falls angebracht)
	______________________________
	Beziehung zum Teilnehmer

Ich habe die Studie dem o. g. Teilnehmer/der o. g. Teilnehmerin erläutert und sein/ihr Verständnis für informierte Zustimmung angestrebt.

____

Datum, Unterschrift der Forschende

Beispiel für eine Einwilligungserklärung aus Burns und Grove, 2005, S. 205

Wer setzt die ethischen Forderungen durch?

Um die ethischen Prinzipien durchzusetzen und deren Einhaltung in der Pflegeforschung zu kontrollieren, gründete sich die Instanz der „Ethikkommission". Ihre Mitglieder sind Experten und Expertinnen aus verschiedenen Bereichen der Ethik, des Rechts, der Forschung und aus verschiedenen Fachbereichen der Pflege. Aufgaben der Ethikkommission sind z. B.:

- Forschungsvorhaben dahingehend zu überprüfen, ob die Forschenden bei der Forschungsplanung ausreichend forschungsethische Überlegungen durchgeführt haben.
- Eingereichte Forschungsvorhaben hinsichtlich der Relevanz/Bedeutung des Forschungsanliegens zu bewerten.
- Zu prüfen, ob die Forschenden die notwendigen Kompetenzen aufweisen, sie seriös erscheinen, und ob die ethischen Grundsätze eingehalten wurden.

Nach forschungsethischer Prüfung erstellt die Ethikkommission ein **Urteil**: das **Ethische Votum**. Das Ethische Votum (auch **Ethischer Befund**) stellt zusammenfassend das Ergebnis der Beratung innerhalb der Ethikkommission dar. Es wird schriftlich verfasst und bescheinigt, dass ein Forschungsvorhaben ethisch und rechtlich plausibel sowie unbedenklich ist.

Die Ethikkommission ist aber nur ein **beratendes Organ**, obwohl viele Fachzeitschriften Forschungsergebnisse nicht veröffentlichen, wenn kein Ethisches Votum für die Forschung vorliegt. Eine zweite Aufgabe der Ethikkommission ist die **Entwicklung von Standards für die ethische Begutachtung**.

→ Fazit

Die Pflegeforschung findet in Deutschland immer mehr Beachtung, um den Beruf der Pflege und auch deren Status als Wissenschaft aufzuwerten. Das grundlegende Ziel der Pflegeforschung besteht darin, eine empirische (auf Erfahrung beruhende, durch Forschung begründete) Wissensgrundlage für die Pflegepraxis zu schaffen. Dieses empirische Wissen wird durch Forschungen zu einer evidenzbasierten (auf Beweisen beruhenden) Handlungsgrundlage in der Pflege.
Themenfelder bzw. Gegenstandsbereiche der Pflegeforschung sind die Pflegepraxis, die Pflege als Institution und Organisation, die Bildungsforschung, die Pflegegeschichte und die Pflegepolitik: Wissen wird aus unstrukturierten Wissensquellen validiert (überprüft) und neue wissenschaftlich fundierte Erkenntnisse werden gewonnen. Da in der Geschichte der Pflegeforschung und der medizinischen Forschung Studienteilnehmern gegenüber sehr viel Unrecht geschehen ist, nimmt im Zweig der Pflegeforschung die Pflegeethik einen bedeutenden Stellenwert ein.
Das Ziel ist, insbesondere vulnerable Personengruppen ausreichend vor Verletzungen und Schäden zu schützen. Um den ethischen Aspekten der Pflegeforschung gerecht zu werden, bedarf es der Ethikkommission als Kontrollinstanz. Sie überprüft bei eingereichten Forschungsvorhaben systematisch die Einhaltung ethischer Richtlinien/Grundsätze.

Aufgaben

1. Worin besteht das grundlegendste Ziel der Pflegeforschung?
2. Nennen Sie die Gegenstandsbereiche der Pflegeforschung?
3. Nennen und erklären Sie Werkzeuge, die die Pflegeforschung zur Erfüllung ihrer Aufgaben hat!
4. Worin unterscheiden sich strukturierte und unstrukturierte Wissensquellen?
5. Beschreiben Sie unstrukturierte Wissensquellen.
6. Erklären Sie die Begriffe „induktives Vorgehen" und „deduktives Vorgehen" anhand eines selbstgewählten Beispiels.
7. Warum ist die Forschungsethik so wichtig?
8. Nennen Sie die zwei, den ethischen Grundsätzen zugrunde liegende, historische Dokumente.
9. Nennen und erklären Sie die geltenden ethischen Grundsätze der Pflegeforschung.
10. Welche Instanz ist für die Kontrolle von Forschungsvorhaben hinsichtlich ethischer Aspekte zuständig?
11. Was verstehen Sie unter einem „Ethischen Votum"?
12. Warum müssen vulnerable Personengruppen hinsichtlich Forschungsvorhaben besonders geschützt werden?
13. Wer gehört zu den vulnerablen Personen?

4.2 Methodische Grundlagen

Dieses Kapitel definiert den **quantitativen** und der **qualitativen Forschungsansatz** und beleuchtet die die Bedeutung für die Erzeugung pflegepraxisrelevanten Wissens.

4.2.1 Quantitativer Forschungsansatz

Die quantitative Forschung ist ein formeller, objektiver, detaillierter und systematischer Prozess, um Erkenntnisse zu erschließen. Das Ziel: neue Ereignisse, Konzepte oder Situationen zu beschreiben, Beziehungen zwischen einzelnen Konzepten zu erarbeiten/darzustellen oder die Wirksamkeit von Behandlungen nachzuweisen. Aufgaben sind z. B.:

- kausale Beziehungen (Ursache-Wirkung-Wechselwirkungen) klären,
- Beziehungen zwischen numerischen Daten beschreiben,
- Erkenntnisse suchen, die auf viele Menschen übertragbar sind.

Jede quantitative Studie beginnt damit, eine **Hypothese zu formulieren**. Sie wird überprüft, um sie zu bestätigen oder zu widerlegen.

! **Merke**
Eine Hypothese ist eine begründete Annahme oder eine Vermutung über die Beziehung von zwei oder mehreren Variablen. Sie stellen ein erwartetes Ergebnis dar, das während der Forschung überprüft und verifiziert oder falsifiziert wird (vgl. Bartholomeyczik u. a., 2008, S. 44). Hypothesen können aufgrund von Beobachtungen aufgestellt werden oder sie sind das Ergebnis einer qualitativen Studie.

Der quantitative Forschungsansatz beinhaltet vier mögliche Forschungstypen/Forschung sdesigns: die deskriptive, die korrelative, die quasi-experimentelle und die experimentelle Forschung.

4.2.1.1 Deskriptive Forschung

Die deskriptive Forschung untersucht und beschreibt beobachtbare und messbare Phänomene in verschiedenen Lebenssituationen. Mit dem Verfahren lassen sich Eigenschaften bestimmter Individuen, Individuen-Gruppen oder Situationen genau darstellen.

Deskriptive Forschung bildet ab, was existent ist, identifiziert verschiedene Häufigkeiten, mit denen bestimmte Phänomene auftreten, und sie kategorisiert Informationen. Am Ende einer deskriptiven Forschung werden Konzepte beschrieben, Beziehungen identifiziert und Hypothesen aufgestellt. Diese Hypothesen werden in weiteren quantitativen Forschungen validiert.

4.2.1.2 Korrelationsforschung

Die Korrelationsforschung untersucht systematisch Verbindungen zwischen zwei oder mehr Variablen. Dabei werden vorher festgelegte Variablen (z. B. Gewicht, erkrankt an Diabetes mellitus, Alter) innerhalb einer festgesetzten Stichprobe gemessen und dann mithilfe der Korrelationsstatistik miteinander in Beziehung gesetzt. Darüber lassen sich Stärke und Art einer Beziehung zwischen den gemessenen Variablen identifizieren. Die gemessene Stärke reicht von –1 (optimale negative Korrelation) bis +1 (optimale positive Korrelation). Die Skala ist:

- Liegt der **Korrelationswert bei 0**, ist keine Beziehung zwischen Variablen nachweisbar.
- Liegt ein **positiver (+) Korrelationswert** vor, heißt das, dass die Variablen sich gemeinsam verändern. Das bedeutet: Wenn eine Variable steigt, nimmt auch die andere Variable zu und umgekehrt. Nimmt eine Variable ab, sinkt auch die andere Variable. Als Beispiel: Je länger eine Frau die Pille einnimmt (Variable 1), desto größer ist die Gefahr, eine Thrombose (Variable 2) zu entwickeln.
- Liegt ein **negativer (–) Korrelationswert** vor, entwickeln sich beide Variablen in entgegengesetzter Richtung. Das heißt: Steigt eine Variable an, nimmt die andere Variable ab. Als Beispiel: Bei Rauchern sinkt die Lebenserwartung (Variable 1) mit der Anzahl der Jahre (Variable 2), in denen sie rauchen/geraucht haben.

Wichtig zu beachten ist, dass **die Korrelationsforschung keine Ursache-Wirkung-Prinzipien aufdeckt**, sondern „nur" die Beziehung zwischen Variablen aufstellt, aus denen sich Hypothesen erstellen lassen, die weitere quantitative Studien (wie experimentelle oder quasi-experimentelle Forschungen) überprüfen können.

4.2.1.3 Quer- und Längsschnittstudien

Bei der Korrelationsforschung werden die **Querschnittsstudien** und die **Längsschnittstudien** (**Kohortenstudie**) unterschieden.

Bei einer **Querschnittsstudie** wird zu einem festgelegten Zeitpunkt untersucht, wie oft ein Kennzeichen und ein Ergebnis gleichzeitig vorkommen. Beispiel: Wie viele Personen von 300 Vierzigjährigen sind starke Raucher und wie viele dieser Personen weisen ein Lungenkarzinom auf?

In einer **Längsschnittstudie** (**Kohortenstudie**) beobachtet man eine bestimmte Personengruppe über einen langen Zeitraum und erfasst z. B., welche Erkrankungen auftreten und/oder woran die Personen sterben. Aus Längsschnittstudien lassen sich z. B. Prognosen ableiten. Probanden einer Längsschnittstudie sind sehr vielfältig – z. B. werden Probanden ganzer Jahrgänge (Geburtskohorte) erfasst oder Merkmalen zugeordnet (z. B. alle Dresdener Einwohner).

4.2.1.4 Quasi-experimentelle Forschung

Der dritte Ansatz, die quasi-experimentelle Forschung, hat zum Ziel, kausale (ursächliche) Zusammenhänge zwischen Variablen zu untersuchen. Im Mittelpunkt steht, die Wirkungen einer Variablen auf eine andere zu identifizieren (Ursache-Wirkung). **Beispiel**: Welche Wirkung hat das stündliche Lagern eines Patienten (Variable 1) auf das Entstehen eines Dekubitus (Variable 2)?

Mithilfe quasi-experimenteller Forschung werden pflegerische Interventionen oder Behandlungsmaßnahmen auf ihre Wirkung hin untersucht. Das gelingt, indem man **objektive/standardisierte Messmethoden** einsetzt. Der Nachteil quasi-experimenteller Studien ist, dass die Forschenden die Teilnehmer häufig nicht zufällig auswählen und bestimmte Variablen nicht manipulieren können.

Nehmen wir das Beispiel Wirkung von stündlicher Lagerung, um das Dekubitusrisiko zu senken. Die Forschenden haben die Möglichkeit, die Probanden selbst auszuwählen. Wählen sie Patienten ohne Vorerkrankungen (z. B. nur Immobilität nach Operation und ohne Vorhandensein eines Apoplex [Schlaganfall] oder Kachexie [Magerkeit]), werden sie positivere Ergebnisse bei der Anwendung der stündlichen Lagerung erzielen als bei Patienten mit vielfältigen Vorerkrankungen bzw. Risikofaktoren wie höheres Lebensalter, hohes oder niedriges Gewicht, eingeschränkte Mobilität.

Die quasi-experimentelle Forschung entspricht der sogenannten **kontrollierten klinischen Studie (controlled clinical trial, CCT)**. Im pflegerischen Bereich werden mehr quasiexperimentelle als experimentelle Forschungen durchgeführt.

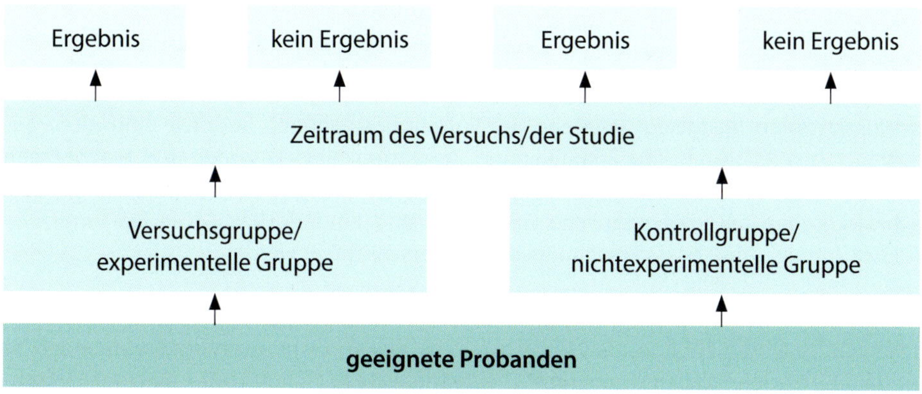

„Ablauf einer klinischen Kontrollstudie (CCT)" (Behrens und Langer, 2010, S. 192)

4.2.1.5 Experimentelle Forschung

Die experimentelle Forschung ist eine objektive, systematische, hochkontrollierte Untersuchung mit dem Ziel, Phänomen in der Pflegepraxis vorauszusagen und zu kontrollieren. In einer experimentellen Studie wird der Kausalität zwischen den unabhängigen und abhängigen Variablen unter hochkontrollierten Bedingungen (z.B. Laborbedingungen) nachgegangen (vgl. Kerlinger und Lee, 1999). Folgende Merkmale kennzeichnen experimentelle Forschung:

1. kontrollierte Manipulation mindestens einer **Behandlungsvariablen** (= **unabhängige Variable**)
2. Vorhandensein einer **experimentellen Gruppe** (bekommen die Intervention bzw. Behandlung) und einer **nicht-experimentellen Gruppe** (**Kontrollgruppe** ohne Intervention bzw. Behandlung)
3. **Randomisierung**, d.h. zufällige Verteilung der Probanden auf die experimentelle Gruppe oder die Kontrollgruppe

Die experimentelle Forschung entspricht der sogenannten **randomisierten kontrollierten Studie (randomised controlled trial, RCT)**.

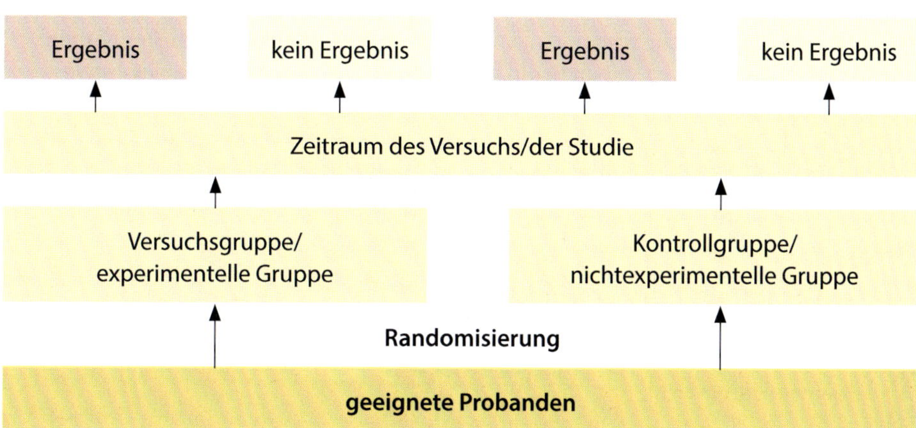

„Ablauf einer randomisierten kontrollierten Studie (RCT)" (Behrens & Langer 2010, S. 197)

4.2.1.6 Voraussetzung für experimentelle Forschung

Die **Auswahl der Probanden** in der quantitativen Forschung erfolgt nach **Ein- und Ausschlusskriterien** (festgelegt während der Forschungsplanung). Beispiele sind Alter, Geschlecht, bereits bestehende Erkrankungen, Zugehörigkeit zu Gruppen usw. Möchte man z.B. erforschen, wie sich das Stillen auf die Mutter-Kind-Bindung auswirkt, sind Ausschlusskriterien z.B. das männliche Geschlecht und Kinderlosigkeit. Die Ein- und Ausschlusskriterien müssen im Forschungsbericht verschriftlicht werden.

Um bei Experimenten oder quasi-experimentellen Studien die Zuordnung zur experimentellen Gruppe oder zur Kontrollgruppe möglichst frei von Einflüssen der Forschenden zu gestalten, werden Studien „verblindet". Die quantitative Forschung unterscheidet **Einfachblind-** und **Doppelblindstudien**:
- **Einfachblindstudien**: nur die Probanden wissen nicht, ob sie zur Versuchs- oder zur Kontrollgruppe gehören.
- **Doppelblindstudie**: weder die Forschenden bzw. Studienauswerter noch die Probanden wissen, wer zur Versuchs- oder zur Kontrollgruppe gehört.

Eine Verblindung von Studien minimiert Fehler und Störfaktoren deutlich – beides könnte zu unkorrekten Ergebnissen führen.

Eine aussagekräftige quantitative Studie erfordert eine **große Probandenanzahl**. Grund: Ergebnisse aus einer Studie mit kleiner Probandenzahl ließen sich nur sehr schwer und unzuverlässig auf möglichst viele andere Personen (z.B. gesamte Population) übertragen.

Praktisch ist es schwierig, eine große Anzahl Probanden einzeln zu beobachteten oder zu interviewen. Deshalb verwendet die quantitative Forschung **standardisierte Fragebögen**, **Checklisten** und **standardisierte Beobachtungsbögen**, um die benötigten Daten zu erheben. Befragungen können mündlich und/oder schriftlich erfolgen. Charakteristika solch standardisierten Vorgehens sind:
- Jede einzelne Frage ist im Wortlaut vorgegeben und muss auch im Wortlaut vorgelesen werden.
- Die Antwortmöglichkeiten sind meist in Form von Skalen, „Ja" – „Nein", Alternativen oder vorgegebenen Antworten zum Ankreuzen festgelegt.
- Offene Fragen sind nicht oder nur in einem sehr geringen Umfang enthalten. Grund: Die Probanden haben so keinen Raum für eigene, für sie wichtige Gedanken, sodass – vielleicht für die Forschung wichtige – Dinge/Daten verloren gehen können.

Ein standardisierter Beobachtungsbogen ist dem standardisierten Fragebogen im Aufbau ähnlich.

> **!** **Merke**
> Standardisierte Erhebungsmethoden gewährleisten eine **Vergleichbarkeit der Ergebnisse.** Gleichzeitig können statistische Auswertungsverfahren auf sie angewandt werden, was die **Auswertung** einer großen Anzahl von gesammelten Daten ungemein **vereinfacht.**

Fragebogen zur Integration blinder und sehbehinderter Kinder

Alter des Kindes: ____________ Jahre

Geschlecht des Kindes: ____________

Weitere Einschränkungen: ______________________________ (z. B. Spastik, Epilepsie)

1. Welche Einrichtung besucht Ihr Kind?

   ☐ Kita ☐ Schule ☐ noch nicht ☐ ____________

2. Fühlen Sie sich bezüglich Fördermöglichkeiten für Ihr Kind ausreichend beraten und unterstützt?

   ☐ ja ☐ nein ☐ teilweise

3. Warum haben Sie sich für eine Integrationseinrichtung entschieden?

   ____
   ____
   ____
   ____
   ____

4. Wer war der maßgebliche Anreger für den Besuch einer Integrationseinrichtung?

   ☐ Großeltern ☐ Kind ☐ Eltern ☐ Arzt/Therapeuten
   ☐ Freunde/Bekannte ☐ ______________________________

5. Wie zufrieden sind Sie mit der Zusammenarbeit mit der Einrichtung, die Ihr Kind besucht?

   ☐ sehr ☐ meistens ☐ wenig ☐ gar nicht

6. Welche Therapieangebote nutzen Sie für Ihr Kind?

   ☐ Sehförderung ☐ hysiotherapie ☐ Ergotherapie ☐ Logopädie
   ☐ Musiktherapie ☐ Hippotherapie ☐ ______________________________

7. Wurden Ihnen die Therapien angeboten?

   ☐ ja ☐ nein ☐ von folgenden Stellen: ____________

8. Wie viel Zeit pro Tag benötigen Sie, um die Therapien durchführen zu können (Therapie + Fahrzeit)?

   ☐ 1 h ☐ bis 2 h ☐ > 2 h

Beispiel für einen standardisierten Fragebogen (Seite 1)

9. Wie viel Zeit pro Tag benötigen Sie selbst noch für die Förderung Ihres Kindes zu Hause?
   - ☐ 1 h ☐ bis 2 h ☐ > 2 h

10. Nutzen Sie auch Förderangebote, die Sie selbst bezahlen müssen?
    - ☐ ja ☐ nein ☐ Folgende Förderungen: ____________

11. In welchen Bereichen suchen Sie Angebote für Ihr Kind und finden keine?
    - ☐ Sehförderung ☐ Physiotherapie ☐ Ergotherapie ☐ Logopädie
    - ☐ Musiktherapie ☐ Hippotherapie ☐ ____________

12. Hat Ihr Kind Kontakt zu gleichaltrigen sehenden Kindern in der Freizeit (Freundeskreis)?
    - ☐ Nachbarn ☐ Freunde ☐ Verwandte ☐ Sport
    - ☐ Kita ☐ Schule ☐ findet keinen ☐ ____________

13. Was sehen Sie als Voraussetzungen für eine gelungene Integration Ihres Kindes an?
    - ☐ hat „normale" Freunde ☐ geht in eine „normale" Einrichtung
    - ☐ individuelle Förderangebote ☐ Kind macht vermutlich mehr Fortschritte
    - ☐ rreichbarkeit der Einrichtung ☐ ____________

14. Wie reagiert Ihre Umwelt (Nachbarn, Bekannte, Arbeit) auf Ihr Kind und Ihre gesamte Familie?
    - ☐ Hilfe ☐ Interesse ☐ Thema nicht ansprechen
    - ☐ Ablehnung ☐ Mitmachen ☐ ____________

15. Wie empfindet Ihr Kind die Integration?
    - ☐ anstrengend ☐ macht mit ☐ mit dabei, aber keiner spielt mit ihm/ihr
    - ☐ ganz „normal" ☐ Unwille/Angst ☐ ____________

16. Würden Sie sich nach Ihren derzeitigen Erfahrungen wieder für die Integration Ihres Kindes entscheiden?
    - ☐ ja ☐ nein ☐ vielleicht

17. Was ist Ihnen bei der Integration Ihres Kindes noch wichtig?

    ____

    ____

    ____

    ____

    ____

Beispiel für einen standardisierten Fragebogen (Seite 2)

Aufgaben

1. Erstellen Sie in Gruppen (maximal vier Personen) einen Fragebogen zu einem frei gewählten pflegerelevanten Thema. Der Fragebogen soll maximal zehn Fragen beinhalten.
2. Stellen Sie Ihren Fragebogen im Plenum vor. Diskutieren Sie kritisch die Fragestellungen: Was ist gut? Gibt es Unklarheiten beim Verständnis der Fragen? Was müsste für ein besseres Verständnis geändert werden? Passen Sie Ihren Fragebogen im Anschluss an die Diskussion an.
3. Geben Sie Ihre Fragebögen an maximal fünf Pflegekräfte aus und lassen Sie diese ausfüllen. Erörtern Sie im Anschluss gemeinsam mit den Pflegekräften das Verständnis der Fragen und welche Wirkung der Fragebogen erzielt. Passen Sie danach den Fragebogen ggf. an und testen ihn erneut mit wenigen Personen (**Testung = Prätest**).

4.2.1.7 Grafische Darstellung statistischer Ergebnisse

Die gewonnenen Daten werden im weiteren Verlauf der Forschung „gezählt" und mithilfe von Statistikprogrammen/statistischen Verfahren ausgewertet. Die Darstellung der statistisch errechneten Ergebnisse erfolgt als **Tabelle**, **Diagramm**, **Skala** oder **als statistische Angabe** (Zahlen).

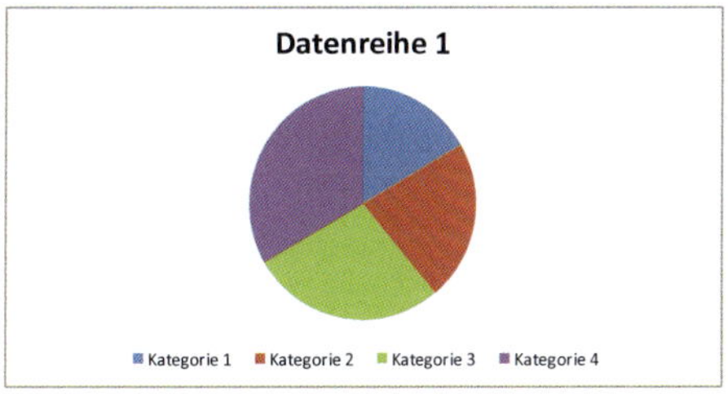

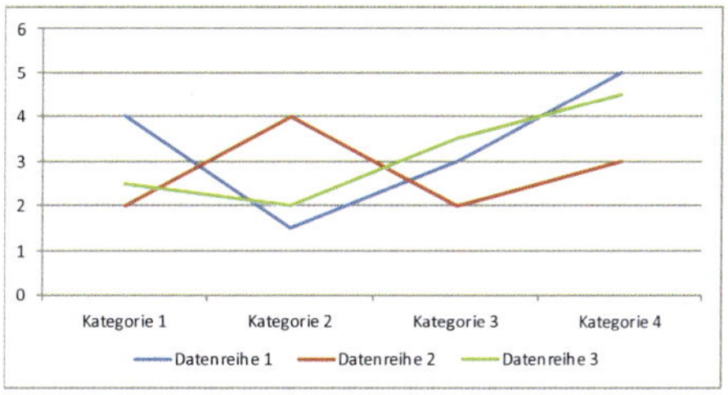

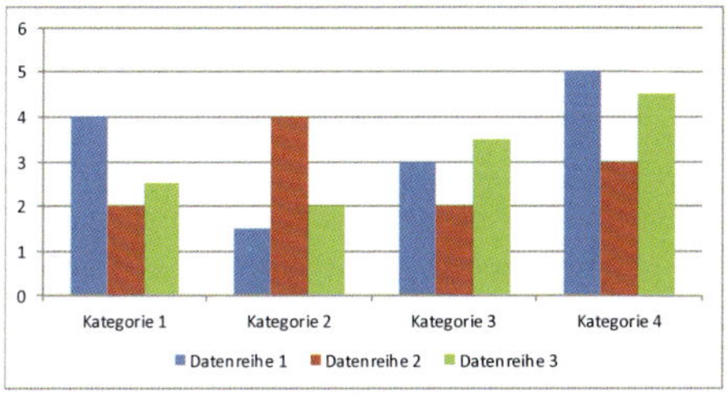

Ergebnisdarstellung in Diagrammen (Formbeispiele)

4.2.1.8 Ergebnisse deuten und in den Alltag überführen

Nach der statistischen Auswertung werden die Ergebnisse gedeutet/interpretiert und die zu Beginn der Forschung erstellte Hypothese verifiziert (bestätigt) oder falsifiziert (widerlegt). Das bedeutet, dass Beschaffenheiten gezählt, Beschreibungen erzielt und Zusammenhänge erkannt werden (Ursache-Wirkung-Wechselwirkungen). Aus den

Schlussfolgerungen ergeben sich z. B. Prognosen, Handlungsanweisungen, Risikobeschreibungen u. v. m. Die gesamte Forschung wird festgeschrieben und im weiteren Verlauf veröffentlicht.

4.2.1.9 Objektivität, Validität und Reliabilität

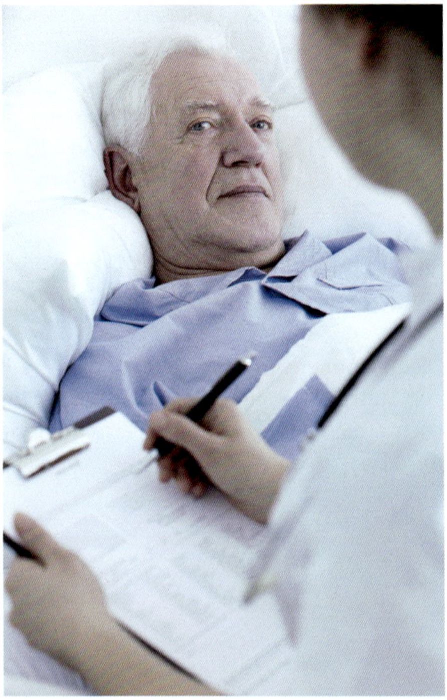

Wie können Leser und Nutzer der Forschungsergebnisse erkennen, ob eine quantitative Forschung qualitativ den wissenschaftlichen Standards entspricht? Auskunft darüber geben drei Gütekriterien (Maßstäbe zur Messung wissenschaftlicher Qualität) der quantitativen Forschung:

- **Objektivität** ist das Maß, in dem die Forschungsergebnisse frei von Einflüssen der Forschenden sind (z. B. subjektive Wahrnehmungen; subjektive Auswahlkriterien zur Probandenzuordnung).
- Die **Validität (Glaubwürdigkeit)** gibt an, inwieweit mit einem Erhebungsinstrument das gemessen wurde, was gemessen werden sollte.
- Die **Reliabilität (Verlässlichkeit)** gibt an, inwieweit die Studie/die Forschung von einem anderen Forschenden mithilfe der gleichen standardisierten Erhebungsinstrumente mit den gleichen Ergebnissen wiederholt werden könnte.

Wird bei allen drei Gütekriterien ein hohes Niveau festgestellt, ist die Forschung wissenschaftlich von hoher Qualität. Dann ist sie auch nutzbar und übertragbar.

→ Fazit

Die quantitative Forschung ist eine von zwei Forschungsansätzen der Pflegeforschung. Ihre Ziele sind die Klärung kausaler Beziehungen (Ursache-Wirkung-Wechselwirkung) sowie das Generieren von Ergebnissen, die auf eine möglichst große Anzahl von Menschen übertragen werden können.

Bei der qualitativen Forschung werden die erforderlichen Daten von einer großen Probandenzahl mit standardisierten Erhebungsmethoden (standardisierte Befragung oder Beobachtung, Checklisten) erlangt, mit statistischen Auswertungsprogrammen bearbeitet und in Diagrammen, Zahlenwerten, Tabellen u. Ä. bildlich/anschaulich dargestellt. Forschende werten und deuten diese grafischen Darstellungen (Interpretation). Darüber werden die aufgestellten Hypothesen bestätigt oder widerlegt und neue Erkenntnisse gewonnen (z. B. über Risikofaktoren, Wirkung von Pflegeinterventionen).

Die Veröffentlichung der Daten erfolgt über verschiedene Medien in unterschiedlichen Kontexten für verschiedene Personengruppen (Pflegekräfte, Ärzte, Patienten und deren Angehörige usw.)

Um die wissenschaftliche Qualität einer quantitativen Studie zu erkennen, werden die Gütekriterien Objektivität, Validität und Reliabilität zu Hilfe genommen und geprüft. Die quantitative Forschung/Studie ist eine Möglichkeit, mit relativ geringen Finanzmitteln eine große Probandenanzahl zu untersuchen, um allgemeingültige Aussagen zu bestimmten Sachverhalten zu treffen.

4.2.2 Der qualitative Forschungsansatz

Der zweite Forschungsansatz, der in der Pflegeforschung Anwendung findet, ist die qualitative Forschung. Sie hat zum Ziel, Personen (z. B. Patienten, Kinder)
- in ihrer Umgebung zu verstehen,
- bestimmte beobachtbare Phänomene (z. B. physische und psychische Ausprägungen von Gefühlen wie Angst, Hoffnung, Trauer) zu identifizieren, zu verstehen sowie
- deren Bedeutung für den Einzelnen zu untersuchen.

Aus den Erkenntnissen leiten Forschende Konzepte oder Theorien ab, die sie später mit der quantitativen Forschung auf Anwendung/Übertragbarkeit auf eine große Personengruppe hin überprüfen können.

Merke
Die generierten Ergebnisse spiegeln das **subjektive Empfinden der Probanden** wider. Phänomene zu verstehen, bildet den Mittelpunkt der qualitativen Forschung.

Für die **Datenerhebung** nutzen die Forscher (je nach verwendetem Studiendesign/Forschungstyp) nicht-standardisierte Erhebungsmethoden, z. B. nicht-standardisierte Interviews, nicht-standardisierte Beobachtungen, Beschreibungen und Dokumentenanalysen. Forschende nehmen Interviews auf Tonband auf und filmen Beobachtungen. Dieses Vorgehen ist wichtig, damit keine wertvollen Daten verloren gehen. Denn bei der qualitativen Forschung fließen Aspekte wie die Gesprächslautstärke, Mimik und Gestik usw. mit in die spätere Datenauswertung ein.

Bei den **nicht-standardisierten Interviews** sind **Experten-, Gruppen-, Einzel-** oder **Fokusinterviews** möglich. Während nicht-standardisierter Interviews ist der Forscher frei: Es gibt keine Interviewleitfäden, die einen Rahmen geben. Vorgegeben sind meist nur die Einstiegsfragen, das Interview entwickelt sich mit den Antworten der Probanden.

Wenn sich Forschende für eine qualitative Erhebungsmethode entscheiden, sollten sie bedenken, dass es sehr zeitintensiv ist, diese Interviews oder Beobachtungen zu erheben. Gleiches gilt für die Datenauswertung, weil die Interviews transkribiert (Wort für Wort, mit allen Pausen usw.) aufgeschrieben werden müssen.

4.2.2.1 Teilstrukturierte Interviews

Gerade bei Gruppen- oder Experteninterviews können Forschende auf teilstrukturierte Interviews zugreifen, sie geben einen geringen Gesprächsrahmen vor – das soll ein Abschweifen zu anderen Themen reduzieren. Hintergrund: Die Gefahr beim Arbeiten mit nicht-standardisierten Interviews liegt darin, dass sich das Interview vom gewählten Thema – und somit von der Forschungsfrage – weg entwickelt. Der Forscher hat dann geringe Einflussmöglichkeiten, die Gesprächsrichtung (das Gesprächsthema) vorzugeben.

4.2.2.2 Nicht-standardisierte Beobachtung

Nutzen Forschende die **nicht-standardisierte Beobachtung** als Datenerhebungsmethode, werden sie aus verschiedenen Beobachtungsarten wählen.

Art der Beobachtung	Erläuterung	Beispiel
offene Beobachtung	Probanden wissen, dass sie beobachtet werden.	Interaktion von Pflegekräften mit Demenzerkrankten analysieren.
verdeckte Beobachtung	Probanden wissen nicht, dass sie beobachtet werden.	Analyse wie: Wie oft und wann desinfizieren sich Pflegekräfte die Hände?
teilnehmende Beobachtung	Forschende befinden sich in der Situation, die sie beobachten schwierig, weil die Forschenden gleichzeitig agieren und beobachten.	Wie verhalten sich Pflegekräfte in Ausnahmesituationen wie Reanimation; Katastrophenszenarien?
unstrukturierte Beobachtung	Im Vorfeld wird nicht festgelegt, welche Verhaltensweisen, Merkmale, Handlungen oder Ereignisse beobachtet werden. Alles, was im Beobachtungszeitraum passiert, wird beschreibend festgehalten.	Wie reagieren Auszubildende in der Pflege bei ihrem ersten Patienten-/Bewohnerkontakt?
Feldbeobachtung	Die Beobachtung findet im Forschungsfeld statt. Das bedeutet, dass natürliches Verhalten untersucht wird.	Forschung findet direkt auf Station, in Einrichtungen der Langzeitpflege, im häuslichen Umfeld der Pflegekräfte statt.
Laborbeobachtung	Die Beobachtung findet in einer künstlich geschaffenen Umgebung („Labor") statt. Die natürliche Umgebung wird nach festgelegten Bedingungen verändert. Die Einflusskriterien werden kontrolliert.	Wie orientieren sich Pflegefachkräfte in pflegewissenschaftlichen Datenbanken bei der Informationssuche?
Fremdbeobachtung	Fremdes Verhalten wird beobachtet.	Wie interagieren Pflegefachkräfte mit kognitiv eingeschränkten Personen?
Selbstbeobachtung	Die eigenen Handlungen und Verhaltensweisen werden angeschaut.	Wie beeinflusst die religiöse Zugehörigkeit eines Patienten/Bewohners meine Interaktion mit ihm?

Überblick über Beobachtungsformen (Bartholomeyczik u. a., 2008, S. 7 f.)

Die Beobachtungen werden im Anschluss detailliert beschrieben, sodass sie ausgewertet/interpretiert werden können. Beschreibungen detailgetreu zu gestalten ist sehr schwierig, weil jeder Mensch seinen Fokus auf andere Beobachtungen legt. Damit wird klar, dass die Auswertung von Beobachtungen subjektiv geprägt ist.

Aufgaben

1. Fertigen Sie eine Beschreibung des Raumes, der Situation an, in dem/in der Sie sich gerade befinden.
2. Dann vergleichen Sie Ihre Beschreibung mit der Beschreibung einer anderen anwesenden Person. Was fällt Ihnen dabei auf?
3. Überlegen Sie, welche der Beschreibungen am „objektivsten", am „subjektivsten" oder am „interessantesten" sind. Welche der Beschreibungen beschreibt den Raum/die Situation am besten?

4.2.2.3 Designs der qualitativen Forschung

Möchten Forschende mit dem qualitativen Forschungsansatz arbeiten, sind vier Forschungsdesigns/Forschungstypen verfügbar: **Phänomenologie**, **Grounded Theory**, **Ethnografie** und die **Biografieforschung**.

Phänomenologie

Die Phänomenologie ist sowohl ein **Forschungstyp** als auch eine **Philosophie** – Gegenstand der Betrachtung an dieser Stelle ist die Phänomenologie als Forschungstyp/Forschungsdesign. Das Ziel phänomenologischer Forschung ist, Erfahrungen der Probanden so zu beschreiben, wie sie gelebt werden („**gelebte Erfahrungen**"). Forschende, die mit der Phänomenologie arbeiten, sehen den Menschen als **integrierten Bestandteil seiner Umwelt**. Das bedeutet, die Umwelt gestaltet das Selbst (das „Ich", das Bewusstsein eines Menschen) und das Selbst gestaltet die Umwelt.

Den Forschenden geht es darum, den einzelnen Menschen in seine (Lebens-)Umwelt eingebunden zu verstehen. Als Datenerhebungsmethode wählen die Phänomenologen das **Interview**, um mit dem Probanden möglichst in seiner Lebenswelt über bestimmte Erfahrungen zu sprechen. Themen für eine phänomenologische Forschung könnten sein „Das Erleben einer Mutter mit einem schwerstbehinderten Kind" oder „Wie wirkt sich der Verlust eines Geschwisterkindes auf die Familie aus?". Nach Beendigung der Datenerhebung werden die Interviews transkribiert, das Erleben des Probanden in einer Erfahrung wird interpretiert und letztendlich beschrieben.

In der Phänomenologie erfolgt die Datenauswertung häufig nach dem Prinzip des „**hermeneutischen Zirkels**". Dabei entsteht **ein zirkulärer Prozess**, in dem das beim Forschenden vorhandene Vorverständnis zum untersuchten Thema mit Textbestandteilen in Beziehung gesetzt wird, sodass einzelne Textsequenzen interpretiert werden. Daraus generieren Forschende erneut ein nun verändertes Verständnis vom Forschungsthema, das sie mit weiteren Textsequenzen in Beziehung setzen und die Sequenz interpretieren. Ziel des hermeneutischen Zirkels ist es, ein Problem/Phänomen zu erkennen und zu verstehen. Erst dann können Hypothesen gebildet werden, die mithilfe weiterer Forschungen überprüft werden können.

Grounded Theory

Grounded Theory (GT) ist eine **induktive Methode**, d.h. vom Einzelfall auf die Allgemeinheit zu schließen. In der GT wird schon während der Datenerhebung eine Theorie aus den gewonnenen Daten erarbeitet – Datensammlung und -auswertung laufen parallel (also gleichzeitig) ab.

Ziel der GT ist, **sozialpsychologische Prozesse zu entdecken** und Konzepte sowie Theorien aus ihnen zu entwickeln. Die Methode basiert auf der **Theorie des symbolischen Interaktionismus** nach Herbert Blumer (Soziologe, 1900–1987). Blumer systematisierte die zentralen Grundgedanken des Sozialwissenschaftlers und Sozialphilosophen Georg Herbert Mead (1863–1931) aus dessen Hauptwerk „Geist, Identität und Gesellschaft" zur Theorie des symbolischen Interaktionismus. In ihr wird untersucht, wie aus Situationen, denen eine Bedeutung zugeordnet wird, Realitäten geschaffen werden.

Menschen weisen einer Situation mithilfe von Symbolen wie Worten (Sprache), Kleidung, religiösen Objekten Bedeutung zu. Diese **symbolischen Bedeutungen** sind die Grundvoraussetzungen für jegliche **Interaktion und Aktion von Menschen**. Zu beachten ist, dass die Symbole für jeden Menschen unterschiedlichen Einfluss haben und unterschiedliche Aktionen und Interaktionen auslösen. Deshalb können die erlebten Realitäten von Mensch zu Mensch in ein und derselben Situation verschieden sein – sie sind damit nicht vollständig erfassbar. Hingegen messen bestimmte Gruppen (z.B. Familie, Freundeskreis) verschiedenen Symbolen die gleiche Bedeutung zu, sodass ihre Realitäten annähernd übereinstimmen.

Das Forschungsdesign der Grounded Theory in Zusammenhang mit Pflegeforschung beinhaltet vier unterschiedliche Methoden:

- **deskriptive Methode**: Zugrunde liegende Fragen bei der deskriptiven Methode können sein: „Was geht hier vor?", „Wie reagiert ein Patient in einer bestimmten Umwelt?", „Welche Rollen sind erkennbar/werden eingenommen?". Die deskriptive Methode ist sehr detailliert und geht den anderen drei Methoden voran.
- **Entdeckermethode**: Die Entdeckermethode identifiziert bestimmte Muster in der Biografie eines Menschen und setzt die einzelnen Muster in Verbindung. Somit ist es möglich, die soziale Welt eines Menschen zu erklären.
- **Methode der sukzessiven Anpassung**: Die Methode der sukzessiven (allmählichen, schrittweisen) Anpassung wählen Pflegeforscher, um
  - sich einen Ausschnitt einer bestehenden Theorie genauer anzusehen, zu hinterfragen und zu verändern,
  - auf früheren Forschungsarbeiten aufzubauen oder um eine Studie passend zu einem identifizierten sozialen Prozess zu entwickeln und durchzuführen.
  - **Beispiel 1:** Entwicklung der Pflegetheorie nach Monika Krohwinkel (siehe Kapitel 3.2).
  - **Beispiel 2:** Behandlungsinterventionen und präventiven Maßnahmen bei der Entwicklung eines Dekubitus. Von der Behandlung eines Dekubitus mit „Eisen und Fönen" wandten sich Pflegeforschende durch immer weiteres Hinterfragen ab. Sie wandten sich hin zur Behandlung mit verschiedenen Wundauflagen, Lagerung usw. Auch dieses derzeitige Behandlungskonzept wird immer weiter hinterfragt und angepasst.

- **Interventionsmethode**: Mit der Interventionsmethode möchten Forschende klären, wie ein sozialer Prozess ablaufen muss, um neue und gewünschte Gegebenheiten zu erwirken.
  Beispiel: Forschung in der Pflegepädagogik. Wie muss Lehre gestaltet sein (d.h. mit welchen pädagogischen Methoden und Konzepten ist es möglich, Pflegefachkräfte auszubilden, die selbstständig nach neuesten wissenschaftlichen Erkenntnissen qualitativ hochwertige Pflege leisten können)? Angewandte Interventionen sind derzeit das Lernfeldkonzept mit integrierten Problemorientierten Lernen (POL).

Ethnografie

Die Ethnografie ist ein Forschungsdesign, das durch die **Anthropologen** (Anthropologie = Wissenschaft, die sich mit der **menschlichen Evolution** beschäftigt) entwickelt wurde, um Menschen zu erforschen, die in unterschiedlichen Kulturen leben. Der Begriff „Kultur" umfasst dabei fremde Kulturkreise, Gemeinschaften (religiöse, soziale u.Ä.) und Organisationen.

Ethnografische Forschung in der Pflege soll das **ethnisch-kulturelle Bewusstsein** der Pflegefachkräfte schärfen und vor allem die Qualität der pflegerischen Versorgung von Menschen aus den unterschiedlichen Kulturen verbessern. Mit dem ethnografischen Forschungsdesign entwickelte Madeleine Leininger (Pflegewissenschaftlerin) z.B. ihre **„Theorie der transkulturellen Pflege"**.

Beeinflusst durch diese Theorie entwickelte sich für die Pflege die Strategie der **Ethno-Pflegeforschung**: die Beobachtung und Dokumentation von Interaktionen zwischen den Menschen aus unterschiedlichen Kulturen mit dem Ziel herauszufinden, welche Auswirkungen unterschiedliche Lebensauffassungen und Lebensmuster auf das Verständnis von Gesundheit und Krankheit auf das Verständnis von Pflege und die Pflegepraktiken haben (vgl. Leininger, 1985).

Eine wichtige deutschsprachige ethnografische Pflegeforschung ist die Forschungsarbeit „Fremde Welt Pflegeheim" von Ursula Koch-Schraube 2003 (vgl. Lehmann, Langer, Behrens, 2016). Die Ethno-Pflegeforschung unterscheidet zwei Herangehensweisen:
- **emischer Ansatz**: Untersucht Verhaltensweisen einer Kultur aus interner Sicht.
- **etischer Ansatz**: Untersucht Ähnlichkeiten und Unterschiede verschiedener Kulturen aus externer Sicht.

Biografieforschung

Das vierte Forschungsdesign der qualitativen Forschung ist die Biografieforschung. Dieses Verfahren untersucht die in die Lebensgeschichte eines Menschen eingebettete **psychische** (z.B. Hoffnung, Leiden, Angst) und **soziale** (z.B. Vereinsamung, Diskriminierung) **Phänomene**.

Die Biografie eines Menschen ist enorm bedeutsam, um Verhaltensweisen zu verstehen, die der Mensch in verschiedenen Lebenssituationen zeigt. Kennt man z.B. die Biografie eines Bewohners im Pflegeheim, kann die Pflegefachkraft ihm belastende Situationen ersparen; ihn etwa mit alter Musik bzw. alten Liedern in die Gruppe integrieren sowie den Bewohner in Phasen, in der er z.B. Aggressionen zeigt, besser auffangen und lenken. Die pflegerische Praxis wird mit Kenntnissen der Biografie der Bewohner/Patienten oft einfacher und für alle Beteiligten zufriedenstellender. Für die Biografieforschung eignen sich **nicht-standardisierte**, genauer: **narrative Interviews** (freies Erzählen zu einem Thema, nach Aufforderung, ohne weitere Vorgaben).

4.2.2.4 Daten auswerten

Nach der Datengewinnung über Interviews, Beobachtungen oder Dokumentenanalysen erfolgt die Auswertung der Daten/des gewonnenen Materials. Dazu geeignet ist z.B. die „**Qualitativ orientierte Inhaltsanalyse**" nach Philipp A. E. Mayring. Mayring ist ein deutscher Psychologe, Soziologe und Pädagoge, der bis zu seiner Pensionierung an der Universität Klagenfurt einen Lehrstuhl für psychologische Methodenlehre innehatte. Ziel seiner Methode „qualitativ orientierte Inhaltsanalyse" ist die Organisation und Strukturierung von

- **eindeutigen/offenkundigen (manifesten)** Inhalten und
- noch **nicht erfassten/offenkundigen (latenten)** Inhalten aus der Datenerhebung.

Es gibt drei Formen der qualitativ orientierten Inhaltsanalyse nach Mayring:

zusammenfassende Inhaltsanalyse	strukturierende Inhaltsanalyse	explizierende Inhaltsanalyse
Das erhobene Material (Interviews, Texte, aufgeschriebene Beobachtungen) wird in Textform kurz zusammengefasst. Die wesentlichen Inhalte werden somit herausgearbeitet. Diese Reduktion des Materials gelingt durch Abstraktion. Um diese Abstraktion zu erreichen, gibt es Verfahrensregeln. Dazu gehören die • Paraphrasierung, • Generalisierung, • Reduktion.	Das erhobene Material wird nach vorher festgelegten Kriterien (formale, inhaltliche Aspekte, Skalierungen, Typen) gefiltert. Die strukturierende Inhaltsanalyse erfolgt in mehreren Schritten: 1. Wichtige Stellen im Text (transkribiertes Interview; Text) markieren. 2. Hauptkategorien von sich abgrenzenden Themen entwickeln. 3. Zu den Kategorien Textstellen suchen. 4. Zu den Hauptkategorien Unterkategorien durch induktives Einteilen erarbeiten. 5. In diesem Schritt wird das gesamte Textmaterial mit dem erstellten Kategoriensystem verglichen. 6. Gefundene Zusammenhänge im letzten Schritt visualisieren.	Ziel der explizierenden Inhaltsanalyse ist, zur besseren Verständlichkeit des analysierten Materials zusätzliche Hintergrundinformationen zu finden. Dafür kommen lexikalische oder literarische Quellen infrage – das soll das Verständnis des analysierten Materials gerade bei unklaren Textstellen erhöhen. Dieser Prozess muss aber im gesamten Forschungsprozess ersichtlich und transparent sein.

Formen der „qualitativ orientierten Inhaltsanalyse nach Mayring" – ein Überblick

4.2.2.5 Interpretation und Gütekriterien in der qualitativen Forschung

Sind die Daten ausgewertet, interpretieren die Forschenden sie und stellen die Ergebnisse dar. Darüber lassen sich die Forschungsfrage beantworten und Schlussfolgerungen ziehen. Die gesamte Forschung bzw. Studie wird publiziert. Häufig schließen sich an qualitative Forschungen quantitative Forschungen an, um die Ergebnisse auf Anwendbarkeit und Gültigkeit für große Personengruppen zu prüfen.

Die qualitative Forschung ist sehr subjektiv geprägt und lässt sich durch den Forschenden auch wenig objektivieren. Aus diesem Grund – und die wissenschaftliche Qualität der Forschung zu prüfen – gibt es sechs Gütekriterien:

- **Verfahrensdokumentation (Transparenz)**: Forschende müssen die angewandte Methodik detailliert dokumentieren. Sie müssen auch die genutzten Verfahren (z. B. die Datenauswertung) beschreiben, damit der Leser immer verstehen kann, was im Forschenden vor sich ging.
- **Regelgeleitetheit**: Forschende halten sich erkennbar an alle wissenschaftlichen Regeln der Forschung.
- **argumentative Interpretationsabsicherung**: Forschende müssen ihre Interpretation der Daten immer argumentativ begründen. Das ist notwendig, weil die vorliegenden Daten aufgrund ihrer Subjektivität nicht überprüft werden können.
- **Triangulation**: Forschende müssen den Forschungsgegenstand aus zwei verschiedenen Perspektiven betrachten: Entweder treten sie in Austausch mit weiteren Forschenden oder sie verwenden mehrere Theorien als Hintergrundwissen oder zwei unterschiedliche Methoden (z. B. Phänomenologie und Ethnografie).
- **kommunikative Validierung**: Forschende besprechen ihre Interpretation der Daten und die Schlussfolgerungen mit dem Probanden. Das soll vermeiden, dass Forschende in eine für den Probanden völlig „falsche" Richtung interpretieren.
- **Nähe zum Gegenstand**: Es muss eine Nähe zwischen Probanden und Forschenden gegeben sein, die auf Vertrauen beruht. Ist das nicht der Fall, ist es für den Probanden sehr schwer, dem Forscher Einblick in seine Gefühlswelt zu geben.

Wichtig ist, aus der per se vorhandenen Subjektivität in Richtung Objektivität und Nachvollziehbarkeit zu gelangen.

→ Fazit

Der qualitative Forschungsansatz im Bereich der Pflegeforschung hat zum Ziel, neues Wissen zu generieren, den Menschen und sein Verhalten in seiner Subjektivität – eingebettet in sein Lebensumfeld – zu verstehen, (Pflege-)Phänomene zu identifizieren und zu begreifen und somit Konzepte oder Theorien abzuleiten. Die Ergebnisse qualitativer Forschung bilden häufig die Grundlage für weiterführende quantitative Forschungen. Die qualitative Forschung folgt dem Prinzip der Induktion, d. h. vom Individuellen auf das Allgemeine zu schließen. Sie ist zeitaufwendig, sodass nur eine geringe Probandenzahl aufgenommen werden kann.

Mögliche Forschungstypen im Bereich der qualitativen Forschung sind die Phänomenologie, die Ethnografie, die Grounded Theory und die Biografieforschung. Die benötigten Daten sind sehr subjektiv und werden mithilfe nicht-standardisierter Erhebungsmethoden gewonnen. Dazu gehören nicht- oder teilstrukturierte Interviews, nicht- oder teilstrukturierte Beobachtungen sowie die Textanalyse. Die Auswertung der Daten erfolgt in Textform und nicht mit Unterstützung von Diagrammen, mathematischen Werten, Tabellen o. Ä. Die Ergebnisse werden verschriftlicht und interpretiert, sodass Schlussfolgerungen ableitbar sind.

Aufgrund der Subjektivität der qualitativen Forschung kommt den Gütekriterien Regelgeleitetheit, kommunikative Validierung, Triangulation, argumentative Interpretationsabsicherung, Verfahrensdokumentation und Nähe zum Gegenstand eine große Bedeutung zu.

Qualitativer Forschungsansatz		Quantitativer Forschungsansatz
geisteswissenschaftlich	**Hintergrund**	naturwissenschaftlich
induktiv	**Vorgehen**	deduktiv
Phänomene erkennen und verstehen. Konzepte und Theorien entwickeln.	**Ziel**	Ursache-Wirkung-Wechselwirkung klären. Generieren von Ergebnissen, die auf viele Menschen übertragbar sind.
Phänomenologie, Grounded Theory, Ethnografie, Biografieforschung	**Studiendesign**	Experimente, quasi-experimentelle Designs, Korrelationsforschung, deskriptive Forschung
nicht-, teilstrukturierte Interviews, Beobachtungen, Dokumentenanalyse	**Erhebungsinstrumente**	standardisierte Interviews, Beobachtungen, Checklisten
subjektiv Spiegeln das Erleben und Empfinden einzelner wider.	**gewonnene Daten**	objektiv, messbar
erzählend, beschreibend, mit Zitaten	**Ergebnisdarstellung**	Diagramme, Tabellen, statistische Angaben
gering	**Stichprobengröße**	große Anzahl Randomisierung Verblindung
• kommunikative Validierung • Triangulation • argumentative Interpretationsabsicherung • Nähe zum Gegenstand • Regelgeleitetheit • Verfahrensdokumentation	**Gütekriterien**	• Objektivität • Reliabilität • Validität
Wie gehen Frauen nach Mamma-Amputation mit der veränderten Situation um?	**Fragestellungen, Beispiele**	Kann eine ausführliche Aufklärung vor einer Endoskopie die Komplikationsrate und die Angst beim Patienten senken?

Vergleich qualitativer und quantitativer Forschungsansatz

Aufgaben

1. Erklären Sie die Gütekriterien der qualitativen und quantitativen Forschung.
2. Welche der beiden Forschungsansätze halten Sie für die Pflegeforschung als geeigneter? Begründen Sie.
3. Erklären Sie den Begriff „Randomisierung".
4. Nennen und erklären Sie kurz die Forschungsdesigns der quantitativen und qualitativen Forschung.
5. Formulieren Sie drei Hypothesen für eine mögliche quantitative Forschung.
6. Formulieren Sie drei Forschungsfragen für eine qualitative Forschung.

Literaturverzeichnis

Bartholomeyczik, Sabine (u. a.): Lexikon der Pflegeforschung: Begriffe aus Forschung und Theorie. 1. Aufl. München; Jena: Elsevier, Urban & Fischer – Wien: Facultas-WUV, 2008.

Benner, Patricia: Stufen zur Pflegekompetenz = From novice to expert. 3. Nachdr. Bern [u. a.]: Huber, 2000.

Brandenburg, Hermann; Panfill, Eva-Maria; Mayer, Herbert: Pflegewissenschaft 2, Lehr- und Arbeitsbuch zur Einführung in die Methoden der Pflegeforschung. 2., vollst. überarb. Aufl. Bern: Huber, 2013.

Burns, Nancy; Grove, Susan: Pflegeforschung verstehen und anwenden. 1. Aufl. München: Elsevier, Urban und Fischer, 2005.

Kürzel, Eva; Seidel, Eva: „Warum?" – laut Dr. Hockey die wichtigste Frage für Pflegefachkräfte und Pflegeforscherinnen. In: Österreichische Pflegezeitschrift, Nr. 57 (12), 2004, S. 8–11.

Levine, Robert J.: Ethics and regulation of clinical research. 2nd ed. Baltimore; München: Urban and Schwarzenberg, 1986.

Kerlinger, Fred N.; Lee, Howard: Foundations of behavioral research. New York: Harcourt Brace, 1999.

Leininger, Madeleine M.: Qualitative research methods in nursing. Orlando: Grune & Stratton, 1985.

Robert Bosch Stiftung [Hrsg.]: Pflegewissenschaft: Grundlegung für Lehre, Forschung und Praxis; Denkschrift. Gerlingen: Bleicher, 1996. (Robert Bosch Stiftung: Materialien und Berichte; 46: Förderungsgebiet Gesundheitspflege)

4.3 Der Forschungsprozess

Dieser Abschnitt beschäftigt sich mit dem Forschungsprozess, der wissenschaftlichen Literaturrecherche sowie der kritischen Überprüfung von Studien. Konkrete Forschung folgt einem Prozess – erläutert wird im Folgenden der 9-schrittige Pflegeforschungsprozess, es finden sich gleichzeitig Bezüge zu den auch anwendbaren 5-schrittigen bzw. 6-schrittigen Prozessen.

4.3.1 Schritte des Pflegeforschungsprozesses

Der Forschungsprozess findet in der qualitativen und quantitativen Forschung Anwendung. Eine Forschung/Studie nach dem wissenschaftlich festgelegten Prozess anzulegen ist notwendig, damit die Forschungsarbeit jederzeit jeder Leser/Nutzer nachvollziehen kann. Das macht Forschung transparent und die Nutzer können die Untersuchung auf ihre Anwendbarkeit hin kritisch überprüfen. Grob betrachtet läuft der Forschungsprozess in vier Phasen ab:

- theoretische Phase
- Datenerhebungsphase
- Datenauswertungsphase
- Abschlussphase

Diesen vier Hauptphasen lassen sich – je nach Differenzierungsgrad (4-, 5-, 6- oder 9-schrittiger Forschungsprozess) – verschiedene Schritte des Forschungsprozesses zuordnen. Schaut man sich die vier Hauptphasen an, wird erkennbar, dass sie sich an den Phasen des Pflegeprozessmodells der WHO (Einschätzen-Planen-Durchführen-Evaluieren) orientieren.

Pflegeprozessmodell der WHO	Forschungsprozess in 5 Schritten (vgl. Bartholomeyczik u. a., 2008)	Forschungsprozess in 6 Schritten (vgl. Brandenburger & Weidner, 2004)	Forschungsprozess in 9 Schritten (vgl. Lauber, 2001)
Einschätzen	Planungsphase	Forschungsfragen formulieren	Identifikation des Forschungsproblems
		Fachliteratur bearbeiten	Kritisches Überprüfen der Literatur
Planen	Vorbereitungsphase	Forschungsplan erstellen	Theoretischen Rahmen auswählen
			Hypothese/Forschungsfrage entwickeln
			Erstellung eines Forschungsdesigns
			Auswahl der Untersuchungsmethode; Erstellung der Forschungsinstrumente
Durchführen	Durchführungsphase	Daten erheben	Datenerhebung und Analyse der Daten
Evaluieren	Auswertungsphase	Daten auswerten und Ergebnisse darstellen	Daten bewerten und interpretieren
	Publikationsphase	Ergebnisse verwerten	Forschungsergebnisse publizieren

Vergleich Pflegeprozess mit 5-, 6- und 9-schrittigem Forschungsprozess

4.3.1.1 Schritt 1: Forschungsfragen formulieren

Am Beginn einer jeden Forschung stehen eine Idee, eine Fragestellung oder ein Problem aus der Pflegepraxis. Daraus bilden Forschende eine Vorstellung darüber, was sie erforschen möchten. Sie haben ein Erkenntnisinteresse, möchten Vermutungen oder Annahmen zu Beobachtungen wissenschaftlich beweisen oder widerlegen.

Beispiel: Ein Forscher, der lange auf geriatrischen Stationen arbeitete, stellt fest, dass nachts gehäuft Patienten auf dem Weg zur Toilette stürzen. Dabei ziehen sie sich Verletzungen zu, die zum Teil die Mobilität dauerhaft negativ beeinflussen, wodurch weitere Pflegephänomene wie Bettlägerigkeit entstehen. Er überprüft z. B., ob die Beleuchtung des Weges zur Toilette ausreicht, ob Sturzquellen entfernt sind. Im Forscher reift der Verdacht, dass es an der verabreichten Schlafmedikation liegen könnte. Er würde das gern klären und formuliert eine **erste undifferenzierte Forschungsfrage**: Stürzen Patienten nach der Einnahme von Schlafmedikamenten vermehrt in der Nacht? Welche Faktoren erhöhen das Sturzrisiko nachts? Warum stürzen geriatrische Patienten?

Forschung zum Thema: „Warum stürzen geriatrische Patienten in der Nacht?" ist nicht nur für Forschende interessant, die Ergebnisse könnten auch für die Patienten von Nutzen sein. Generell werden Forschungsfragen erarbeitet,

- die Forschenden interessant erscheinen,
- die beobachtbare Phänomene thematisieren und
- deren Beantwortung nützliche Informationen bringen, die die Qualität der Pflege und die Lebensqualität der Patienten, Bewohner und anderer Menschen (bei Forschungsfragen zur Prävention) steigern können.

Merkmale einer Forschungsfrage sind

- **die Relevanz des zu untersuchenden Problems**: Kann ein Nutzen für die Pflegepraxis generiert werden? Kann es bestehende Theorien weiterentwickeln?
- **die Erforschbarkeit**: Kann die Forschungsfrage mit den wissenschaftlich möglichen Methoden und Untersuchungsdesigns beantwortet werden?

Die im Schritt 1 formulierte Forschungsfrage ist vorläufig und wird im weiteren Verlauf spezifiziert. Zum Ende dieser Phase werden der Zweck und das Ziel der geplanten Forschung formuliert.

4.3.1.2 Schritt 2: Literaturrecherche und Überprüfung

Nachdem Zweck, Ziel des Forschungsvorhabens und die vorläufige Forschungsfrage formuliert sind, widmen sich die Forschenden einer intensiven Literaturrecherche und dem Literaturstudium. Das Ziel: Herausfinden, welche Veröffentlichungen zum Forschungsthema bereits vorliegen und welche Fragestellungen noch nicht geklärt werden konnten.

Mit dem Literaturstudium decken Forschende Übereinstimmungen und Widersprüche zum Forschungsthema auf. Weiterhin nutzen sie das Literaturstudium um zu erkennen, welches Forschungsdesign für die eigene Fragestellung geeignet erscheint. Sie lesen die gefundene Literatur quer, lesen verwendbar erscheinende Literatur genauer und fassen sie ggf. kurz zusammen.

Relevante Literaturquellen

Für die Pflegeforschung relevante Literaturquellen sind z. B. Fachzeitschriften, Fachbücher, Dissertationen, Lexika. Sie lassen sich in **(pflege-)wissenschaftlichen Datenbanken recherchieren. Beispiele sind:**

- **Cochrane Library (medizinische Datenbank):** https://www.cochranelibrary.com
- **MEDLINE (medizinische Datenbank):** https://www.nlm.nih.gov/bsd/medline.html
- **PUBmed (medizinische Datenbank):** http://www.pubmed.de
- **WISE (Datenbank für wissenschaftliche Schriften in der Pflege):** https://www.uni-muenster.de/ZBMed/aktuelles/901#:~:text=WISE%20–%20Datenbank%20für%20wissenschaftliche%20Schriften%20in%20der,im%20Rahmen%20eines%20Studiums%20 bzw.%20eines%20Postgraduierten-Programms%20entstehen.
- **GeroLit (Deutsches Institut für Altersfragen):** https://www.dza.de/bibliothek/gerolit-der-online-katalog.html
- **HECLINET wissenschaftliche Datenbank):** https://www.ncbi.nlm.nih.gov/books/NBK218468/
- **Carelit (Zugang zur kompletten deutschsprachigen Zeitschriftenliteratur in Pflege- und Gesundheitsberufen):** https://www.carelit.de
- **Zentrum für Qualität in der Pflege (ZQP) Forschungsdatenbank (Forschungsprojekte zum Thema Pflege und Versorgung älterer, hilfebedürftiger Menschen in Deutschland):** https://forschungsdatenbank.zqp.de
- **Researchgate (wissenschaftliche Datenbank, Voraussetzung: eigene wissenschaftliche Publikation oder E-Mailadresse einer Forschungseinrichtung):** researchgate.net
- **Livivo:** Datenbank für Lebenswissenschaften der Deutschen Zentralbibliothek für Medizin https://www.zbmed.de/recherchieren/livivo/
- **Deutsche Nationalbibliothek:** fachspezifische Suche oder grundsätzliche Recherchen nach Auflagen, Ausgaben etc. https://portal.dnb.de/

Auch allgemeine Suchmaschinen wie Google, Yahoo, Bing (aber auch Metasuchmaschinen wie MetaCrawler, metaGer, yippy) liefern Ergebnisse. Deren Bandbreite im pflegewissenschaftlichen Bereich ist allerdings sehr gering (nur wenige wissenschaftlich fundierte Texte, die sich für das eigene Forschungsvorhaben nutzen lassen).

Wissenschaftliche Suchmaschinen

Als wissenschaftliche Suchmaschinen eignen sich besser

- **Google scholar**
- **BASE (Bielefeld Academic Search Engine):** https://base-search.net
- **Google books**
- **Ingenta Connect:** https://www.ingentaconnect.com
- **OCLC WorldCat:** https://www.oclc.org/de/worldcat.html

Graue Literatur

Auch „**graue Literatur**" kann als Literaturquelle genutzt werden. Dazu zählen Kongressberichte, akademische Schriften, Projekt- und Arbeitsberichte, wissenschaftliche Qualifikationsarbeiten und unveröffentlichte Forschungsarbeiten (gedruckt oder digital), die kein Verlag (bislang) veröffentlicht hat und die deshalb nicht im Buchhandel oder in Datenbanken zu finden sind (es gibt jedoch wissenschaftliche Spezialbibliotheken, die auch graue Literatur sammeln und auswerten).

4.3.1.3 Schritt 3: Theoretischen Rahmen bilden

Der theoretische Rahmen einer Forschungsarbeit ist das zu erforschende Problem in einen theoretischen Kontext (Zusammenhang). Er bildet die inhaltliche Hauptarbeit, um die Studie/Forschung vorzubereiten und auszuwerten. Dieser Teil fasst zusammen:

- Ergebnisse der Literatur aus der Literaturrecherche
- die darin verwendete Methodik
- die verwendeten Forschungsdesigns

Darauf aufbauend erkennen die Forschenden, ob (noch) Forschungsbedarf besteht, welches Forschungsdesign und Forschungsmethodik sich eignet.

Der theoretische Rahmen bildet auch die Basis für die spätere Interpretation der Forschungsergebnisse. Das heißt, das bereits vorhandene Wissen muss in die Interpretation der neuen Ergebnisse mit einbezogen werden (damit hinterfragen Forschende die Auslegungen).

Merke

Der theoretische Rahmen ist eine systematische Zusammenstellung und Auswertung von wissenschaftlicher Literatur. Als alleinige wissenschaftliche Arbeit nach bestimmten Qualitätskriterien kann dies als **Übersichtsarbeit** oder **Review** zu einem klar definierten Thema bezeichnet werden. Bei einem Review oder einer Übersichtsarbeit entfallen die Schritte vier bis acht des Forschungsprozesses.

Die **Schritte 1 bis 3** sind im gesamten Forschungsprozess die **entscheidendste und kreativste Phase**. Aus den beobachteten Phänomenen, den zusammengetragenen Ideen, geführten Diskussionen, ersten Forschungsfragen und erster Sichtung von Literatur zum Thema muss das **Forschungsthema nun so eingegrenzt werden, dass sich eine erforschbare Fragestellung ableiten lässt**.

Aufgaben

1. Recherchieren Sie zu einem Pflegethema Ihrer Wahl wissenschaftliche Literatur.
2. Wählen Sie aus den gefundenen Texten maximal drei aus und lesen Sie diese quer. Erstellen Sie Notizen zu den Texten.

4.3.1.4 Schritt 4: Erstellung einer vorläufigen Hypothese oder konkreten Fragestellung

In diesem Schritt formulieren Forschende eine **konkrete vorläufige Forschungshypothese** oder **eine konkrete Forschungsfrage**.

> **Merke**
> Eine **Hypothese** ist die Annahme eines Forschenden über die Beziehung zwischen Variablen oder Faktoren. Sie wird im Verlauf der Forschung bestätigt oder widerlegt. Eine **Forschungsfrage** ist die Frage, die mit einer wissenschaftlichen Arbeit beantwortet werden soll. Oft werden Forschungsfragen auch eingesetzt, um Hypothesen zu überprüfen.

Beispiel: Mit zunehmen Lebensalter steigt die Gefahr, eine Hypertonie zu entwickeln. Die **Variablen der Hypothese** sind das **Lebensalter** (erfragbar) und der **Blutdruck** (Blutdruckwerte über RR-Messung gewinnen), die in ein Verhältnis gesetzt werden. Werten die Forschenden die erhobenen Daten aus, können sie die Beziehung zwischen Lebensalter und Hypertonie beschreiben, um die Hypothese zu bestätigen oder zu widerlegen.

Hypothese formulieren

Die Formulierung der Hypothese legt die zu untersuchenden Variablen (Eigenschaften, Einstellungen oder Faktoren) fest. Unterschieden werden:
- **unabhängige Variablen** (z. B. Alter, Geschlecht, Erkrankungen)
- **abhängige Variablen** (z. B. Blutdruckwerte, Rauchen)

Mit **Forschungsfragen** dagegen arbeiten die Forschenden meist in der qualitativen Forschung. **Beispiel:** Haben Pflegefachkräfte größere Angst, sich mit Krankheitserregern zu infizieren als Nichtpflegefachkräfte?

4.3.1.5 Schritt 5: Erstellung eines Forschungsdesigns

Liegen vorläufige Hypothese oder konkrete Frage vor, entscheiden sich die Forschenden für den weiteren Verlauf der Studie und des Forschungsdesigns. Entweder wählen sie den qualitativen oder den quantitativen Forschungsansatz. Abhängig von der Wahl
- planen sie nun den zeitlichen Ablauf der Forschung/Studie,
- legen die Zahl der Probanden fest und
- bestimmen Art und Weise der Auswahl der Probanden (z. B. zufällig, nach Grunderkrankung, nach Alter und Geschlecht, nach Nationalität).

Zahl der Probanden bestimmen

Die Anzahl der Probanden richtet sich nach dem Forschungsansatz. Bei einer qualitativen Forschung reichen in der Regel wenige Probanden, wobei in der quantitativen Forschung eine große Anzahl benötigt wird, damit sich die gewonnenen Ergebnisse auch auf die Allgemeinheit übertragen lassen.

Finanzierung

Forschungen sind kostspielig, und die Gelder bringen die Forscher nicht selbst auf (Ausnahme können Abschlussarbeiten zum Erwerb eines wissenschaftlichen Grades sein). Entstehende Kosten sind z. B.:

- Personalkosten (für Forschende, Reisekosten, Dokumentationsassistenten, „Study Nurse")
- Kosten für Materialien (Drucker, Papier, Kopierer, Statistikprogramme, Kosten für Literaturbeschaffung, Porto- und Telefonkosten, Raummieten)
- Verwaltungsgebühren an Universitäten und Hochschulen

Große, zum Teil mehrjährige Forschungen können schnell mehrere 100.000 Euro verbrauchen. Daher gibt es Möglichkeiten, Unterstützung für die Finanzierung zu beantragen. Dafür muss ein Forschungsantrag (ähnelt dem Forschungsplan → Design) beim Bundesministerium für Bildung und Forschung (BMBF), der Deutschen Forschungsgemeinschaft (DFG) oder der Robert Bosch Stiftung eingereicht werden. Alle drei Institutionen führen regelmäßig Ausschreibungen zu Forschungen in einem Themenfeld der Pflege durch. Forschende reichen ihr Forschungsvorhaben themenbezogen ein und eine Expertenkommission entscheidet, ob das eingereichte Forschungsvorhaben gefördert wird.

Studie prüfen lassen

In diesem Schritt soll das Forschungsvorhaben auch hinsichtlich ethischer Aspekte (siehe Kap. 4.1.4) überprüft oder der bei der Ethikkommission eingereicht werden. Im Anschluss müssen die Forschenden Genehmigungen vonseiten der Leitungsebene und/oder des Personalrates einholen, dass sie im gewählten Forschungsfeld (z. B. auf Station, im häuslichen Pflegebereich) forschen dürfen und Zugang zu den Probanden bekommen.

Übung

1. Informieren Sie sich über Aufgaben, geförderte Forschungsprojekte und aktuelle Ausschreibungen für Forschungsvorhaben des Bundesministeriums für Bildung und Forschung (BMBF) und der Deutschen Forschungsgemeinschaft (DFG).
2. Welche bekannten Forschungen unterstützte die Robert Bosch Stiftung? Wie gelingt ihr die Verbreitung der Forschungsergebnisse?
3. Recherchieren Sie Schnittstellen-Forschungen aller Gesundheitsberufe, die das BMBF, die DGF und die Robert Bosch Stiftung förderten.

4.3.1.6 Schritt 6: Auswahl und Erstellung der Untersuchungsmethoden

Steht der Forschungsplan, entscheiden sich die Forschenden für eine Untersuchungsmethode. In der quantitativen Forschung sind das Fragebögen, Experimente, Quasi-Experimente, Messungen, Beobachtungsbögen, d. h. standardisierte Erhebungsverfahren. Die qualitative Forschung nutzt hingegen nicht-standardisierte Erhebungsmethoden (wie nicht- oder semistrukturierte Interviews und Beobachtungen).

Steht die Entscheidung für ein Erhebungsinstrument, stellen Forschende das Design konkret her. Sie entwerfen z. B.
- den Interviewleitfaden,
- den Beobachtungsbogen und
- strukturieren den experimentellen Aufbau,
- planen das Setting (Ort der Datenerhebung),
- wählen Personen für den Prätest aus.

Prätest

Der Prätest testet das Erhebungsinstrument bei einer geringen Anzahl von Personen hinsichtlich:
- Sind die Fragen/Anweisungen verständlich?
- Ist die Erhebung zielgenau (werden die Daten erhoben, die die Forschenden erfahren möchten?)
- Wie ist der zeitliche Aufwand?

Beispiel qualitative Forschung: Probeinterviews an ein bis zwei Personen führen.

Beispiel quantitative Forschung: Mehreren Personen füllen den Fragebogen aus.

Ist der Prätest abgeschlossen, können die Forschenden das Erhebungsinstrument bzw. die Methode noch anpassen und verbessern. Die Probanden aus dem Prätest und die Ergebnisse darf der Forscher nicht in die Forschung einbeziehen.

4.3.1.7 Schritt 7: Daten sammeln und analysieren

Die Forschenden erheben die benötigten Daten der Probanden mithilfe der Erhebungsinstrumente. Die Datensammlung übernehmen in der Praxis oft Pflegekräfte im Stationsbetrieb oder dafür eingestellte Pflegekräfte (Study Nurses).

Im Anschluss erfolgt die Datenanalyse. Dafür müssen die Daten aufbereitet werden. Dies geschieht z. B. durch Transkription aufgezeichneter Interviews und Analyse mithilfe der qualitativ orientierten Inhaltsanalyse nach Mayring (Herausarbeitung von Kategorien, die später in einer Grafik oder in einem Schaubild verdeutlicht werden können), Verschriftlichung von Beobachtungen oder die Eingabe von Fragebögen in ein Statistikprogramm (z. B. SPSS).

Forschende verarbeiten die Ergebnisse anschaulich in Diagrammen (z. B. prozentuale Anteile), in Polaritätsprofilen, Abbildungen, Tabellen, Grafiken oder in beschreibenden Texten (qualitative Forschung).

> **!** **Merke**
> An diesem Punkt interpretieren Forschende die Ergebnisse noch nicht.

4.3.1.8 Schritt 8: Ergebnisse bewerten und interpretieren

Ist die Datenanalyse erfolgt und sind die Ergebnisse dargestellt, müssen sie interpretiert und diskutiert werden. Dabei gilt:
- Die **Interpretation in der quantitativen Forschung** bezieht sich auf die Bedeutung der erhobenen Daten und deren Aussagekraft für eine definiert große Personengruppe. Es geht darum, objektive, allgemeingültige Aussagen zu erkennen, um z. B. Präventionsprogramme, Pflegeleitlinien, Schulungsprogramme zu erstellen.
- Die **Interpretation und Diskussion in einer qualitativen Forschung** dienen dazu, Konzepte und Theorien zu verändern oder zu entwickeln.

Beiden Forschungsansätzen ist die Interpretation der Ergebnisse in Bezug auf das Forschungsziel, die Forschungsfrage bzw. Hypothese und die ausgewählte Methode zur Datenerhebung und Datenauswertung gemein. Das bedeutet z. B.: Forschende müssen ihre eigenen Ergebnisse kritisch hinterfragen. Gerade auch dahingehend, ob die Erhebungsmethode zur Forschungsfrage passt; sie sollten die eigenen Ergebnisse zum theoretischen Rahmen in Bezug setzen (z. B. welche Störfaktoren/Fehlerquellen (Bias) können die Ergebnisse verfälschen) usw.

Eigene Schwächen, eigene Stärken aufzeigen

Forschende sollten mögliche Forschungsfehler oder -einschränkungen (= BIAS z. B. nicht repräsentative Stichprobengröße, nicht durchgeführter Prätest oder ungeeignetes Erhebungsinstrument) in die Diskussion mit einbeziehen und im Forschungsbericht als relativierenden Faktor dokumentieren. Ergeben sich bei der Interpretation und Diskussion Unstimmigkeiten oder neue Fragestellungen/vorläufige Hypothesen oder erscheint eine erneute Literaturrecherche notwendig, beginnt der Forschungsprozess von vorn. Auch diesen Sachverhalt müssen Forschende im aktuellen Forschungsbericht verankern.

Forschungsbericht erstellen

Abschließend verfassen Forschende den Forschungsbericht. Er schreibt fest:
- Forschungsziel
- Forschungsfrage bzw. vorläufige Hypothese und der Weg dahin
- Literaturrecherche
- Erarbeitung des theoretischen Rahmens
- Entwicklung der Erhebungsinstrumente
- Datenerhebung, -auswertung, -darstellung
- Interpretation und Bewertung

Der Forschungsbericht wird so verfasst, dass er einer kritischen Überprüfung durch die Gütekriterien des jeweiligen Forschungsansatzes genügt. Der Forschungsbericht erteilt am Ende Verweise auf notwendige, weitere wichtige Forschungen.

4.3.1.9 Schritt 9: Publikation und Verbreitung der Forschungsergebnisse

Der Forschungsbericht wird öffentlich zugänglich gemacht. Dafür eignen sich folgende Medien bzw. Anlässe.

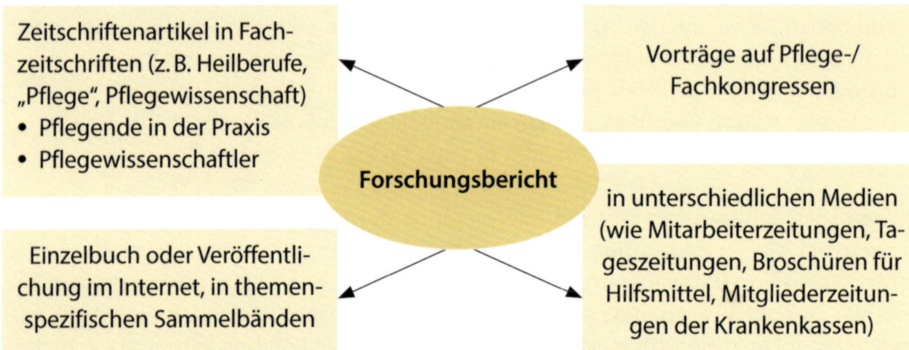

Möglichkeiten der Publikation

→ Fazit

Pflegeforschung dient dazu, neue Erkenntnisse in der Pflege zu gewinnen oder den Beweis über die wissenschaftliche Korrektheit von Pflegehandlungen (die noch nicht wissenschaftlich fundiert sind) zu führen. Damit die Erkenntnisse wissenschaftlich anerkannt werden können, müssen Aufbau und Durchführung der Studie einheitlichen wissenschaftlichen Kriterien und Qualitätsanforderungen genügen. Der Pflegeforschungsprozess als Hilfsmittel gehört dazu, weil er ein einheitliches, strukturiertes und nachvollziehbares Vorgehen beschreibt.
Die Literatur kennt viele verschiedene Beschreibungen des Pflegeforschungsprozesses, die sich in der Detailliertheit der einzelnen Forschungsschritte unterscheiden. Dieses Buch orientiert sich am 9-schrittigen Pflegeforschungsprozess.
Die größte Bedeutung liegt in der korrekten Durchführung der Schritte 1 bis 4. Dafür bedarf es der Kreativität, der Neugier und des Wunsches der Forschenden, aus Ideen, Beobachtungen und Geistesblitzen Forschungsfragen zu entwickeln, die dazugehörige recherchierte wissenschaftliche Literatur zu lesen, kritisch zu hinterfragen und zu diskutieren, um am Ende eine konkrete erforschbare Fragestellung oder vorläufige Hypothese zu entwickeln.
Diese Fragestellung oder Hypothese gibt den weiteren Weg vor, z. B. den verwendeten Forschungsansatz, den Ablauf der Forschung, die Methode der Datenerhebung und somit das Erhebungsinstrument, die Datenanalyse und die Ergebnisdarstellung. Die Interpretation der Ergebnisse und die Einbettung in den theoretischen Rahmen erfordert exaktes Arbeiten von Forschenden, damit die Ergebnisse nicht verfälscht werden. Hierfür nutzen Forschende die geltenden wissenschaftlichen Forschungsregeln.
Am Schluss der Forschung wird die Forschungsfrage beantwortet, darauf aufbauend werden Theorien oder Konzepte entwickelt, die vorläufige Hypothese bestätigt oder widerlegt, um allgemeingültige Aussagen abzuleiten. Forschende veröffentlichen die Ergebnisse – je nach Forschungsziel – auf Pflegekongressen oder Fachtagungen als Vortrag, als Beitrag in Pflegefachzeitschriften, in Fachbüchern oder frei verfügbar für Menschen, die beruflich nichts mit Pflege zu tun haben.

Aufgaben

1. Überlegen Sie sich ein Problem, ein beobachtetes Phänomen aus der Pflegepraxis oder ein Thema aus der Pflege, das Sie sehr interessiert und zu dem Sie mehr wissen möchten. Begründen Sie Ihre Wahl.
2. Formulieren Sie zu Ihrem Thema Forschungsfragen.
3. Recherchieren Sie zu Ihrem gewählten Thema/Ihren Fragestellungen in den pflegewissenschaftlichen Datenbanken und wissenschaftlichen Suchmaschinen.
4. Erstellen Sie eine Übersicht über Ihre gefundene Literatur. Entscheiden Sie, was Sie hiervon für die Erstellung des theoretischen Rahmens nutzen würden. Begründen Sie.
5. Erstellen Sie den theoretischen Rahmen für Ihr Forschungsthema.
6. Überlegen Sie sich ein mögliches Forschungsdesign für Ihre Forschung und erstellen Sie das dazugehörige Erhebungsinstrument.

4.3.2 Kritisches Lesen von wissenschaftlichen Studien

Am Beginn eines jeden Forschungsvorhabens steht die Literaturrecherche. Die recherchierten Studien müssen Forschende vor ihrer Verwendung kritisch prüfen, um einen theoretischen Rahmen zu bilden. Das Ziel ist, die wissenschaftliche Qualität, Aktualität und thematische Übereinstimmung zu prüfen.

Generell geht man in der Forschung davon aus, dass verwendete Studien und Literatur nicht älter als zehn Jahre sein sollten. Diese Grenze ist nicht in Stein gemeißelt, sondern lässt sich erweitern. Beispiel: **Grundlagentexte**, die nicht verändert werden können (z.B. ändert sich die menschliche Anatomie nicht, auch wenn das verwendete Buch schon 40 Jahre alt ist).

Neben dem Alter der Studie ist es wichtig, die Einhaltung der ethischen Grundsätze zu überprüfen. Dazu werden folgende Fragen geklärt:
- Wurden die Probanden über das Forschungsvorhaben informiert?
- Stimmten die Probanden freiwillig zu?
- Bestand die Möglichkeit, jederzeit aus der Forschung auszusteigen?
- Wurden vulnerable Personengruppen besonders geschützt?
- Wurde die Identität der Probanden anonym gehalten?
- Wurden die erhobenen Daten vertraulich behandelt und lassen die analysierten Daten keine Rückschlüsse auf die Probanden zu?
- Wie hoch war das Risiko, dass die Probanden während der Studie Schaden erleiden?
- Hätte das Forschungsdesign geändert oder abgesagt werden müssen, weil das Risiko zu hoch war?

Die Einhaltung der ethischen Grundsätze zu überprüfen, ist schwierig und bedarf einer hohen fachlichen Kompetenz. Dennoch sollte jede Pflegefachkraft in der Lage sein, die Anwendbarkeit von Studien zu Forschungszwecken, aber auch zur Übertragbarkeit in die Pflegepraxis zu prüfen. Dafür stehen ihnen „Prüfbögen" der Universität Halle zur Verfügung.

Kritische Beurteilung einer Interventionsstudie

Quelle: ....

Forschungsfrage: ....

Glaubwürdigkeit	
1. Wie wurden die Teilnehmer rekrutiert und den Untersuchungsgruppen zugeteilt?	*Rekrutierung? Randomisierung? Zuteilung?*
2. Wie viele Patienten, die anfangs in die Studie aufgenommen wurden, waren am Ende noch dabei?	*Wurden die Ausfallraten begründet, z. B. Umzug, Tod, Verletzung des Protokolls? Follow-up > 80%?*
3. Waren die Teilnehmer, das Personal und die Untersucher verblindet?	*Wenn nein: wäre eine Verblindung möglich und ethisch vertretbar gewesen?*
4. Waren die Untersuchungsgruppen zu Beginn der Studie ähnlich?	*Geschlecht, Alter, Krankheitsstadium, Bildung, Beruf?*
5. Wurden die Untersuchungsgruppen – abgesehen von der Intervention – gleich behandelt?	*Unwahrscheinlich, dass andere Faktoren die Ergebnisse beeinflusst haben?*
6. Wurden alle Teilnehmer in der per Randomisierung zugeteilten Gruppe bewertet?	*Wechselte kein Teilnehmer die Gruppe? Intention-to-Treat-Analyse?*
7. War die Größe der Stichprobe ausreichend gewählt, um einen Effekt nachweisen zu können?	*Fallzahlberechnung? Signifikante Effekte?*
8. Stehen die Ergebnisse im Einklang mit anderen Untersuchungen auf diesem Gebiet?	
Aussagekraft	
9. Wie ausgeprägt war der Behandlungseffekt?	*z.B. RR, RRR, ARR, NNT? Median, Mittelwert?*
10. Sind die unterschiedlichen Ergebnisse nicht nur auf einen Zufall zurückzuführen?	*p-Wert?*
11. Wie präzise sind die Ergebnisse?	*Konfidenzintervalle?*
Anwendbarkeit	
12. Sind die Ergebnisse auf meine Patienten übertragbar?	*Ähnliche Patienten, ähnliche Umgebung?*
13. Wurden alle für mich wichtigen Ergebnisse betrachtet?	*Nebenwirkungen? Compliance?*
14. Ist der Nutzen die möglichen Risiken und Kosten wert?	*Kostenanalyse?*

Benotung der Glaubwürdigkeit (Bias-Vermeidung): 1 – 2 – 3 – 4 – 5 – 6

http://www.medizin.uni-halle.de/index.php?id=572 V 1.6 aus: Behrens, J., & Langer, G. (2010): *Evidence-based Nursing and Caring*. Hans Huber: Bern.

Kritische Beurteilung einer qualitativen Studie

Quelle: ....

Forschungsfrage: ....

Glaubwürdigkeit	
1. Wurde die Forschungsfrage klar formuliert?	*Forschungsthema in seinem Umfeld diskutiert? Ziele der Untersuchung definiert?*
2. Welches qualitative Design wurde mit welcher Begründung gewählt?	*z. B. Ethnographie, Grounded Theory, Phänomenologie*
3. Wurde eine Literaturrecherche durchgeführt?	*Zu welchem Zeitpunkt der Untersuchung? Begründung?*
4. Wurden die Teilnehmer passend zur Forschungsfrage ausgewählt und die Auswahl begründet?	*Wie erfolgte die Auswahl?*
5. Wurden die Teilnehmer, ihr Umfeld und die Forscher ausreichend beschrieben?	*Auch die Perspektive des Forschers?*
6. Wurde die Datensammlung detailliert beschrieben?	*Methode der Datensammlung?*
7. Wie erfolgte die Analyse der Daten?	*Codes, Muster, Themen? Verstehende Hermeneutik*
8. Erfolgte die Datensammlung bis zur Sättigung?	*Wenn nein: warum nicht?*
Aussagekraft	
9. Sind die Ergebnisse ausführlich und nachvollziehbar?	*Prozess von der Datensammlung hin zur Entwicklung von Themen transparent? Zitate?*
10. Wurden die Ergebnisse bestätigt?	*Konsens im Forscherteam? Validierung durch Teilnehmer?*
Anwendbarkeit	
11. Helfen mir die Ergebnisse der Studie, die untersuchten Personen in ihrer Umgebung besser zu verstehen?	
12. Gibt es konkrete Möglichkeiten der Anwendung?	

Benotung der Glaubwürdigkeit (Bias-Vermeidung): 1 – 2 – 3 – 4 – 5 – 6

http://www.medizin.uni-halle.de/index.php?id=572 V 1.1 aus: Behrens, J., & Langer, G. (2010): *Evidence-based Nursing and Caring.* Hans Huber: Bern.

Kritische Beurteilung einer Diagnosestudie

Quelle: ....

Forschungsfrage: ....

Glaubwürdigkeit

1. Wurde der neue Test mit einem validierten Goldstandard verglichen?	*Ist der Goldstandard anerkannt und sicher?*
2. Waren die Teilnehmer, das Personal und die Untersucher verblindet?	*Wenn nein: Wäre eine Verblindung möglich und ethisch vertretbar gewesen?*
3. Waren die untersuchten Pflegebedürftigen beispielhaft für diejenigen, auf die der Test später angewandt werden soll?	*milde und schwere Erkrankung, behandelt und unbehandelt, häufige Begleiterkrankungen?*
4. Hatte das Ergebnis des neuen Tests einen Einfluss auf die Entscheidung, den Goldstandard zum Vergleich durchzuführen?	*Beide Tests an allen Pflegebebedürftigen?*
5. Sind die Testmethoden ausreichend genau beschrieben worden, um den Test in der Praxis zu wiederholen?	*genaue Anwendung, Interpretation der Ergebnisse*
6. Wurde genau und sinnvoll definiert, was *normal* ist und was krankhaft?	

Aussagekraft

7. Sind alle nötigen Kenngrößen genannt oder Angaben gemacht worden, um sie selbst auszurechnen?

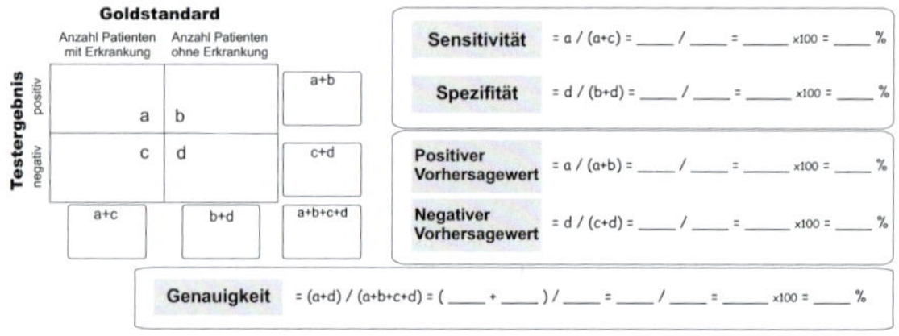

Anwendbarkeit

8. Ist der Test überhaupt für mich durchführbar?	*Ressourcen?*
9. Sind die Ergebnisse auf meine Pflegebedürftigen übertragbar?	*ähnliche Pflegebedürftige, ähnliche Umgebung?*
10. Ist der Nutzen die möglichen Risiken und Kosten wert?	

Benotung der Glaubwürdigkeit (Bias-Vermeidung): 1 – 2 – 3 – 4 – 5 – 6

http://www.medizin.uni-halle.de/index.php?id=572 V 1.0 aus: Behrens, J., & Langer, G. (2010): *Evidence-based Nursing and Caring.* Hans Huber: Bern.

Kritische Beurteilung einer Systematischen Übersichtsarbeit

Quelle: ....

Forschungsfrage: ....

Glaubwürdigkeit

1. Wurde eine präzise Fragestellung untersucht?	*Klar formuliert? Genug eingegrenzt? Bereits im Titel genannt?*
2. Waren die Einschlusskriterien für die Auswahl der Studien angemessen?	*Welche Kriterien? Welche Studiendesigns?*
3. Ist es unwahrscheinlich, dass relevante Studien übersehen wurden?	*Welche Datenbanken wurden genutzt? Handsuche? Befragung von Experten? Welcher Zeitraum?*
4. Wurde die Glaubwürdigkeit der verwendeten Studien mit geeigneten Kriterien eingeschätzt?	*Welche Kriterien: Randomisierung, Verblindung, Follow-up?*
5. Ist die Beurteilung der verwendeten Studien nachvollziehbar?	*Quellen angegeben?*
6. Stimmten die Forscher bei der Bewertung der Studien überein?	*Mehrere Personen? Grad der Übereinstimmung?*
7. Waren die Studien ähnlich?	*Patienten, Intervention, Ergebnismaß, Studiendesign? Heterogenitätstest?*

Aussagekraft

8. Was sind die Ergebnisse?	*Odds ratio? Relatives Risiko? Mittelwert-Differenz?*
9. Wie präzise sind die Ergebnisse?	*Konfidenzintervalle? Studien gewichtet?*

Anwendbarkeit

10. Sind die Ergebnisse auf meine Patienten übertragbar?	*ähnliche Patienten, ähnliche Umgebung?*
11. Wurden alle für mich wichtigen Ergebnisse betrachtet?	*Nebenwirkungen? Compliance?*
12. Ist der Nutzen die möglichen Risiken und Kosten wert?	*Kostenanalyse? Number-Needed-To-Treat?*

Benotung der Glaubwürdigkeit (Bias-Vermeidung): 1 – 2 – 3 – 4 – 5 – 6

http://www.medizin.uni-halle.de/index.php?id=572 V 1.3 aus: Behrens, J., & Langer, G. (2010): *Evidence-based Nursing and Caring.* Hans Huber: Bern.

→ Fazit

Die kritische Beurteilung von Studien ist für die Forschung sehr bedeutsam. Sie hilft herauszufinden, welche Erkenntnisse auf dem zu untersuchenden Gebiet bereits bekannt sind und wie sie sich verändert haben. Durch eine kritische Prüfung erkennen Forschende, ob die gewonnenen Erkenntnisse valide – und somit anwendbar/umsetzbar – sind. Des Weiteren können Forschende für die eigene Forschung mögliche Methoden und Forschungsdesigns ableiten. Oft ergeben sich im Verlauf der kritischen Auseinandersetzung mit Studien vertiefende Forschungsfragen bzw. Hypothesen und weitere Blickwinkel auf ein Thema.

Die Universität Halle-Wittenberg stellt auf ihrer Website für qualitative Studien, Interventionsstudien, Systemische Übersichtsarbeiten, Auswertung von Standards und Leitlinien und Dokumentenanalysen für den kritischen Leser von Studien Analyse-Assessments zur Verfügung.

Aufgaben

1. Führen Sie eine Literaturrecherche zu einem pflegerelevanten Thema Ihrer Wahl durch.
2. Wählen Sie (wenn möglich) eine „qualitative Studie" und eine „Interventionsstudie" aus und führen Sie für beide eine kritische Beurteilung durch.
3. Notieren Sie sich die Ergebnisse der kritischen Beurteilung und begründen Sie, ob Sie mit den analysierten Studien weiter in einer eigenen Forschung arbeiten würden.
4. Analysieren Sie einen Expertenstandard und einen Pflegestandard Ihrer Wahl.

4.4 Evidence-based Nursing[1]

Pflegefachkräfte müssen jeden Tag Entscheidungen treffen und Pflegeprobleme lösen. Dabei erwartet man von ihnen, dass sie eigene Fertigkeiten, neueste Forschungsergebnisse, Ressourcen (materiell, immateriell) von Pflegebedürftigen sowie die Bedürfnisse der Pflegebedürftigen berücksichtigen und effizient miteinander verbinden. Damit Pflegefachkräften der Spagat zwischen den einzelnen Interessen gelingt, können sie die Methode des „**Evidence-based Nursing**" **(pflegerischer Problemlösungsprozess auf der Grundlage wissenschaftlicher Erkenntnis)** nutzen.

> ! **Evidence-based Nursing (EBN)** ist keine Handlungsanweisung, Forschungsergebnisse auf alle Pflegebedürftigen mit derselben Erkrankung umzusetzen. Vielmehr bedeutet Evidence-based Nursing, die Umsetzung von Forschungsergebnissen auf Pflegebedürftige mit derselben Erkrankung in individuellen Situationen der Pflegebedürftigen zu prüfen und anzupassen.

Evidence-based Nursing schafft eine Pflegepraxis, die die pflegerischen Interessen der Pflegebedürftigen berücksichtigt und ihnen dabei ihre Mündigkeit belässt. Der Pflegeprozess verläuft kooperativ und unter Einhaltung von regelmäßig überprüften Pflegestandards, die auch psychosoziale Aspekte mit einbezieht. Die Pflege versteht sich hierbei sowohl als handelnd als auch als beratend (vgl. Behrens, Langer, 2006 S. 27).

Aus diesen Grundgedanken leitet sich die Definition ab.

Definition
„Evidence-based Nursing ist die Nutzung der derzeit besten wissenschaftlich belegten Erfahrungen Dritter im individuellen Arbeitsbündnis zwischen einzigartigen Pflegebedürftigen und professionell Pflegenden" (Behrens, Langer, 2006, S. 27).

Das Ziel von Evidence-based Nursing besteht also darin zu klären, ob und wie fremde, wissenschaftlich überprüfte Erfahrungen in die Beziehung von Pflegebedürftigen und Pflegefachkraft mit deren individuellen Erfahrungen einbezogen werden können. Unter den besten wissenschaftlichen Erkenntnissen werden Forschungen mit einem **hohen Grad externer Validität** verstanden (= Forschungsergebnisse lassen sich auf die gesamte Bevölkerung, andere Situationen oder Gruppen anwenden).

4.4.1 Interne und externe Evidence als Grundlagen pflegerischer Entscheidungsfindung

Dieser Abschnitt betrachtet die Einflussfaktoren auf die pflegerische Entscheidungsfindung näher, in deren Mittelpunkt das Bündnis zwischen Pflegebedürftigen und Pflegefachkraft (**das Arbeitsbündnis Pflegebedürftige-Pflegende**) steht.

[1] Evidence kann hier mit „wissenschaftlich erwiesen" übersetzt werden.

Beide Seiten dieses Bündnisses müssen gemeinsam über Pflegeinterventionen oder Diagnoseverfahren entscheiden. Diese gemeinsame Entscheidungsfindung gibt der Pflegeprozess vor – in ihm werden, gemeinsam mit dem Pflegebedürftigen, die Pflegeprobleme erhoben. In Abstimmung mit dem Pflegebedürftigen legen die Pflegefachkräfte Pflegeinterventionen fest. Gemeinsam sollten die Entscheidungen getroffen werden, damit die Pflegebedürftigen ihnen gegenüber auch **compliant** (bereit zur Mitarbeit) sind.

Der Entscheidungsfindungsprozess wird beeinflusst
- von interner und externer Evidence
- von ökonomischen Anreizen und
- von Vorschriften.

4.4.1.1 Externe Evidence (Pflege unter Berücksichtigung allgemeiner wissenschaftlicher Erkenntnisse)

Die externe Evidence liegt nicht im Pflegebedürftigen oder der Pflegefachkraft. Sie existiert unabhängig von diesen beiden Personen und beschreibt das Lernen aus Untersuchungen und Studien, die man nicht selbst durchgeführt hat. Es sind **wissenschaftlich bewiesene Erkenntnisse** zur Wirksamkeit von Pflegeinterventionen oder Diagnoseverfahren, die in pflegewissenschaftlichen Datenbanken zu finden sind.

Dazu zählen z. B. die Cochrane Library, klinisch epidemiologische Studien, qualitative oder quantitative pflegerische und soziologische Verlaufsstudien. Die recherchierten Studien werden vor ihrer Verwendung kritisch beurteilt (siehe hierzu auch Kapitel 4.3.2). Die externe Evidence ist der internen Evidence hintenangestellt – und sie kann diese auch nicht ersetzen.

4.4.1.2 Interne Evidence (Pflege unter Berücksichtigung individueller Erkenntnisse)

Die interne Evidence beinhaltet
- **Überzeugungen**,
- individuelle und **biografische Erfahrungen** des Pflegebedürftigen und der Pflegefachkraft,
- ausgehandelte **pflegerische Ziele** in Verbindung mit den Aktivitäten des täglichen Lebens sowie
- den **Umgang mit Beeinträchtigungen (Impairment)** und die individuell belegbaren wirkungsvollen Pflegeinterventionen.

Die interne Evidence kann nicht durch die externe Evidence ersetzt werden. Vielmehr soll durch eine sinnvolle Verknüpfung der internen und externen Evidence eine individuell auf den Pflegebedürftigen zugeschnittene Pflegeintervention erarbeitet werden, deren Wirkung beweisbar ist.

Der dritte Einflussfaktor auf die pflegerische Entscheidungsfindung sind **ökonomische Anreize** und **Vorschriften**, z. B. **Standards**, **Leitlinien**, **gesetzliche Regelungen** und **Vorschriften**.

Interne Evidence:

- individuelle Erfahrungen und Biografien des Pflegebedürftigen
- individuelle Wünsche
- klinische Erfahrungen der Pflegefachkraft

Externe Evidence:

- qualitative und quantitative Studien
- klinische-epidemiologische Studien
- Erkenntnisse aus dem EBN
- Expertenstandards

Pflegebedürftiger – Pflegender
(gemeinsame Problemerkennung und Zielsetzung)

Ökonomische Anreize und Vorschriften:

- klinik- oder heiminterne Richtlinien, Vorschriften
- gesetzliche Regelungen (SGB V, SGB XI, StGB)
- Leitlinien (Beispiel: Evidenzbasierte Praxisleitlinie zur Vermeidung von freiheitsbeschränkenden Maßnahmen in der beruflichen Altenpflege)

Einflussfaktoren auf die pflegerische Entscheidungsfindung

→ Fazit

Im Mittelpunkt der pflegerischen Entscheidungsfindung steht das (Pflege-)Problem des Pflegebedürftigen, das er zusammen mit der Pflegefachkraft definiert. Um das Problem zu lösen, bedienen sich Pflegebedürftige und Pflegende der internen und externen Evidence, um im gemeinsamen Dialog mögliche Lösungen = Pflegeinterventionen zu eruieren. Die gefundenen Pflegeinterventionen müssen noch mit geltenden ökonomischen Anreizen und Vorschriften abgeglichen werden, bevor sie umgesetzt werden können. Wichtig ist, dass die pflegerischen Entscheidungen jederzeit begründbar und somit nachvollziehbar sind.

4.4.2 Der EBN-Prozess

Der EBN-Prozess besteht aus sechs Schritten.

4.4.2.1 Schritt 1: Klärung des pflegerischen Auftrages

Die Pflegefachkraft klärt ihren pflegerischen Auftrag zum einen mit der Einrichtung, in der sie arbeitet, und zum anderen mit Pflegebedürftigen.

Den Auftrag mit der Einrichtung zu klären, erscheint auf den ersten Blick irritierend. Bedenkt man aber die ökonomischen und wirtschaftlichen Vorgaben vonseiten der Klinik- oder Heimleitung oder der Leitung des ambulanten Pflegedienstes, macht es Sinn. Demnach ist zu klären, was die Hauptaufgabe der Einrichtung ist, da sie den individuellen

Überzeugungen vorsteht. Haben Pflegefachkräfte diese Frage für sich beantwortet, können sie vor dem Hintergrund ökonomischer und wirtschaftlicher Vorgaben der Einrichtung in die gemeinsame Auftragsklärung mit dem Pflegebedürftigen gehen. Beide arbeiten konkrete Probleme oder Fragestellungen des Pflegebedürftigen heraus, die eine pflegerische Entscheidung benötigt.

Beispiel: Ein Patient (mit Faktor-V-Mangel) möchte zur Thromboseprophylaxe während seines dreiwöchigen Krankenhausaufenthaltes weiterhin Clexane s.c. injiziert bekommen. Das Krankenhaus lehnt den Wunsch mit der Begründung ab, dass Clexane-Fertigspritzen teurer sind als ein Paar MTPS (Medizinische Thromboseprophylaxe-Strümpfe). Zudem sei es egal, was die Pflegebedürftigen zur Prophylaxe bekommen. Der Patient beharrt auf der Clexane-Injektion, da er sie bereits seit mehreren Jahren erhält. Die Pflegefachkraft sitzt nun zwischen zwei Stühlen. Sie hat auch gehört und gelesen, dass die Injektion von Antikoagulanzien bei bestehendem Faktor-V-Mangel effektiver das Risiko einer tiefen Venenthrombose senkt als das bloße Tragen von MTPS, muss sich andererseits aber den hausinternen Vorschriften stellen.

4.4.2.2 Schritt 2: Fragestellung

Damit die Pflegefachkraft den Problemlösungsprozess (interne und externe Evidence sowie die ökonomischen und wirtschaftlichen Vorgaben der Einrichtung bezieht sie ein) beginnen kann, muss sie eine konkrete, verständliche und beantwortbare Frage formulieren. Diese Fragestellung dient auch der Suche nach der externen Evidence. Um eine **klar** beantwortbare Frage formulieren zu können, bedient sich EBN dem **„PIKE-Schema"**.

!

Merke – PIKE-Schema

P – Pflegebedürftiger
beschreibt einen Pflegebedürftigen oder eine Gruppe von Pflegebedürftigen bzw. ein Problem, das im Zentrum der Frage steht (z. B. Patient mit Diabetes insipidus; Patient über 80 Jahre mit Schenkelhalsfraktur).

I – Intervention
beschreibt die geplante „neue" oder gewünschte pflegerische Intervention, die von Interesse ist. Sie wird meist mit einer anderen pflegerischen Intervention verglichen (z. B. Einsatz von Validation, Musik auf ITS).

K – Kontrollintervention
beschreibt die pflegerische Intervention, mit der die neue bzw. gewünschte Intervention hinsichtlich des pflegerischen Erfolges verglichen werden soll (z. B. Anwendung des psychobiografischen Pflegemodells; kein Einsatz von Musik auf ITS).

E – Ergebnismaß
ist der Effekt, an dem gemessen wird, ob das angestrebte oder erhoffte Ergebnis eingetreten ist oder nicht. Er kann z. B. in Werten auf einer Skala, der Behandlungsdauer, Häufigkeitsverteilungen oder auch in Ausprägungsraten dargestellt werden.

Beispiel:

- P – Pflegebedürftiger mit Faktor-V-Mangel in der Langzeitpflege
- I – Anwendung von Clexane-Injektionen zur Thromboseprophylaxe
- K – Anwendung von MTPS zur Thromboseprophylaxe
- E – keine bzw. weniger Thrombosen bei der Anwendung von Clexane-Injektionen

Die Frage lautet demnach: Entstehen durch den Einsatz von Clexane-Injektionen bei Patienten mit Faktor-V-Mangel in der stationären Langzeitbetreuung weniger neue Thrombosen als bei der bloßen Anwendung von MTPS?

4.4.2.3 Schritt 3: Literaturrecherche

Basierend auf der Fragestellung startet die Pflegefachkraft nun die Literaturrecherche (fragebezogen). Die nutzbaren Datenbanken und Suchmaschinen stellt Kapitel 4.3.1 vor. Auch bei der Literaturrecherche des EBN gibt die Pflegefachkraft Suchbegriffe (Keywords) in Deutsch oder Englisch ein und sortiert die gefundenen Studien – nach einem groben Überblick – in „verwendbar" oder „nicht verwendbar". Verwendbare Literatur sind Metaanalysen, systematische Übersichtsarbeiten, qualitative und quantitative Studien, Fallstudien, Einzelfallstudien und Diskussionen.

Beispiel: Suchbegriffe können z. B. sein: „Thromboseprophylaxe/thrombosis prophylaxis", „Thromboseprophylaxe und Faktor-V-Mangel/factor V deficiency", „Medizinische Thromboseprophylaxestrümpfe/medical thrombosis prophylaxis stockings"; „Leitlinie Thromboseprophylaxe", „Use of anticoagulants" …

4.4.2.4 Schritt 4: Kritische Beurteilung der Studien

Die Pflegefachkraft prüft die gefundenen relevanten Studien bezüglich **Glaubwürdigkeit**, **Aussagekraft** und **Anwendbarkeit** auf die eigene Fragestellung. Siehe auch Kapitel 4.3.2 beschreibt das Vorgehen und die Hilfsmittel. Sie fasst die Erkenntnisse (nach der kritischen Beurteilung) der ausgewählten Studien kurz zusammen, um deren Ergebnisse in Schritt 5 zu verankern.

4.4.2.5 Schritt 5: Veränderung der Pflegepraxis

Dieser Schritt überträgt das gefundene, derzeit bestbewiesene, gefundene Wissen in die Praxis. Es geht darum, das beste Wissen – im Kontext der eigenen Erfahrungen der Pflegefachkraft und den Wünschen/Erfahrungen des Pflegebedürftigen – in einen individuellen Pflegeplan zu implementieren/überführen.

Die pflegerische Praxis wird an die neuen Interventionen angepasst, z. B. durch Umstrukturierungen von Arbeitsabläufen, Materialbeschaffung, Anpassung der Dokumentationssysteme, ggf. Finden von Kontrollgruppen. Mit dieser so veränderten Pflegepraxis arbeiten die Fachkräfte über einen bestimmten, vorher festgelegten Zeitraum (neben den bis jetzt bestehenden). Sie dokumentieren die Interventionen bzw. Kontrollinterventionen und die beobachteten Veränderungen genau.

Beispiel: Mit Einverständnis der Leitung und den Patienten werden die zwei möglichen Maßnahmen zur Thromboseprophylaxe bei Pflegebedürftigen mit Faktor-V-Mangel auf Station angewendet. Die Fachkräfte erfassen bei Aufnahme alle Personen mit einem bestätigten Faktor-V-Mangel und ordnen sie entweder der Interventionsgruppe (Clexane-Injektion) oder der Kontrollinterventionsgruppe (Tragen von MTPS) zu.

Über einen vorher festgelegten Zeitraum (hier: 12 Monate) erfassen sie, welche der gepflegten Langzeitpatienten eine Thrombose entwickeln und welcher Versuchsgruppe sie angehören. Nach Ablauf der zwölf Monate kann eine Statistik zeigen, wie viele der Betroffenen eine Thrombose entwickelt haben. In einem weiteren Schritt erfolgt die Zuordnung der Pflegebedürftigen mit neu entstandenen Thrombosen der Interventionsgruppe oder der Kontrollinterventionsgruppe.

4.4.2.6 Schritt 6: Evaluation von Wirkungsketten

Die Fachkräfte analysieren und bewerten die gewonnenen Daten und hinterfragen sie. Kann die Intervention (oder auch die Kontrollintervention) bezüglich der Ergebnisse überzeugen, kann das die pflegerische Praxis (z. B. in Form von Pflegestandards) dauerhaft verändern und somit an das derzeit beste Wissen angepasst werden.

Sollten die Ergebnisse der Kontrollintervention überzeugen, bleibt die derzeitige Pflegepraxis bestehen. Können aber weder die Ergebnisse der Interventionsgruppe noch der Kontrollinterventionsgruppe überzeugen, startet der EBN-Prozess bei Schritt 2 „Fragestellung oder Literaturrecherche" noch einmal.

Beispiel: Nach Beendigung der 12-monatigen **Implementierungs**- und **Adaptationsphase** werden die gewonnenen Daten in Form von Säulen-Diagrammen dargestellt. Es zeigt sich, dass in der Interventionsgruppe vier (von elf) Pflegebedürftigen eine Thrombose entwickelt haben und in der Kontrollinterventionsgruppe drei (von zehn). Diese Ergebnisse machen deutlich, dass keine der beiden Interventionen einen deutlich positiveren Effekt bringt. Dann erscheint es sinnvoll, mit einer erneuten Frageformulierung und Literaturrecherche zu starten und somit den EBN-Prozess erneut zu durchlaufen.

→ Fazit

„In der Pflege müssen Pflegefachkräfte jeden Tag pflegerische Entscheidungen treffen und Pflegeprobleme lösen. Dafür steht Pflegefachkräften der sogenannte EBN-Prozess zur Verfügung. EBN steht für Evidence-based Nursing, was übersetzt `auf Beweisen basierende Pflege´ bedeutet. Evidence-based Nursing integriert die derzeit besten wissenschaftlichen Belege in die tägliche Pflegepraxis – unter Einbezug des theoretischen Wissens und der Erfahrungen der Pflegenden, der Vorstellung der Patienten und der vorhandenen Ressourcen" (Lehmann, Langer, Behrens, 2016, S. 26). Der EBN-Prozess besteht sich aus sechs Schritten –Auftragsklärung, Formulierung der Fragestellung, Literaturrecherche, kritische Beurteilung der Studien, Implementierung und Adaptation und Evaluation. Die einzelnen Schritte können – je nach Ergebnis – beliebig oft wiederholt werden.

EBN in der Pflege übernehmen Pflegeexperten oder speziell geschulte Pflegefachkräfte. Dennoch sollte jede Pflegefachkraft in der Lage sein, selbstständig nach externer Evidence zu recherchieren, die gefundenen Studien kritisch zu beurteilen und hinsichtlich ihrer Umsetzung in der eigenen Praxis zu überprüfen. Neben der externen Evidence sind für die pflegerische Entscheidungsfindung (den Problemlösungsprozess) die interne Evidence sowie ökonomische und wirtschaftliche Anreize und Vorschriften der einzelnen Pflegeeinrichtungen von großer Bedeutung.

Aufgaben

1. Was denken Sie, warum pflegewissenschaftliche Erkenntnisse in der täglichen Praxis nur zögerlich umgesetzt oder angewandt werden?
2. Überlegen Sie, wie die Umsetzung und Anwendung von neuesten Forschungserkenntnissen in der Pflegepraxis gefördert und erleichtert werden kann.
3. Warum sollten Pflegefachkräfte Grundlagenwissen zur Pflegeforschung und Evidence-based Nursing haben?
4. Überlegen Sie sich gemeinsam mit einem Pflegebedürftigen Ihrer Einsatzstation ein Pflegeproblem, woran er gern arbeiten würde. Suchen Sie sich zu diesem Pflegeproblem die interne und externe Evidenz und die Informationen zu ökonomischen sowie wirtschaftlichen Anreizen und Vorschriften Ihrer Einrichtung.
5. Führen Sie zu 4. eine Literaturrecherche und eine kritische Beurteilung der Literatur durch.
6. Sammeln Sie Ideen für die Implementierung und Adaptation auf Station.

Literaturverzeichnis:

Bartholomeyczik, Sabine (u. a.): Lexikon der Pflegeforschung: Begriffe aus Forschung und Theorie. 1. Aufl. München; Jena: Elsevier, Urban & Fischer – Wien: Facultas-WUV, 2008.

Benner, Patricia: Stufen zur Pflegekompetenz = From novice to expert. 3. Nachdr. Bern [u. a.]: Huber, 2000.

Behrens Johann; Langer, Gero: Evidence-based nursing and caring: interpretativ-hermeneutische und statistische Methoden für tägliche Pflegeentscheidungen; vertrauensbildende Entzauberung der „Wissenschaft". 2., vollst. überarb. und erg. Aufl. Bern: Huber, 2006.

Brandenburg, Hermann; Panfill, Eva-Maria; Mayer, Herbert: Pflegewissenschaft 2, Lehr- und Arbeitsbuch zur Einführung in die Methoden der Pflegeforschung. 2., vollst. überarb. Aufl. Bern: Huber, 2013.

Burns, Nancy; Grove, Susan: Pflegeforschung verstehen und anwenden. 1. Aufl. München: Elsevier, Urban und Fischer, 2005.

Kerlinger, Fred N.; Lee, Howard B.: Foundations of behavioral reseach. New York: Harcourt Brace, 1999.

Kürzel, Eva; Seidel, Eva: „Warum?" – laut Dr. Hockey die wichtigste Frage für Pflegefachkräfte und Pflegeforscherinnen. In: Österreichische Pflegezeitschrift, Nr. 57 (12), 2004, S. 8–11.

Lauber, Annette [Hrsg.]: Grundlagen beruflicher Pflege. Stuttgart; New York: Thieme, 2001. (Verstehen & Pflegen; Bd. 1)

Lehmann, Yvonne; Langer, Gero; Behrens, Johann: Pflegeforschung entdecken. Brake: Prodos-Verl., 2009. (Grundlagen der Pflege für die Aus-, Fort- und Weiterbildung; H. 27)

Leininger, Madeleine M.: Qualitative research methods in nursing. Orlando: Grune & Stratton, 1985.

Levine, Robert J.: Ethics and regulation of clinical research. 2nd ed. Baltimore; München: Urban and Schwarzenberg, 1986.

Robert Bosch Stiftung [Hrsg.]: Pflegewissenschaft: Grundlegung für Lehre, Forschung und Praxis; Denkschrift. Gerlingen: Bleicher, 1996. (Robert Bosch Stiftung: Materialien und Berichte; 46: Förderungsgebiet Gesundheitspflege)

https://www.medizin.uni-halle.de/fileadmin/Bereichsordner/Institute/GesundheitsPflegewissenschaften/Hallesche_Beitr%C3%A4ge_und_EBN/Diagnosestudie.pdf

https://www.medizin.uni-halle.de/fileadmin/Bereichsordner/Institute/GesundheitsPflegewissenschaften/Hallesche_Beitr%C3%A4ge_und_EBN/Metaanalyse.pdf

http://www.medizin.uni-halle.de/fileadmin/Bereichsordner/Institute/GesundheitsPflegewissenschaften/Hallesche_Beitr%C3%A4ge_und_EBN/QualitativeStudie.pdf

https://www.medizin.uni-halle.de/fileadmin/Bereichsordner/Institute/GesundheitsPflegewissenschaften/Hallesche_Beitr%C3%A4ge_und_EBN/StandardsLeitlinien.pdf

https://www.medizin.uni-halle.de/fileadmin/Bereichsordner/Institute/GesundheitsPflegewissenschaften/Hallesche_Beitr%C3%A4ge_und_EBN/Interventionsstudie.pdf

Glossar

Abstrakt (abstract):
Kurze Zusammenfassung einer Studie; meist vorangestellt; enthält Angaben zu Forschungsfrage, Forschungsdesign, Probanden, Interventionen, Ergebnis und Schlussfolgerung, normalerweise auf 100 bis 250 Wörter beschränkt

Achtung von Personen, Prinzip der (respect for persons, principle of):
Grundsatz, der besagt, dass Personen ein Recht auf Selbstbestimmung und auf die freie Entscheidung haben, ob sie an einer Studie teilnehmen oder nicht.

Angewandte Forschung (applied research):
Forschung, die die Lösung praktischer Anliegen zum Ziel hat. Sie greift Fragen und Probleme aus der Praxis auf und erarbeitet Lösungen, die der Praxis zugutekommen/in der Praxis angewandt werden.

Ausschlusskriterien (exclusion criteria):
Kriterien oder Eigenschaften bei der Stichprobenbildung, nach denen Personen oder Objekte aus einer Studie ausgeschlossen werden

Auswertung relevanter Forschungsliteratur (review of relevant research literature):
Auswertung aktueller Studien; das soll klären, was über ein Problem bekannt ist und was nicht; zu bestimmen, ob das vorhandene Wissen für eine Anwendung in der Praxis ausreichend ist

Autorität (authority):
Persönlichkeit mit Sachkenntnis und Macht, die Meinungen und Verhalten anderer beeinflussen kann.

Behauptung, theoretische (proposition):
Abstrakte Aussage, die die Beziehung zwischen zwei Konzepten genauer erläutert

Bias:
Systematischer Fehler im Studiendesign (z. B. Suggestivfragen), der die Ergebnisse einer Studie in eine falsche Richtung beeinflussen (verzerren) kann, sodass die Ergebnisse stark vom wahren Wert abweichen können

Bibliotheksquellen (library resources):
Forschungsquellen, einschließlich Zeitschriften, Bücher, Monografien, Magister-, Masterarbeiten und Dissertationen, Regierungsdokumente und andere Publikationen von Forschungsergebnissen

CCT (controlled clinical trial):
Kontrollierte klinische Studie

Daten (data):
Informationen, die während einer Studie gesammelt werden

Datenanalyse (data analysis):
Verfahren, das dazu dient, Daten zu reduzieren, zu organisieren und ihnen eine Bedeutung zuzuschreiben

Datensättigung (saturation of data):
Phänomen, das eintritt, wenn die zusätzliche Aufnahme von Teilnehmern in eine Studie keine neuen Informationen liefert oder wenn es zu einer Wiederholung bereits gesammelter Daten kommt (Redundanz)

Deduktives Denken (deductive reasoning):
Denkart bzw. Argumentation, bei der vom Allgemeinen auf das Besondere geschlossen wird

Design (design):
Plan für die Durchführung einer Studie. Das Design maximiert die Kontrolle über Faktoren, die die Gültigkeit (Validität) der Ergebnisse beeinträchtigten könnten.

Deskriptive Forschung (descriptive research):
Beschreibende Forschung, die darauf ausgerichtet ist, neue Bedeutungen zu entdecken, bereits Vorhandenes zu beschreiben, Häufigkeit zu bestimmen, mit der ein bestimmter Sachverhalt eintritt und Informationen zu kategorisieren

Dokumentenanalyse (content analysis):
Methode der Datenauswertung, die Material, das nicht direkt für Forschungszwecke (Bilder, Briefe, Pflegeberichte, Pflegeleitbilder usw.) geschaffen wurde, wissenschaftlich auswertet

Doppelblindstudie (double blind study):
Studie, bei der sowohl Forschende als auch die Probanden verblindet werden

EBN (Evidence-based Nursing):
Integration der derzeit besten wissenschaftlichen Belege in der täglichen Pflegepraxis unter Einbezug des theoretischen Wissens und der Erfahrung Pflegender, der Vorstellung der zu Pflegenden und der Ressourcen

EBN-Prozess:
Schrittweises Finden, Bewerten und Anwenden wissenschaftlicher Erkenntnisse in der Praxis; Erfolgt in sechs Schritten: Auftragsklärung ➔ Fragestellung ➔ Literaturrecherche ➔ kritische Beurteilung der Literatur ➔ Implementierung ➔ Evaluation

Einschlusskriterien (inclusion criteria):
Kriterien oder Eigenschaften bei der Stichprobenbildung, nach denen Personen oder Objekte in eine Studie einbezogen werden

Empirisch, Empirie (empiric):
Auf Erfahrungen und Beobachtungen beruhende Erkenntnisse. In der empirischen Forschung werden Daten mithilfe von Beobachtungen oder Befragungen gewonnen

Ethikkomission (ethics Committee):
Expertengremium, das sich mit Fragen zur Wahrung der Menschenwürde und Menschenrechte in speziellen Fragestellungen (z. B. bei Forschungen) beschäftigt

Experiment (experiments):
Untersuchungsanordnung zur Erforschung von Ursache-Wirkung-Zusammenhängen. Dabei wird untersucht, inwieweit eine Variable (ein Faktor) eine Situation (einen Zustand oder ein Verhalten) beeinflusst. Dabei werden zwei Gruppen verglichen: eine Versuchsgruppe (Intervention wird durchgeführt) und eine Kontrollgruppe (ohne Manipulation)

Feldforschung (field research):
Forschung in der natürlichen Umgebung der Versuchspersonen

Forschung (research):
Sorgfältige, systematische Befragungen oder Untersuchung, um vorhandenes Wissen zu bestätigen, zu verbessern und neues Wissen zu von erzeugen

Forschungsfrage (research question):
Präzise Fragestellung, die dazu dient, einer Studie eine bestimmte Richtung zu geben; konzentriert sich auf die Beschreibung von Variablen, die Untersuchung der Beziehungen zwischen Variablen sowie die Bestimmung der Unterschiede zwischen zwei oder mehreren Gruppen

Forschungsansatz:
Qualitativ oder quantitativ

Forschungsprozess (research process):
Prozess, der das Verständnis einer fachspezifischen Sprache voraussetzt und die strikte Anwendung einer Vielzahl von Forschungsmethoden beinhaltet

Grundlagenforschung (basic research):
Forschung, die sich mit der Überprüfung und Weiterentwicklung von Erkenntnisgrundlagen und Theorien einer Wissenschaft befasst

Gütekriterien (scientific rigor):
Maßstäbe, an denen die wissenschaftliche Qualität einer Studie gemessen werden kann

Hypothese (hypothesis):
Formale Aussage über die zu erwartende Beziehung zwischen zwei oder mehr Variablen in einer bestimmten Population

Induktives Denken (inductive reasoning):
Denkart bzw. Argumentation, bei der vom Besonderen auf das Allgemeine geschlossen wird; es werden bestimmte Fälle beobachtet und zu einem größeren Ganzen oder zu einer allgemeinen Aussage zusammengefügt

Informierte Zustimmung (informed consent):
Einverständnis eines zukünftigen Probanden, freiwillig an einer Studie teilnehmen, nachdem er ausreichende Informationen über die Studie erhalten hat

Intervention (intervention):
Behandlung oder unabhängige Variable, die während der Durchführung einer Studie manipuliert wird, um eine Wirkung auf die abhängige Variable oder die Ergebnisvariable zu erzielen

Interview (interview):
Strukturierte oder unstrukturierte mündliche Kommunikation zwischen Forschenden und dem Teilnehmer, in deren Verlauf Informationen für eine Studie erhoben werden

Inzidenz:
Beschreibt die Neuerkrankungsrate innerhalb eines bestimmten Zeitraums

Klinische Forschung (cohort study):
Forschungsrichtung, die sich mit praktischer Pflege oder mit pflegerischem Handeln beschäftigt und in der Praxis, also z. B. in Pflegeheimen, Beratungsstellen oder in der Häuslichkeit, durchgeführt wird.

Kontrolliert klinische Studie (controlled clinical trial, cct):
Spezifisch quantitatives Forschungsdesign ohne Randomisierung; heißt auch „quasi-experimentelle Studie".

Konzept (concept):
Begriff, der ein Objekt oder ein Phänomen auf abstrakte Weise beschreibt oder benennt und ihm so eine eigenständige Identität oder Bedeutung verleiht

Konzeptanalyse (concept analysis):
Strategie zur Identifizierung von Merkmalsgruppen oder Eigenschaften, die für die konnotative Bedeutung oder konzeptionelle Definition eines theoretischen Begriffs (Konzept) notwendig sind

Korrelationsanalyse (correlational design):
Forschungsdesigns zur Untersuchung der Beziehung zwischen oder innerhalb zweier oder mehrerer Variablen in einer Gruppe, die auf unterschiedlichen Ebenen auftreten können

Korrelationsforschung (correlational research):
Systematische Untersuchung der Beziehungen zwischen zwei oder mehr Variablen, um das Wesen von Beziehungen in der Welt zu erklären; untersucht nicht Ursache und Wirkung

Manipulation (manipulation):
Bewusste Veränderung der unabhängigen Variablen in einer experimentellen Studie

Messfehler (measurement error):
Unterschied zwischen dem, was in der Realität tatsächlich existiert, und dem, was mithilfe eines Forschungsinstrumentes gemessen wird

Metaanalyse (meta-analysis):
Systematische Übersichtsarbeit, in der mit statistischen Methoden die Ergebnisse zusammengefasst werden

Nutzen-Risiko-Verhältnis (benefit-risk-ratio):
Relation, die von Forschenden und Begutachtenden von Forschungsprojekten in Betracht gezogen wird, wenn es darum geht, den potenziellen Nutzen (positive Resultate) und Risiken (negative Resultate) einer Studie abzuwägen. Dient der Förderung einer ethisch fundierten Forschung

Objektivität (objectivity):
Wissenschaftliches Gütekriterium, das das Ausmaß der Unabhängigkeit der Testergebnisse vom Forscher beschreibt

Pflegeforschung (nursing research):
Teil der Pflegewissenschaft; methodisch-systematische Forschungs- und Erkenntnisarbeit in der Pflege, um vorhandenes Wissen zu bestätigen oder zu widerlegen, und um neues Wissen zu produzieren, das die Pflegepraxis beeinflusst und sie dadurch verbessert und weiterentwickelt

Pflegeprozess (nursing process):
Untereinheit des Problemlösungsprozesses. Die Schritte umfassen Einschätzung, Diagnose, Plan, Implementierung, Evaluierung und Modifikation.

Phänomen (phenomenon):
Erscheinung oder Umstand, der beobachtet wird, bzw. etwas, das der Beobachter als außergewöhnlich betrachtet; oder auch eine Idee, die sich vor dem geistigen Auge auftut

PIKE-Schema:
Schema zur Formulierung quantitativ ausgerichteter Forschungsfragen; P = Personengruppe, I = Intervention, K = Kontrollintervention, E = Ergebnismaß

Pilotstudie (pilot study):
Weniger umfangreiche Version einer beabsichtigten Studie, die dazu dient, die Methodik (z. B. Behandlung, Instrumente oder Verfahren der Datensammlung), die in der Hauptstudie verwendet werden sollen, zu entwickeln und zu verbessern

Plagiat (plagiarism):
Aneignung von Ideen, Verfahren, Ergebnissen oder Worten einer anderen Person, ohne in angemessener Weise auf die Urheberschaft hinzuweisen

Population (population):
Grundgesamtheit
Alle Elemente (Personen, Objekte, Ereignisse oder Substanzen), die die Einschlusskriterien für eine Studienstichprobe erfüllen; wird auch als Zielpopulation bezeichnet

Prätest (pretest):
Vortest, Überprüfung der Verständlichkeit und Handhabbarkeit eines Instrumentes oder der Überprüfung der Durchführbarkeit eines Vorgehens, bevor es bei einer wissenschaftlichen Untersuchung eingesetzt wird

Prävalenz (prevalence):
Erfasst die zum Zeitpunkt der Datenerhebung zu messende Häufigkeit einer Erkrankung oder auch einer Pflegediagnose in einer definierten Bezugsgruppe

Problemlösungsprozess (problem-solving process):
Systemische Identifizierung eines Problems, Bestimmung von Zielen, die mit dem Problem in Zusammenhang stehen; Bestimmung möglicher Ansätze, um diese Ziele zu erreichen; die Implementierung ausgewählter Ansätze sowie die Evaluation, ob die Ziele erreicht wurden

Qualitative Forschung (qualitative research):
Systematischer, subjektiver Ansatz, der dazu dient, Lebenserfahrungen zu beschreiben und ihnen Bedeutung zu geben

Quantitative Forschung (quantitative research):
Formaler, objektiver, systematischer Prozess; er untersucht Beziehungen und Ursache-und-Wirkungs-Interaktionen zwischen Variablen

Quasi-experimentelle Forschung (quasiexperimental research):
Form der quantitativen Forschung: wird durchgeführt, um Beziehungen zu erklären und zu erläutern, warum sich bestimmte Ereignisse ereignen; um die Kausalität zwischen ausgewählten abhängigen und unabhängigen Variablen zu untersuchen

Querschnittsdesign (cross-sectional design):
Studiendesign zur gleichzeitigen Untersuchung von Teilnehmergruppen in verschiedenen Entwicklungsstadien; Ziel: über einen bestimmten Zeitraum hinweg Aufschluss über bestimmte Trends zu erreichen

Randomisierung (randomisation):
Zufallszuordnung; Stichprobenzuordnung/-bildung nach dem Zufallsprinzip

Randomisierte kontrollierte Studie, RCT (randomised controlled trial):
Spezifisches quantitatives Forschungsdesign; klassische Form des Experimentes; hat die höchste Beweiskraft für die Wirksamkeit oder Schädlichkeit einer Maßnahme

Reliabilität (reliability):
Zuverlässigkeit
Ausmaß, in dem ein Instrument zuverlässig ein bestimmtes Konzept misst; die drei Formen der Reliabilität sind Stabilität, Äquivalenz und Homogenität

Repräsentativität (representativeness):
Ausmaß, in dem sich Stichprobe, zugängliche Population und Zielpopulation gleichen

Review:
Übersichtsarbeit; systematische Zusammenstellung und Auswertung von Forschungsarbeiten zu einem bestimmten Thema; erfolgt diese Zusammenfassung nach bestimmten systematischen Gesichtspunkten und vorab klar definierten methodischen Qualitätskriterien, spricht man von systematischem Review

Schlüsselwörter (keywords):
Schlagworte, Stichwörter, Suchwörter, Suchbegriffe

Standardisiert, Standardisierung (standardization):
Genaues Festlegen der Daten, (Erhebungs-) und Auswertungsverfahren, um Daten besser vergleichen zu können oder überhaupt erst vergleichbar zu machen

Stichprobe (sample):
Gruppe von Personen oder Elementen, aus denen sich die Grundgesamtheit zusammensetzt; eine Möglichkeit der Stichprobenbildung ist z. B. die Gelegenheitsstichprobe

Transkription (transcription):
Vorgang der Verschriftlichung von gesprochenem Material/Interviewaufnahmen

Triangulation (triangulation):
Gleichzeitige oder nacheinander erfolgende Verwendung oder Kombination von Methoden, um eine Forschungsfrage zu beantworten bzw. das gleiche Phänomen zu untersuchen

Validität (validity):
Gültigkeit
Ausmaß, in dem ein Instrument die abstrakten Konstrukte oder Konzepte korrekt reflektiert, die untersucht werden

Variable:
Die zu untersuchenden Faktoren oder Merkmale eines Konzepts, die eine Untersuchung überprüft

Verblindung (blind masking):
Die an einer (quasi-)experimentellen Studie mitwirkenden Personen (Untersuchungsteilnehmer, Forscher, Personen zur Durchführung der Intervention und/oder zur Datenerhebung) wissen nicht, ob die Untersuchungsteilnehmer in der Versuchs- oder Kontrollgruppe sind. Eine Maßnahme zur Minimierung von systematischen Fehlern (Bias) in einer Studie

Vulnerabilität (vulnerability):
Verletzlich sind Untersuchungsteilnehmer, die aufgrund ihres Alters oder ihrer eingeschränkten geistigen Fähigkeiten keine informierte Zustimmung geben können, und/ oder die aufgrund ihrer besonderen Lebenssituation durch die Teilnahme an einem Forschungsvorhaben in besonderem Maße belastet oder gefährdet werden könnten.

Bildquellenverzeichnis

Adobe Systems Software Ireland Limited, Adobe Stock, Dublin, Irland: S. 12/1 © Rido, S. 12/2 © Yakobchuk Olena, S. 21/1 © kasto, S. 22/1 © pikselstock, S. 23/1 © dusanpetkovic1, S. 25/1 © LIGHTFIELD STUDIOS, S. 33/1 © dplett, S. 35/1 © Halfpoint, S. 41/1 © M. Dörr & M. Frommherz, S. 44/1 © De Visu, S. 46/1 © Robert Kneschke, S. 48/1 © auremar, S. 60/1 © De Visu, S. 66/1 © Gabriele Rohde, S. 68/1 © motortion, S. 71/1 © Rawpixel.com, S. 75/1 © Halfpoint, S. 77/1 © De Visu, S. 80/1 © De Visu, S. 82/1 © Dieter Hawlan, S. 85/1 © Monkey Business, S. 89/1 © ArtushFoto, S. 91/1 © LIGHTFIELD STUDIOS, S. 93/1 © psvetlana, S. 99/1 © DREIDREIEINS Foto, S. 103/1 © De Visu, S. 105/1 © De Visu, S. 117/1 © GordonGrand, S. 125/1 © Rasto, S. 127/1 © Rawpixel.com, S. 150/1 © Photographee.eu

dpa Picture-Alliance GmbH, Frankfurt a. M.: S. 15/1 © picture-alliance/Mary Evans Picture Library/MARY, S. 134/1 © picture-alliance/Judaica-Sammlung Richter

ENPP-Böhm GmbH, Bochum: S. 63/1

Friedmann, Marie-Luise, PhD, RN, Florida: S. 106/1

Hühmer-Wittig, Jana, Coswig: S. 198/1

Köhlen, Christina, La Palma: S. 106/2

Sachwortverzeichnis

A

B

C

D

E

F

G

H

I

K

L

M

N

O

P

Q

R

S

T

U

V

W

Z

Vita

Die Autorin

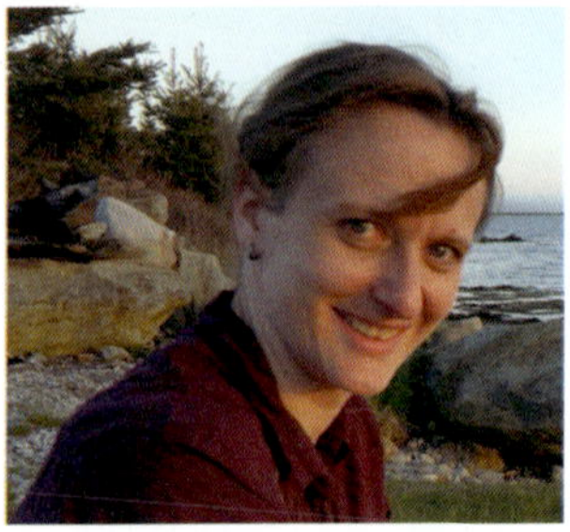

Jana Hühmer-Wittig (Dipl.-Pflegewirtin [FH]; Pflegewissenschaftlerin [Master of Science]) wurde 1978 in Dresden geboren. Nach einer Ausbildung zur Krankenschwester und Berufstätigkeit in den Bereichen Intensivpflege, Unfallchirurgie und in der ambulanten Pflege absolvierte sie nach der Geburt ihres ersten Kindes ein Studium der Pflegewirtschaft an der Evangelischen Hochschule Dresden. Es folgte ein Masterstudium in Pflegewissenschaft an der Ernst-Abbe-Hochschule in Jena.

Seit 2010 hat sie neben ihrer Tätigkeit als Lehrerin und Prüferin in Pflegeberufen an der „Carus Akademie" und Kliniken in Dresden den ausbildungsintegrierten Studiengang „Pflege Bachelor of Science" an der Dresden International University (DIU) maßgeblich mitgestaltet und ist seit 2012 als Dozentin und wissenschaftliche Leiterin dieses Studiengangs tätig.